浙江省普通本科高校“十四五”重点立项建设教材

生物药物分析实验指导

Experimental Guide to Biopharmaceutical Analysis

俞　超　主编

朱四东　张凯龙　副主编

化学工业出版社

·北京·

内容简介

本书是浙江省普通本科高校“十四五”重点立项建设教材。全书共分4章、35个实验项目，包括15个生物药物基础分析实验，15个生物药物综合质量分析实验以及5个生物药物设计性实验。本书为新形态教材，即纸质教材融合电子教材、教学配套资源（PPT、视频等）。书中实验内容参照《中华人民共和国药典》（2025年版）中的分析方法编写，旨在培养学生的生物药物分析检验技能及创新能力。本书可作为普通本科高校生物工程、生物制药类专业的实验指导书，也可供药物生产、研究和检验等从业人员参考。

图书在版编目（CIP）数据

生物药物分析实验指导/俞超主编；朱四东，张凯龙副主编. -- 北京 ：化学工业出版社，2026. 1.
（浙江省普通本科高校“十四五”重点立项建设教材）.
ISBN 978-7-122-49176-3

Ⅰ. R917

中国国家版本馆CIP数据核字第2025JF3398号

责任编辑：徐　旸　赵玉清
责任校对：边　涛　　　　装帧设计：韩　飞

出版发行：化学工业出版社
（北京市东城区青年湖南街13号　邮政编码100011）
印　　装：河北延风印务有限公司
710mm×1000mm　1/16　印张16¼　字数289千字
2026年1月北京第1版第1次印刷

购书咨询：010-64518888　　售后服务：010-64518899
网　　址：http://www.cip.com.cn
凡购买本书，如有缺损质量问题，本社销售中心负责调换。

定　　价：39.00元　

·前　言·

生物药物分析是应用生物化学、有机化学、微生物学、免疫学、分子生物学等学科的理论及技术成就，检测和研究生物药物质量及其控制规律的一门综合性应用学科，其实验课是学生掌握药物分析技能必不可少的教学环节。本教材以强化常规检验方法的训练、突出学生创新能力的培养为目的，结合《中国药典》（2025年版）中的分析方法，采用“基础训练-综合训练-设计性实验”逐步递进的方式，编写不同层次的实验项目，注重反映现代生物药物分析与检验的新技术和新进展，力求体现科学性、先进性和实用性。

全书共分为4章。第1章为生物药物分析实验的基本知识，介绍生物药物分析实验课的学习目标和要求、实验安全操作与应急处理、生物技术产品及生物制品的质量标准等。第2章为生物药物基础分析实验，涵盖药物的鉴别试验、杂质检查和含量分析等，将化学、光谱、色谱、生物学等分析方法嵌入每个教学模块中。第3章为生物药物综合质量分析实验，详细介绍蛋白质、氨基酸、辅酶、多糖等典型生物药物，以及抗体、疫苗等常用生物制品的综合质量分析方法。第4章为生物药物设计性实验，列出生物药物生产实际中的各种问题情景，提出实验设计和实验报告要求，读者可自行查阅文献，设计实验内容。附录介绍实验报告样例、国内外药典网站说明、国内外药品说明书查询数据库等数据资料。本书采用“纸数融合”模式，扫描二维码即可获取配套PPT、实验视频、通则说明、试剂安全说明（标* 试剂）、习题答案、拓展资料等数字资源，为读者打造全方位、立体化的学习体验。所有资源均经严格审核，确保内容的准确性和完整性。

本书由浙江万里学院俞超担任主编，浙江万里学院朱四东、张凯龙为副主编，宁波市药品检验所杨先启、海尔施生物医药股份有限公司李涛、宁波立华制药有限公司俞伟参与编写。本书得到浙江万里学院生物技术国家级实验教学示范中心、国家一流本科专业“生物工程”、国家一流本科专业“生物技术”的资助。在本书编写过程中，浙江万里学院的院校领导给予了大力的支持和帮助，在此致以衷心感谢。

由于编者水平有限，书中疏漏在所难免，敬请读者批评指正，以便再版时修正。

编者

2025 年 3 月

· 目 录 ·

第1章 生物药物分析实验的基本知识

1.1 生物药物分析实验课的学习目标 …… 001

1.2 生物药物分析实验课的要求 …… 002

1.3 实验安全常识与应急处置 …… 002

1.4 新原料药和新药制剂的质量标准 …… 004

1.5 生物技术产品及生物制品的质量标准 …… 011

第2章 生物药物基础分析实验

2.1 药物的鉴别试验 …… 015

实验1 药物的性状检查 …… 015

实验2 丙二酰脲类的鉴别试验 …… 021

实验3 芳香第一胺的鉴别试验 …… 025

实验4 托烷生物碱类的鉴别反应 …… 028

实验5 典型药物的专属鉴别试验 …… 031

实验6 红外光谱法鉴别苯甲酸 …… 037

2.2 药物的杂质检查 …… 041

实验7 葡萄糖中一般杂质的检查 …… 041

实验8 药物的特殊杂质检查 …… 046

2.3 药物的含量测定 …… 051

实验9 微生物检定法测定硫酸链霉素的含量 …… 051

实验10 注射用尿激酶的酶活力测定 …… 055

实验11 紫外-可见分光光度法测定维生素A软胶囊中维生素A的含量 …… 059

实验12 荧光分光光度法测定利血平片的含量 …… 065

实验 13　双缩脲法测定新生牛血清中蛋白质含量 …… 069
实验 14　高效液相色谱法测定氯霉素滴眼液的含量 …… 073
实验 15　气相色谱法测定维生素 E 片的含量 …… 079

第 3 章　生物药物综合质量分析实验

实验 16　胸腺五肽注射液的质量分析 …… 085
实验 17　胃蛋白酶颗粒的质量分析 …… 095
实验 18　辅酶 Q_{10} 片的质量分析 …… 103
实验 19　硫酸软骨素钠胶囊的质量分析 …… 109
实验 20　大豆磷脂的质量分析 …… 115
实验 21　组氨酸的质量分析 …… 124
实验 22　肝素钙的质量分析 …… 133
实验 23　伤寒疫苗的成品检定 …… 147
实验 24　冻干人用狂犬病疫苗（Vero 细胞）的成品检定 …… 154
实验 25　重组乙型肝炎疫苗（汉逊酵母）的成品检定 …… 162
实验 26　冻干静注人免疫球蛋白的成品检定 …… 170
实验 27　人凝血酶的成品检定 …… 188
实验 28　人干扰素 α1b 滴眼液的成品检定 …… 198
实验 29　人胰岛素注射液的成品检定 …… 206
实验 30　抗 A 抗 B 血型定型试剂（单克隆抗体）的成品检定 …… 213

第 4 章　生物药物设计性实验

4.1　总体要求 …… 220
4.1.1　实验设计要求 …… 220
4.1.2　实施报告要求 …… 221
4.2　实验内容 …… 223
实验 31　人用疫苗的研制 …… 223
实验 32　人用重组 DNA 蛋白制品的研制 …… 228
实验 33　微生态活菌制品的研制 …… 233
实验 34　植物多糖的研制 …… 237
实验 35　酶制剂的研制 …… 239

附录

附录 1　实验报告样例 …… 243
附录 2　国内外药典网站说明 …… 245
附录 3　国内外药品说明书查询数据库 …… 246

参考文献

第1章

生物药物分析实验的基本知识

1.1 生物药物分析实验课的学习目标

引言

生物药物分析是一门融合生物化学、有机化学、微生物学、免疫学和分子生物学等多学科理论与技术的综合性应用学科，主要研究生物药物的质量控制规律与方法。作为生物工程和生物制药等专业的核心课程，本课程旨在培养学生掌握药物分析的基本理论和技术方法。

本教材以强化基础技能和培养创新能力为目标，构建了递进式的实验教学模块：生物药物基础分析实验、生物药物综合质量分析实验、生物药物设计性实验。教材内容紧密结合《中华人民共和国药典》（简称《中国药典》）（2025年版）分析方法，注重反映现代生物药物分析与检验的新技术和新进展，力求体现科学性、先进性和实用性。

学习目标

通过课程讲授和实践，学生应达到如下目标：

（1）基础分析技能

应用理化法、色谱法、光谱法独立完成药物鉴别、杂质检查、含量测定。

（2）综合分析技能

应用理化法、色谱法、光谱法与生物检定法，熟练开展生物药物成品的检定工作。

（3）职业素养

具备药物研发与生产管理中的分析、解决问题的能力，培养严谨求实的科学态度和规范的实验操作习惯，建立符合生物制药行业的伦理认知和职业操守。

1.2　生物药物分析实验课的要求

生物药物分析实验课需要学生掌握扎实的质量分析理论知识，具备过硬的实验操作技能。为规范实验教学管理，提高教学质量，特制定以下实验要求：

（1）实验前

完成实验室安全与规范操作培训；认真预习实验内容，明确目的、步骤及仪器使用方法；准备不充分者需重新预习后方可进行实验。

（2）实验中

严格遵守实验室纪律，保持安静有序的实验环境；按规程操作仪器设备，如实记录实验现象和数据；注意实验安全，规范处理各类实验废弃物；爱护实验设备，发现异常及时报告。

（3）实验后

整理实验器材，关闭水电门窗；科学处理数据，按时完成实验报告；经指导教师检查确认后方可离开。

注：缺勤者不得参加课程考核；课外补做实验需提前预约；违规操作造成损失需承担相应责任。

1.3　实验安全常识与应急处置

实验室安全常识

（1）实验室环境安全认知

每位学生必须清楚掌握实验室水、电、气总阀门的具体位置及操作方法。要熟悉实验室平面布局，包括安全出口、逃生通道的走向和备用疏散路线。注意识别各类安全警示标识，了解不同实验区域的风险等级和特殊要求。这些基础认知是确保实验安全的重要前提。

（2）安全设施位置与用途

学生要准确记住灭火器、消防沙箱、灭火毯等消防设备的存放位置。明确紧急喷淋装置、洗眼器的具体位置及正确使用方法。知晓急救药箱、防毒面具等应急物资的存放处。这些设施的位置信息应在首次进入实验室时就重点掌握。

（3）日常安全行为规范

实验前必须检查仪器设备状态，发现异常立即报告老师。保持实验台面整洁，确保通道畅通无阻。离开实验室时要确认关闭所有水电设备。定期参加安全演练，熟悉应急处理流程。养成良好的实验习惯是预防事故的关键。

（4）紧急情况的应对措施

遇到突发事故要保持冷静，第一时间通知实验室管理教师。根据事故类型正确使用相应的安全设施。牢记实验室紧急联络电话和报警流程。掌握基本的急救知识和自救互救技能。安全无小事，每个人都应具备基本的应急处置能力。

应急处置

（1）玻璃割伤

如果为一般轻伤，应及时挤出污血，并用消过毒的镊子取出玻璃碎片，用蒸馏水洗净伤口，涂上碘酒，再用创可贴或绷带包扎；如果为大伤口，应立即用绷带扎紧伤口上部，使伤口停止流血，立即送医务室就诊。

（2）化学烫伤

一般用90%～95%酒精消毒后，去医院治疗，切勿用水冲洗。

（3）酸碱液溅入眼中

使用洗眼器或缓流自来水（如橡皮管套水龙头流出的自来水）持续冲洗患眼至少15分钟（酸液）至30分钟（碱液）。若为酸液，清水冲洗后，可用1%碳酸氢钠溶液短暂中和。若为碱液，则用1%硼酸溶液或生理盐水辅助冲洗（强碱损伤仍需以延长清水冲洗为主）。使用中和剂后，必须再用清水或生理盐水冲洗。处理后立即送医，并告知医生化学物的具体名称及处理措施。

（4）皮肤被酸、碱或溴液灼伤

被酸液或碱液灼伤时，伤处首先用大量水冲洗；若为酸液灼伤，再以5%碳酸氢钠溶液或5%氢氧化铵溶液洗涤；若为碱液灼伤，则再用2%～5%醋酸洗涤。最后都再次用水冲洗，然后涂上药品凡士林。被溴液灼伤时，伤处立刻用石油醚冲洗，再用2%硫代硫酸钠溶液洗，然后用蘸有油的棉花擦，再涂上油膏。

（5）酚触及皮肤引起灼伤

应该用大量的水清洗，并用肥皂和水洗涤，忌用乙醇。

（6）中毒

若毒物溅入口中尚未咽下，应立即吐出并用大量清水冲洗口腔；如已吞服，应尽快口服洗胃液（如肥皂水或3%～5%碳酸氢钠溶液），随后用手指伸入咽喉部催吐，反复操作直至毒物基本清除，之后服用生鸡蛋清、牛奶等解毒剂，并立即送医。若为吸入性中毒，应迅速将中毒者移至通风处，解开衣领纽扣，保持呼吸通畅；吸入少量氯气或溴气可用碳酸氢钠溶液漱口，但不可进行人工呼吸，严重者须立即送医院治疗。如遇水银中毒，应立即送医急救，急性中毒时通常采用碳粉或呕吐剂洗胃，或服用蛋白液（如 1 升牛奶加 3 个鸡蛋清）或蓖麻油解毒并诱发呕吐。

（7）触电

触电时应先切断电路和关闭电源；用干木棍使导线与被害者分开；使被害者和土地分离，急救时急救者必须做好防止触电的安全措施，手或脚必须绝缘；送医救治。

1.4 新原料药和新药制剂的质量标准

摘自人用药品技术要求国际协调理事会（ICH）Q6A。

范围

本标准只适用于申请上市的新药制剂（包括复方制剂）或原料药，不涵盖临床研究阶段的药物。本标准可适用于合成及半合成抗生素和低分子合成肽；不适合应用于高分子肽、多肽、生物制品和生物技术制品；不涵盖放射药物、发酵制品、寡聚核苷酸、草药和来源于动植物的粗制品。

本标准涵盖的剂型包括但不限于以下示例：固体口服制剂（如片剂、胶囊）、液体口服制剂（如溶液、混悬液）以及非肠道用制剂（包括大、小容量注射剂）。需要特别说明的是，本标准虽以这些典型剂型为例进行阐述，但其适用范围并不限于此。对于其他常见剂型，如吸入制剂（包括粉雾剂、吸入溶液等）、局部用制剂（包括乳膏、软膏、凝胶等）以及透皮制剂等，本标准所述的质量控制理念和基本要求同样适用。各类剂型均可参照本标准的基本原则执行。

本标准的制定旨在提供普适性的质量控制框架，各具体剂型在实际应用中可根据其特性适当调整实施细则。标准中未明确列出的剂型，可参照相似剂型的相关要求执行。

质量标准

（1）常规检测/限度

1）新原料药

① 性状：原料药的物理状态（如固体、液体、半固体等）和颜色特征

（如白色结晶、无色液体等）应在质量标准中予以明确描述。若在贮藏期间发现原料药的物理状态或颜色发生明显变化，必须启动偏差调查程序，评估其对质量的影响。调查应包括但不限于：分析变化原因（如降解、吸湿、氧化等），评估对关键质量属性的影响，并确定相应的纠正预防措施（如调整贮藏条件、修订有效期等）。所有调查结果及采取的措施均应详细记录，并作为稳定性数据的重要组成部分。

② 鉴别：原料药鉴别试验应具备区分结构相似化合物的能力，并具有高度专属性，其中红外光谱（IR）是典型的专属鉴别方法。为提高色谱方法的专属性，建议采用两种基于不同分离原理的色谱方法的联用，或一种色谱方法与其他试验方法结合，如高效液相色谱法（HPLC）/UV 二极管阵列检测、HPLC/质谱法（MS）联用或气相色谱（GC）/MS 联用等技术组合。对于盐类原料药，需对阳离子和阴离子分别进行专属鉴别，同时应包含针对盐本身的专属鉴别试验；对于光学活性原料药，则需进行专属的立体构型鉴别或采用手性含量测定方法进行确认。

③ 含量测定：应优先选择专属性强、能有效反映产品稳定性的分析方法。通常情况下，可采用同一分析方法（如 HPLC 法）同时测定原料药含量和相关杂质含量，以提高分析效率。若必须采用非专属性方法（如滴定法）进行含量测定时，必须同时采用另一种具有适当专属性的分析方法（如色谱法）对杂质进行单独测定，以确保检测体系的完整性。

④ 杂质：应按照人用药品注册技术国际协调会议（ICH）相关指导原则进行全面控制，主要包括以下三类：有机杂质（包括工艺相关杂质和降解产物）、无机杂质（如催化剂残留、重金属等）以及残留溶剂。具体控制要求和方法可参照 ICH Q3A（新原料药杂质研究）和 ICH Q3C（药品残留溶剂研究）指导原则执行。

2）药制剂

以下检测项目和认可限度一般适用于所有新药制剂：

① 性状：应包括剂型的定性特征（如规格尺寸、几何形状、色泽等）。所有性状特征均需设定明确的认可限度，其中应包含对产品最终可接受外观的详细描述。如在生产或贮藏期间出现任何性状改变（包括但不限于颜色变化、形态改变等），必须启动偏差调查程序，分析变化原因并采取相应的纠正和预防措施。对于在贮存期间出现的颜色变化，除定性评估外，建议采用适当的定量分析方法（如色差仪测定）进行客观评价，以确保产品质量标准的科学性和可操作性。

② 鉴别：必须包含对其所含新原料药的专属性鉴别，且该方法应能有效

区分可能存在的结构相似化合物。理想的鉴别试验应具有高度专属性，红外光谱（IR）是典型的专属鉴别方法。需注意的是，仅依靠单一色谱保留时间作为鉴别依据缺乏专属性，为提高鉴别可靠性，建议采用两种基于不同分离原理的色谱方法的联用，或将色谱方法与其他分析方法相结合，如 HPLC/UV 检测结合二极管阵列检测，或采用 HPLC/MS、GC/MS 等联用技术。

③ 含量测定：应采用专属性强且能有效反映产品稳定性的分析方法。通常情况下，推荐使用同一分析方法（如 HPLC）同时进行含量测定和杂质检查，以提高分析效率。若含量均匀度测定方法与含量测定方法一致，其测定结果可直接用于制剂含量计算。当必须采用非专属性方法（如滴定法）进行含量测定时，需同时采用另一种具有适当专属性的分析方法（如色谱法）进行杂质检测以完善质量控制体系。需要特别注意的是，若辅料对非专属性含量测定方法产生干扰，则必须改用专属性方法进行测定，以确保分析结果的准确性和可靠性。

④ 杂质：新药制剂中的杂质应按照 ICH 指导原则进行系统分类与控制，主要包括有机杂质（含降解产物）、无机杂质和残留溶剂三类，具体控制标准参照 ICH Q3B（新药制剂杂质研究）和 ICH Q3C（药品残留溶剂研究）执行。

对于有机杂质的控制需特别关注新原料药降解产生的有机杂质以及制剂生产过程中产生的杂质，包括单个特定降解产物（无论是否完成结构鉴定）和总降解产物。需要说明的是，新原料药合成过程中产生的工艺杂质通常在原料药质量标准中已进行控制，原则上不计入制剂总杂质限度；但当某种工艺杂质同时可能作为降解产物存在时，必须对其进行监测，并将其含量纳入制剂总降解产物的控制限度。

（2）专属性检测/限度

在常规检测项目基础上，应根据原料药或制剂的具体特性评估是否需要增加以下检测项目。当某项检测被证实对原料药或制剂批次间的质量一致性具有重要影响时，必须将其纳入质量标准并设定相应的控制限度。此外，在特殊情况下（如工艺变更、稳定性异常等）或获得新的质量数据时，可能需要补充标准规定以外的其他专属性检测项目，以确保产品质量的全面控制。

1）新原料药

① 物理化学性质：如水溶液的 pH、熔点/熔距、折光系数，应根据其固有特性和临床应用需求科学地设定。

② 粒径：对于拟用于固体制剂或混悬剂的新原料药，其粒径特性可能显著影响关键质量属性，包括溶出行为、生物利用度及产品稳定性。因此，需根据原料药的理化特性和制剂工艺要求，采用经过验证的分析方法（如激光衍射

法、动态光散射法等）准确测定粒径及其分布特征，并在质量标准中建立科学合理的可接受限度。

③ 多晶型：新原料药可能存在不同的晶型状态（包括多晶型、溶剂化物/水合物以及无定形物），这些不同形态往往表现出差异化的物理化学特性。当研究证实不同晶型可能影响制剂的关键质量属性（如疗效、生物利用度或稳定性）时，必须在质量标准中明确规定所需的晶型要求。

为准确鉴定和表征晶型形态，可采用以下分析方法：热分析法（差示扫描量热法 DSC、热重分析 TGA、差热分析 DTA）、粉末 X 射线衍射（PXRD）、固态红外光谱（IR）、固态核磁共振（ssNMR）、热台偏光显微镜（HSPM）、拉曼光谱（Raman）以及光学显微镜等检测技术。

④ 新手性原料药检测：对于主要成分为单一对映体的手性新原料药，尽管 ICH Q3A 和 ICH Q3B 指导原则未专门规定手性杂质的鉴定和质控限度，但仍需建立科学合理的控制策略。由于对映体杂质的定量分析存在技术难度，应采用经过验证的专属手性分析方法（如手性 HPLC、毛细管电泳等）进行检测。控制限度的制订需综合考量生产工艺能力、稳定性研究数据以及毒理学评估结果，同时要评估制剂工艺和储存条件对手性纯度的影响。

⑤ 水分：若原料药具有吸湿性、遇水易降解或含有结晶水等特性，水分检测应作为关键质量指标。认可限度的制订应基于以下考量：结合水含量分析数据；吸湿性研究结果；稳定性考察数据。检测方法的选择应遵循专属性原则，优先采用卡尔费休法等专属性强的方法进行水分测定。

⑥ 无机杂质：在研发阶段，应结合生产工艺评估是否需建立无机杂质（如催化剂）的检测方法。硫酸盐灰分及炽灼残渣的检测方法与限度标准应符合现行药典规定，其余无机杂质可采用原子吸收光谱等适宜方法进行测定。

⑦ 微生物限度：常规检测应包括需氧菌总数、酵母菌和霉菌总数，并规定不得检出特定致病菌（如金黄色葡萄球菌、大肠埃希菌、沙门氏菌、铜绿假单胞菌），检测方法可参照药典标准。对于无菌原料药，应进行无菌检查；若用于注射剂生产，则需增加细菌内毒素检测。

2）新药制剂

特定的新药制剂中应增加一些检测项目和限度要求，以下提供了一些新药制剂需考虑的检测项目和限度要求的典型实例。特定剂型有：固体口服制剂、液体口服制剂和非肠道给药制剂（大容量、小容量）。

① 固体口服制剂：以下检测适用于片剂（素片和包衣片）和硬胶囊，某些检测也适用于软胶囊和颗粒剂。

（a）在制订固体口服制剂的质量标准时，溶出度试验是评估原料药从制剂中释放的关键指标。普通制剂通常采用单点测定，而调释制剂（如缓释或延迟释放制剂）则需要更复杂的试验设计。缓释制剂应采用多时间点取样，以全面评估释放特性；延迟释放制剂则需采用二阶段试验，通过连续或平行使用不同的释放介质（如先在酸性介质中考察耐酸性，再转入缓冲介质考察释放行为）。试验设计和认可限度的制订应充分考虑服药人群的生理差异，例如老年胃酸缺乏患者的胃液 pH 变化可能影响制剂的释放行为。在某些特定情况下，若溶出度与崩解行为高度相关且崩解试验足以反映制剂质量，则可用崩解试验替代溶出度测定。

对于普通固体制剂，若溶出行为可能显著影响其生物利用度，需建立具有区分力的溶出方法，以识别可能因释放不足而导致生物利用度降低的批次。此外，若处方或工艺变更可能影响溶出特性，而其他质控项目无法有效监测这种变化时，也应采用区分力强的溶出试验条件，并提交完整的方法学验证资料，以确保方法的可靠性和适用性。

对于缓释制剂，若已掌握不同释放速率处方的体内生物利用度数据，可基于体内外相关性（IVIVC）制订释放度限度；若缺乏此类数据，但体外释放行为对试验条件敏感，则应根据历史批次数据制订合理的认可标准。通常，在任何指定的时间点，平均释放速率的允许变化范围不得超过标示量的±10%（即总变异不超过 20%，例如规定 50%±10%，则合格范围为 40%～60%），除非有充分的生物等效性研究数据支持更宽的范围。

（b）崩解：对于高溶解性原料药（在 pH 1.2～6.8 范围内，剂量/溶解度体积<250mL），若其制剂在 15min 内于不同 pH 介质（1.2、4.0、6.8）的溶出度均达 80%以上，崩解试验通常可替代溶出度试验。若崩解行为与溶出特性具有良好相关性，或崩解试验比溶出度更能有效区分制剂质量差异，则优先采用崩解试验，无需重复进行溶出度检测。

（c）硬度/脆碎度：若其对制剂质量无直接影响（如普通片剂），可不纳入质量标准。但对于特殊剂型（如咀嚼片），若硬度和脆碎度可能影响制剂性能或患者使用，则需在标准中设定相应限度。

（d）单位剂量均匀度：单位剂量均匀度的控制可通过质量差异或含量均匀度实现，通常仅需选择其中一种方法纳入质量标准。特殊情况下（如低剂量制剂），可同时作为过程控制与放行检测指标，以确保剂量准确性。

（e）水分：应基于原料药及制剂的吸湿性或结晶水特性确定。干燥失重法可作为替代方法，但建议优先采用专属性更强的检测手段（如费休氏水分测定法），以提高结果可靠性。

（f）微生物限度：微生物限度检测是药品生产质量管理规范（GMP）体

系的重要质量保障措施，适用于各类制剂（包括新药和辅料）。除非所有原辅料已在生产前完成微生物检测，并充分验证生产过程不会引入新的微生物污染或导致微生物增殖，否则制剂必须进行微生物限度检测。

② 口服液体：下述特定检测适用于口服液体制剂和用于配制成口服液体的粉末剂（如颗粒剂，干混悬剂）。

(a) 单位剂量均匀度：单位剂量均匀度可通过质量差异或含量均匀度进行控制，通常质量标准只需纳入其中一项检测即可。但在特殊情况下（如低剂量制剂），可同时作为过程控制和放行检测的双重保障措施，该原则适用于单剂量和多剂量包装形式。

(b) pH：应根据产品特性科学设定，并提供充分的依据支持。

(c) 微生物限度：微生物限度检测作为 GMP 体系的重要组成部分，是确保制剂微生物质量的关键手段。除特殊情况外，所有制剂均需进行该项检测，除非能充分证明原辅料已预先检测且生产工艺已验证可有效避免微生物污染或增殖。对于口服液体制剂用粉末，经科学论证后可酌情豁免微生物限度检测。

对于口服液体制剂的配制用粉末，若经科学评估确认生产过程中微生物污染风险可控，可考虑免除微生物限度检测。但该豁免必须基于充分的数据支持，包括原辅料微生物控制、生产工艺验证和包装密封性等方面的综合论证。

(d) 防腐剂含量：对于含防腐剂的口服液体制剂，必须建立准确的防腐剂含量测定方法并设定合理限度，确保产品在整个有效期内维持足够的抑菌效力。防腐剂最低有效浓度应通过药典规定的抑菌效力试验进行验证。

(e) 抗氧剂含量：可根据研发和稳定性数据决定是否纳入质量标准，若生产工艺中已包含该项检测，则需在标准中规定相应限度。

(f) 渗出物：可根据开发数据决定是否必要，若数据表明渗出物始终低于安全限且系统未发生变更，则可免除检测。

(g) 乙醇含量：对于需标注乙醇含量的产品，应通过测定或计算确保标签信息的准确性。

(h) 溶出度：除了上述项目外，对于口服混悬剂及需配制成混悬剂的干粉制剂，特别是含有难溶性原料药的情况，应当建立适当的溶出度检测方法并制订相应的质量标准。普通制剂可采用单一时间点的溶出度测定，而调释制剂则需要设计包含多个取样时间点的检测方案。在确定溶出度标准时，应综合考虑多批次产品的溶出曲线变异情况，并参考具有理想生物利用度的批次数据。选择溶出度或粒径作为关键质量控制指标时，必须基于研发过程中获得的科学数据进行合理决策。

(i) 粒径分布：口服混悬剂需建立科学的粒径分布检测方法并设定合理的控制标准。在确定质量控制策略时，需基于研发数据审慎评估选择溶出度或粒径适用性高的检测方法。经充分验证后，粒径分布检测可作为溶出度检测的替代方法。控制标准应明确界定特定粒径范围内的粒子比例，并严格规定平均粒径、最大粒径和/或最小粒径等关键参数。

(j) 再分散性：再分散性是口服混悬剂的重要质量指标，需制订明确的检测方法和认可标准。标准中应详细规定分散方式（机械或手动）及达到均匀混悬所需时间，确保产品在使用时能快速恢复均匀状态。

(k) 流体学特性：对于黏稠溶液或混悬液，需在质量标准中建立流体学特性（如黏度和比重）的检测方法，并规定明确的接受标准。

(l) 重新溶解时间：干粉制剂应制订重新溶解时间的限度要求，且所用稀释剂需经过科学论证。

(m) 水分：对于需复溶的口服制剂，建议根据产品特性建立水分控制标准。一般情况下，若研发数据证实水分影响可控，可采用干燥失重法；特殊情况下建议采用费休氏法等更具专属性的水分测定方法。

③ 非肠道给药制剂：下面的检测可能适合于非肠道给药制剂。

(a) 单位剂量均匀度：可采用质量差异或含量均匀度检测，通常质量标准仅需纳入其中一项。需复溶的粉末制剂优先采用质量差异试验。

(b) pH：应根据产品特性设定合理限度，并提供充分的科学依据。

(c) 无菌：所有非肠道给药制剂必须进行无菌检测，并建立相应的检测方法和限度标准。

(d) 细菌内毒素/热原：需采用鲎试剂试验等方法并设定明确限度。经科学论证后，热原试验可作为替代方法。

(e) 不溶性微粒：非肠道给药制剂必须制订不溶性微粒的限度要求，通常包括可见异物检查、溶液澄清度及显微镜下微粒检测。

(f) 水分：对于非水性和需复溶的非肠道制剂，应建立水分控制标准，常规采用干燥失重法，特殊情况下建议使用费休氏法等专属性方法。

(g) 防腐剂含量：对于含防腐剂的口服液体制剂，应建立防腐剂含量测定方法并设定合理的认可限度。限度设定应确保产品在整个有效期内维持足够的抑菌效力。防腐剂最低有效浓度应通过药典规定的抑菌效力试验进行验证。

(h) 抗氧剂含量：若研发和稳定性数据充分支持，可在货架期标准中免于检测，转而采用过程控制数据作为质量依据。但若生产工艺中已包含抗氧剂含量检测环节，则必须在质量标准中明确规定相应的控制限度。

(i) 渗出物：包装容器/密封系统的渗出物监控对非肠道给药制剂尤为重要，当研发和稳定性数据证明渗出物水平始终低于安全限值时，可考虑豁免检测；但若包装系统或处方发生任何变更，则必须重新开展渗出物评估以确保产品安全性。

(j) 给药系统的功能性试验：对于采用预填充注射器、自动注射盒等特殊包装系统的非肠道给药制剂，必须建立与给药功能相关的质量控制项目，包括但不限于可注射性测试、压力检测、密封性（防泄漏）评估，以及滴帽移动力、活塞释放力、活塞移动力等关键参数的测定。

(k) 渗透压：若标签需标明制剂张力特性，则应对渗透压进行适当控制。

(l) 粒径分布：注射用混悬剂需特别关注粒径分布特性，应根据开发阶段数据科学选择溶出度或粒径分布作为关键质控指标，并建立相应的检测方法和限度标准。

(m) 再分散性：对于贮存过程中可能出现沉淀的注射用混悬剂，必须制订严格的再分散性标准，明确检测方法（机械或手动振摇）及达到均匀混悬状态所需的时间要求。

(n) 重新溶解时间：所有需要临用前重新溶解的非肠道制剂，均应制订明确的重新溶解时间限度，确保临床使用的便捷性和可靠性。

1.5　生物技术产品及生物制品的质量标准

摘自 ICH Q6B。

范围

本标准适用于蛋白质、多肽及其衍生物（包括结合物），以及采用重组或非重组细胞培养表达系统生产并经高度纯化的产品，还包括可建立完整分析方法体系的动物组织或体液中提取的蛋白质和多肽类产品。

本标准不涵盖抗生素、合成肽和多肽、肝素、维生素、细胞代谢物、DNA 产品、变应原提取物、传统疫苗、细胞制品、全血和血细胞成分。

质量标准

质量检测项目应根据产品特性科学设置，验收标准需综合临床研究、工艺验证、稳定性等数据制订，并提供科学依据。限度范围应论证合理性，确保符合监管要求。

在某些特定情况下，允许将部分检测项目安排在生产过程中而非原液或成品阶段完成。此类检测结果应作为生产工艺的过程控制标准，并须依据药品监管机构的相关规定，将该过程控制标准同步纳入原液和成品的质量标准体系。

（1）原液质量标准

原液质量控制应至少包含以下常规检验项目及验收标准。同时，需按相关药典要求进行必要的检测（如内毒素检测）。根据产品特性，可酌情增订特定的原液验收标准。

1）外观和性状

需对原液的物理形态（如固态、液态）及色泽特征进行规范性描述。

2）鉴别

原液鉴别试验应基于其分子结构特征和特异性理化性质，采用专属性强的分析方法。建议结合多种检测技术（如理化分析、生物学活性测定或免疫化学方法）建立完整的鉴别体系。需特别说明的是，鉴别试验仅需提供定性结果。

3）纯度和杂质

对于生物技术产品和生物制品，由于绝对纯度的测定存在方法依赖性，建议采用多种分析方法联合评估原液纯度。在方法选择和优化过程中，应着重考察目标产品与产品相关物质及杂质的分离效果。

杂质分为工艺相关杂质和产品相关杂质两类。

原液中的工艺相关杂质包括细胞培养基、宿主细胞蛋白、DNA、单克隆抗体或用于纯化的色谱介质、溶剂和缓冲液成分。应采用合适可控的生产工艺使这些杂质残留量降至最低。

原液中的产品相关杂质是指在生产或贮存过程中产生的、与目标产品存在分子结构差异的变异体。

杂质分析方法的选择和优化应着重考察目标产品、产品相关物质与杂质的分离效果。需特别说明的是，基于科学评估，某些特定杂质可不单独设定验收标准。

4）效价

经过验证的生物效价测定方法应作为生物技术产品或生物制品原液及成品质量标准的必要组成部分。成品检测应采用适宜的效价测定方法，而原液定量测定可选用替代方法（包括理化方法或其他生物学方法）。在某些特定情况下，比活性测定结果可能更具参考价值，能为产品质量评估提供更为关键的信息。

5）含量

应采用适当的分析方法对原液进行定量检测，通常采用蛋白质量测定法。一般情况下，含量测定可不使用参比标准品或参考物质。对于以生物效价作为生产控制指标的产品，无需另行建立替代性的含量测定方法。

（2）成品质量标准

通常，以下检验项目和验收标准适用于所有的成品。药典对各剂型的要求也适用于相关的剂型，典型的药典要求包括无菌、内毒素、微生物限度、容器容积、颗粒物、含量均匀度、冻干制剂的水分含量等。有时，含量均匀度的监测可作为生产过程中的过程控制项，需制订相应的验收标准。

1）外观和性状

应提供成品物理性状（如固体、液体）、色泽、澄清度等的定性叙述。

2）鉴别

成品的鉴别试验方法应采用以原液的特有分子结构和其他特性为基础的专一性较强的方法。鉴别试验只要求能够定性。尽管大多数情况下，一种试验方法就可满足要求，但对某些产品来说，需用一种以上的检测方法（如物理化学的、生物学的和/或免疫化学的）建立鉴别方法。

（3）纯度和杂质

杂质可能在成品生产和/或储存过程中产生或增加，与原液所述相同，这些杂质有些与生产工艺有关，有些则是特定地在制剂过程产生或贮存过程中产生的降解产物。如果杂质在“质”和“量”上（即相对含量和/或浓度）与原液一致，则不必再进行检测。如杂质是在制剂过程和/或储存过程中产生的，则应测定杂质水平，并制订验收标准。

应基于产品既往研究数据，建立相应的分析方法和验收标准，用于监测原液在制剂过程及储存期间的质量变化。分析方法的选择及优化应重点关注预期产品和产品相关物质与杂质（包括降解物质）的分离，还应考虑预期产品与辅料的分离。

（4）效价

生物效价测定方法需经过验证，并作为生物技术产品或生物制品原液及成品质量标准的必要组成部分。对于原液检测，应采用经过验证的效价测定方法；而成品定量测定可选用替代方法（包括理化方法或其他生物学方法），但需提供充分的方法学依据以证明其适用性。

（5）含量

应采用适当的分析方法对原液进行定量检测，通常采用蛋白质含量测定法。一般情况下，含量测定可不使用参比标准品或参考物质。对于以生物效价作为生产控制指标的产品，无需另行建立替代性的含量测定方法。

（6）一般检验

成品的物理性状及关键质量属性（如 pH 值、渗透压等）检测是产品质量评价的重要组成部分。

（7）特殊剂型的额外测试

除以上所述的试验项目外，某些独特的剂型需增加另外的检测项目。

第 2 章

生物药物基础分析实验

2.1 药物的鉴别试验

实验 1 药物的性状检查

引言

药物的“性状”记载药品的外观、质地、断面、臭、味、溶解度以及物理常数等，在一定程度上反映药品的质量特性。

（1）外观

外观是指药品的色泽和外表感官。如《中国药典》（2025 年版）关于阿司匹林的性状描述为“本品为白色结晶或结晶性粉末；无臭或略带醋酸臭；遇湿气即缓缓水解”，又如《中国药典》（2025 年版）对葡萄糖性状的描述为，“本品为无色结晶或白色结晶性或颗粒性粉末；无臭，味甜”。药物的外观具有鉴别的意义，可在一定程度上反映药物的内在质量。

（2）溶解度

溶解度是药品的一种物理性质。各品种项下选用的部分溶剂及其在该溶剂中的溶解性能，可供精制或制备溶液时参考。对在特定溶剂中的溶解性能需作质量控制时，在该品种检查项下作具体规定。药品的近似溶解度以下列名词术语表示：

极易溶解	系指溶质 1g（mL）能在溶剂不到 1mL 中溶解；
易溶	系指溶质 1g（mL）能在溶剂 1～不到 10mL 中溶解；
溶解	系指溶质 1g（mL）能在溶剂 10～不到 30mL 中溶解；
略溶	系指溶质 1g（mL）能在溶剂 30～不到 100mL 中溶解；

微溶　　系指溶质 1g（mL）能在溶剂 100～不到 1000mL 中溶解；

极微溶解　　系指溶质 1g（mL）能在溶剂 1000～不到 10000mL 中溶解；

几乎不溶或不溶　　系指溶质 1g（mL）在溶剂 10000mL 中不能完全溶解。

（3）物理常数

物理常数是药物的特征常数，具有鉴别的意义，也能反映药物的纯杂程度，是评价药品质量的重要指标。如固体药物的熔点是一定的，不同的药物熔点一般不同，所以测定熔点可以辨别药物的真伪。如果药物的纯度不符合要求，会导致熔点下降，熔距增长，因此熔点也可以反映出药物的纯度。药品质量标准中收载的物理常数主要有相对密度、馏程、熔点、凝点、比旋度、折射率、黏度、吸收系数、碘值、皂化值和酸值等。

实验目的

（1）明确药物性状检查的项目。

（2）学会葡萄糖、维生素 C、甘油、阿司匹林的性状检查方法。

实验原理

（1）葡萄糖

外观：本品为无色结晶或白色结晶性或颗粒性粉末；无臭，味甜。

溶解度：本品在水中易溶，在乙醇中微溶。

实验原理PPT

比旋度：取本品约 10g，精密称定，置 100mL 量瓶中，加水适量与氨试液 0.2mL。溶解后，用水稀释至刻度，摇，放置 10min，在 25℃时，依法测定（通则 0621），比旋度应为＋52.6°～＋53.2°。

（2）维生素 C（抗坏血酸）

外观：本品为白色结晶或结晶性粉末；无臭，味酸：久置色渐变微黄：水溶液显酸性反应。

溶解度：本品在水中易溶，在乙醇中略溶，在三氯甲烷或乙醚中不溶。

熔点：本品的熔点为 190～192℃，熔融时同时分解。

比旋度：取本品，精密称定，加水溶解并定量稀释制成每 1mL 中约含 0.10g 的溶液，依法测定（通则 0621），比旋度应为＋20.5°～＋21.5°。

（3）甘油（丙三醇）

外观：本品为无色、澄清的黏稠液体；有引湿性，水溶液（1→10）显中性反应。

溶解度：本品与水或乙醇能任意混溶，在丙酮中微溶，在乙醚中不溶。

相对密度：本品的相对密度，在 25℃时为 1.258～1.268。

折射率：本品的折射率应为 1.470～1.475。

（4）阿司匹林（乙酰水杨酸）

外观：本品为白色结晶或结晶性粉末；无臭或微带醋酸臭；遇湿气即缓缓水解。

溶解度：本品在乙醇中易溶，在乙醚中溶解，在水或无水乙醚中微溶；在氢氧化钠溶液或碳酸钠溶液中溶解，但同时分解。

实验材料

（1）试剂：葡萄糖、维生素 C（抗坏血酸）、甘油（丙三醇）、阿司匹林（乙酰水杨酸）、乙醇、三氯甲烷*、乙醚*、丙酮*、氢氧化钠*、浓氨溶液*、碳酸钠。

（2）仪器：电子天平、水浴锅、烘箱、pH 计、熔点仪、旋光仪、密度计、折光仪。

（3）其他：红色石蕊试纸、蓝色石蕊试纸、称量纸、玻璃试管、玻璃烧杯、容量瓶、量筒、锥形瓶、移液管等。

乙醇、乙醚、丙酮、氢氧化钠、浓氨溶液、三氯甲烷的试剂安全说明

实验方法

（1）溶液配制

氨试液：取浓氨溶液 400mL，加水使成 1000mL，即得。

氢氧化钠试液：取氢氧化钠 4.3g，加水溶解成 100mL，即得。

碳酸钠试液：取一水合碳酸钠 12.5g 或无水碳酸钠 10.5g，加水溶解成 100mL，即得。

（2）药物的性状检查

1）葡萄糖

取葡萄糖少量，置称量纸上检视，置鼻下嗅闻，记录结果。

称取葡萄糖 1.0g 置玻璃试管中，加入 9mL 去离子水，置于 25℃恒温水浴中保温。每隔 5min 强力振摇试管 30s，观察 30min 内的溶解情况，如无目视可见的葡萄糖颗粒，即视为完全溶解。记录完全溶解时的时间。

称取葡萄糖 0.1g 置玻璃试管中，加入 99mL 乙醇，置于 25℃恒温水浴中保温。每隔 5 分钟强力振摇试管 30s，观察 30min 内的溶解情况，如无目视可见的葡萄糖颗粒，即视为完全溶解。记录完全溶解时的时间。

称取葡萄糖10.0g置于100mL容量瓶中，加水适量与氨试液0.2mL，溶解后，用水稀释至刻度线，摇匀，放置10min，在25℃时，用比旋仪依法测定（通则0621）比旋度并记录数据。

通则0621

2）维生素C（抗坏血酸）

取维生素C少量，置称量纸上检视，置鼻下嗅闻，记录结果。

称取维生素C 1.0g置玻璃试管中，加入9mL去离子水，置于25℃恒温水浴中保温。每隔5min强力振摇试管30s，观察30min内的溶解情况，如无目视可见的维生素C颗粒，即视为完全溶解。记录完全溶解时的时间，用pH计检测并记录完全溶解时维生素C溶液的pH值。

称取维生素C 0.1g置玻璃试管中，加入99mL乙醇，置于25℃恒温水浴中保温。每隔5min强力振摇试管30s，观察30min内的溶解情况，如无目视可见的维生素C颗粒，即视为完全溶解。记录完全溶解时的时间。

称取维生素C 0.1g置于玻璃试管中，加入1000mL乙醚，置于25℃恒温水浴中保温。每隔5min强力振摇试管30s，观察30min内的溶解情况，如无目视可见的维生素C颗粒，即视为完全溶解。记录观察结果。

通则0612

称取维生素C 1.0g，置于105℃烘箱干燥至恒重，用熔点仪依法测定（通则0612）熔点并记录数据。

称取维生素C 1.0g置于10mL容量瓶中，加水溶解后，定容至刻度线，放置10min，在25℃时，用比旋仪依法测定（通则0621）比旋度并记录数据。

3）甘油（丙三醇）

取甘油少量，置试管中检视，记录结果。

在小勺杯中加入少量甘油，在万分之一电子天平上称定质量，露空放置1小时，再次在万分之一电子天平上称定质量，记录结果。

量取1mL甘油，加水稀释到10mL，玻棒搅拌均匀，用红色石蕊试纸和蓝色石蕊试纸分别测试，记录结果。

量取甘油1mL置两支玻璃试管中，分别加入任意体积去离子水和乙醇，观察结果。

移取甘油0.1mL置玻璃试管中，加入99mL丙酮，置于25℃恒温水浴中保温。每隔5min强力振摇试管30s，观察30min内的溶解情况，如无目视可见的液滴，即视为完全溶解。记录完全溶解时的时间。

移取甘油0.1mL置于玻璃试管中，加入1000mL乙醚，置于25℃恒温水浴中保温。每隔5min强力振摇试管30s，观察30min内的溶解情况，如无目视可见的液滴，即视为完全溶解。记录观察结果。

取一定体积甘油，在25℃时，用密度计依法测定（通则0601）相对密度并记录数据。

通则0601

取一定体积甘油，在20℃时，用折射计依法测定（通则0622）折射率并记录数据。

4）阿司匹林（乙酰水杨酸）

取阿司匹林少量，置称量纸上检视，置鼻下嗅闻，记录结果。

通则0622

称取阿司匹林1.0g置玻璃试管中，加入9mL乙醇，置于25℃恒温水浴中保温。每隔5min强力振摇试管30s，观察30min内的溶解情况，如无目视可见的阿司匹林颗粒，即视为完全溶解。记录完全溶解时的时间。

称取阿司匹林1.0g各置两支玻璃试管中，分别加入29mL三氯甲烷和乙醚，置于25℃恒温水浴中保温。每隔5min强力振摇试管30s，观察30min内的溶解情况，如无目视可见的阿司匹林颗粒，即视为完全溶解。记录完全溶解时的时间。

称取阿司匹林0.1g各置两支玻璃试管中，分别加入99mL水或无水乙醚，置于25℃恒温水浴中保温。每隔5min强力振摇试管30s，观察30min内的溶解情况，如无目视可见的阿司匹林颗粒，即视为完全溶解。记录完全溶解时的时间。

称取阿司匹林1.0g各置两支玻璃试管中，分别加入29mL氢氧化钠试液和碳酸钠试液，置于25℃恒温水浴中保温。每隔5min强力振摇30s；观察30min内的溶解情况，如无目视可见的阿司匹林颗粒，即视为完全溶解。记录完全溶解时的时间。

（3）注意事项

乙醚为挥发性有毒试剂，需在通风柜中操作！加至试管后需盖试管帽！

探索与研究

（1）药物在什么情况下会发生性状的变化？如何判断其性状是否正常？

（2）请从药品生产实际出发，思考在大规模生产中，可能导致阿司匹林片剂性状不符合标准的因素有哪些，如原料纯度、生产工艺参数（压片压力、温度、湿度等）、包装材料及储存条件等。针对每个可能的因素，说明其对阿司匹林片剂性状产生影响的机制，并结合性状检查实验知识，提出在生产过程中可采取的质量控制措施。

课后自测题

自测题参考答案

单选题

（1）药物的性状不包括（　　）。

A. 颜色　　B. 溶解度

C. 吸收系数　　D. 带电性

（2）以下说法不正确的是（　　）。

A. 药物物理常数和溶解度可反映其纯杂程度

B. 药物变质可能会导致物理常数的变化

C. 只从药物的外观便可鉴别两种药物

D. 性状是药物的鉴别项目之一

（3）关于药物比旋度，以下说法不正确的是（　　）。

A. 比旋度可用于鉴别或检查光学活性药品的纯杂程度

B. 比旋度可用于测定光学活性药品的含量

C. 内消旋体一般由等量的对映异构体构成，旋光度净值为零

D. 旋光度测定一般应在溶液配制后 30min 内进行测定

（4）关于药物熔点，以下说法不正确的是（　　）。

A. 药物熔点是指物质在高压下由固态转变为液态的温度

B. 自动熔点仪的温度示值要定期采用熔点标准品进行校正

C. 药物熔点可以反映药物的晶体形态和结构稳定性

D. 药物的熔点可以用作对纯度的初步判断依据

（5）关于药物的相对密度，以下说法正确的是（　　）。

A. 相对密度系指在相同的温度、压力条件下，某物质的密度与水的密度之比

B. 相对密度的测定值不会随着药物纯度的变化而改变

C. 固体药品的相对密度，一般用比重瓶测定

D. 不易挥发液体的相对密度，可用韦氏比重秤测定

知识拓展

知识拓展参考资料

小茴香属于药食同源物质，研究证明其药理作用包括抗氧化、抑菌、抗炎镇痛、保肝等，具有较高的药用和食用价值，是发展前景广阔的中药材资源之一。该研究利用微性状鉴定法探究市场上出现的小茴香及其常见的两种混淆品孜然芹、毒芹的差异，对其进行鉴别，以确保安全用药。采用中

药性状鉴别、微性状鉴定、显微鉴别的方法对小茴香及孜然芹、毒芹的顶端、果柄、分果接合面等进行鉴别研究。结果发现，小茴香及其混淆品孜然芹、毒芹在性状鉴别、显微鉴别特征上稍有差异，在微性状鉴别特征上差异较大，其中在顶端、果柄、分果背面和接合面、种子背面和接合面部位有明显的区别。

实验 2 丙二酰脲类的鉴别试验

引言

丙二酰脲（barbituric acid），又称巴比妥酸、2,4,6-嘧啶三酮，是一种有机化合物，化学式为 $C_4H_4N_2O_3$，呈白色结晶性粉末，易溶于热水和稀酸，溶于乙醚，微溶于冷水。水溶液呈强酸性。可以与金属反应生成盐类。由丙二酸二乙酯与尿素作用制得。先将尿素加入盛有甲醇的反应罐中加热回流溶解后，再加入已干燥的丙二酸二乙酯和甲醇钠，在 66～68℃下回流反应 4～5h。蒸馏回收甲醇后，待冷却至 40～50℃，加入盐酸，调节 pH 至 1～2，放置冷却至室温，甩出粗品，用蒸馏水冲洗一次，甩干得粗成品，再经水和活性炭精制，甩干得成品。

丙二酰脲可用作分析试剂，有机合成原料，医药、塑料和染料的中间体，聚合反应的催化剂，还可用作比色法测定糠醛及多缩戊糖的试剂。丙二酰脲亚甲基上两个氢原子被烃基取代后的若干衍生物，称为巴比妥类药物，是一类重要的镇静催眠药物。

小剂量巴比妥类药物可起镇静作用，缓解焦虑、烦躁状态；中等剂量可催眠，缩短入睡时间，减少觉醒次数和延长睡眠时间。由于该类药物容易产生耐受性和依赖性，不良反应较多，现已很少用于镇静催眠。巴比妥有较强的抗惊厥作用及抗癫痫作用，用于癫痫大发作和癫痫持续状态、小儿高热、破伤风、子痫、脑膜炎、脑炎及中枢兴奋药引起的惊厥。巴比妥可在麻醉及麻醉前给药，用于麻醉或缓解患者术前紧张情绪。

实验目的

（1）明确银盐和铜盐反应鉴别丙二酰脲类的原理。

（2）学会银盐和铜盐反应鉴别苯巴比妥、司可巴比妥。

实验原理

实验原理(PPT)

根据共性结构丙二酰脲（—CONHCONHCO—）可与某些金属离子（Ag^{+}，Cu^{2+}，Hg^{2+}等）反应呈色或产生沉淀的原理。

丙二酰脲类在碳酸钠试液中形成钠盐而溶解，进一步与硝酸银试液反应，先生成可溶性的一银盐，继而产生不溶性的二银盐白色沉淀，为银盐反应。

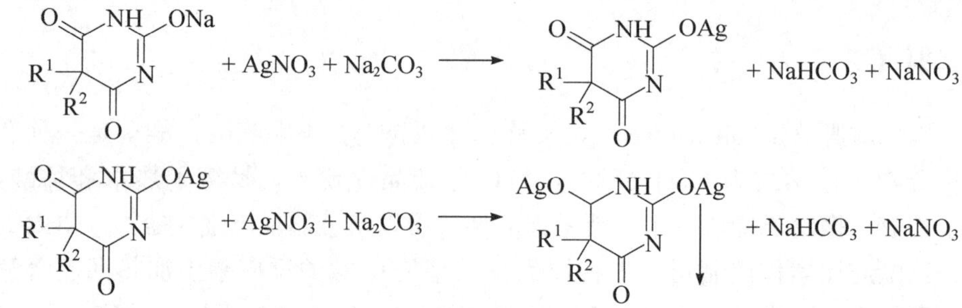

银盐反应

同时丙二酰脲分子中具有的—CONHCONHCO—结构能与铜盐作用，产生类似于双缩脲的显色反应，与吡啶和硫酸铜作用呈紫色，为铜盐反应（Zwikker 反应）。

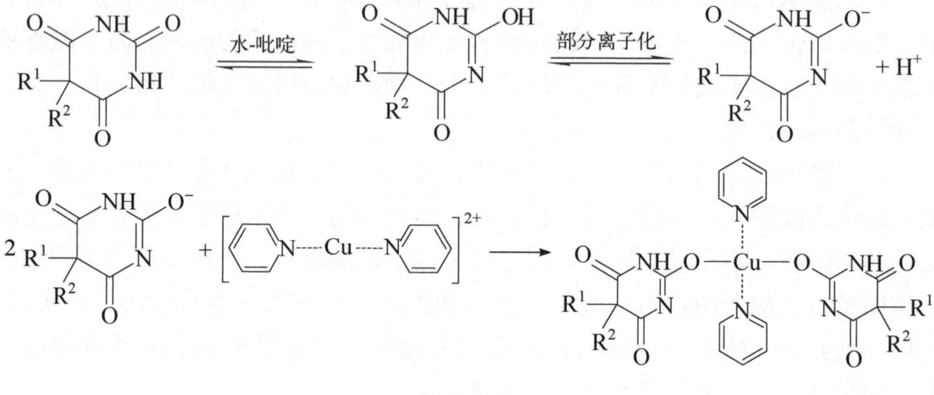

铜盐反应

实验材料

硝酸银、吡啶的试剂安全说明

（1）试药：苯巴比妥（片）、司可巴比妥（胶囊）、注射用硫喷妥钠、硫酸铜、碳酸钠、硝酸银*、吡啶*。

（2）仪器：电子天平。

（3）其他：100mL 烧杯、10mL 量筒、酸碱滴定管、玻璃试管、漏斗等。

实验方法

（1）溶液的配制

硝酸银试液（0.1mol/L）：称取硝酸银 0.175g，溶于 10mL 蒸馏水中。

碳酸钠试液：取一水合碳酸钠 12.5g 或无水碳酸钠 10.5g，加水溶解成 100mL，即得。

铜吡啶试液：硫酸铜 4g，水 90mL 溶解后，加吡啶 30mL，即得。本液应临用新制。

（2）丙二酰脲类的鉴别

1）银盐反应

取苯巴比妥约 0.1g，加碳酸钠试液 1mL 与水 10mL，振摇 2min，滤过；滤液中逐滴加入硝酸银溶液，振摇，记录现象；继续滴加过量的硝酸银溶液，记录现象。

2）铜盐反应

取司可巴比妥钠（或胶囊内容物适量）约 50mg，加吡啶溶液（1→10）5mL，溶解后，加铜吡啶试液 1mL，记录现象。

取注射用硫喷妥钠约 0.1g，加吡啶溶液（1→10）10mL 使溶解，加铜吡啶试液 1mL，振摇，放置 1min，记录现象。

（3）注意事项

银盐反应液中应无过多的碳酸钠，否则会生成碳酸银沉淀干扰反应。

银盐反应中硝酸银试液应逐滴滴加，仔细观察沉淀形成、溶解、再沉淀的过程。

铜盐反应中所用试剂有恶臭，注意取用后立即盖紧试剂瓶塞，实验完毕后将废液倒入指定容器，并及时洗净试管。

探索与研究

（1）如何区别苯巴比妥和巴比妥，请设计实验方案。

（2）用铜盐反应对苯巴比妥、异戊巴比妥等其他巴比妥类药物进行鉴别时将产生怎样的结果？

课后自测题

不定项选择题

（1）巴比妥类药物在吡啶溶液中与铜离子作用，生成的配合物颜色通常是

（　　）。

A. 红色　　B. 紫色

C. 黄色　　D. 蓝绿色

自测题
参考答案

（2）巴比妥类药物在吡啶溶液中与铜离子作用，生成配位化合物，显绿色的药物是（　　）。

A. 苯巴比妥　　B. 异戊巴比妥

C. 司可巴比妥　　D. 硫喷妥钠

（3）苯巴比妥在碱性溶液中与硝酸汞作用（　　）。

A. 产生白色升华物　　B. 产生紫色沉淀

C. 产生绿色沉淀　　D. 产生白色沉淀

（4）巴比妥类药物的鉴别方法有（　　）。

A. 与钡盐反应生成白色沉淀　　B. 与镁盐反应生成红色沉淀

C. 与银盐反应生成白色沉淀　　D. 与铜盐反应生成有色物质

E. 与氢氧化钠反应生成白色沉淀

（5）巴比妥类药物在适当 pH 的溶液中，与某些试剂作用发生下列反应（　　）。

A. 在碱性溶液中与钴盐反应，生成紫堇色产物

B. 在酸性溶液中与硫酸铜试液反应，生成蓝紫色配合物

C. 与硝酸汞试液反应，生成白色沉淀

D. 在碱性溶液中与过量硝酸银试液反应，生成白色沉淀

E. 在酸性溶液中与亚硝酸钠试液反应，生成重氮盐

知识拓展

知识拓展
参考资料

认识苯巴比妥临床用药过程中所致的不良反应及发生的风险因素，做到有效规避和防范控制，以促进安全用药。该研究搜集国内及国外有关苯巴比妥不良反应的研究和病例报道，对其不良反应发生类型及特点进行分析和总结。结果发现，苯巴比妥作为传统的镇静催眠抗惊厥药物，作用明确，临床应用中可致多种不良反应，从一般皮疹到剥脱性皮炎、过敏性休克、致畸形等严重不良反应，对患者治疗效果以及预后产生很大影响。临床应重视和管理好苯巴比妥不良反应的监测和预防。

实验 3　芳香第一胺的鉴别试验

引言

胺是氨的烃基衍生物，氨分子中的一个、两个或三个氢原子被烃基取代而生成的化合物，分别称为第一胺（伯胺）、第二胺（仲胺）和第三胺（叔胺）。若与四个烃基相连，则为季铵类化合物。芳香胺分子反应活性较高，一般为高沸点的液体或者低熔点的固体，具有特殊的气味，毒性较大。芳香第一胺，也称为芳香伯胺，是一类有机化合物，其结构特点是氨基（—NH_2）直接连接在芳香环上。芳香伯胺的化学性质较为活泼，氨基的孤对电子可以与芳香环形成共轭体系，影响其反应性。例如，芳香伯胺容易发生亲电取代反应，尤其是在氨基的邻位和对位，因为这些位置的电子密度较高。此外，芳香伯胺还可以通过重氮化反应生成重氮盐，进而参与偶联反应，生成偶氮化合物，这是染料化学中的重要反应之一。

芳胺类药物主要分为两类：一类为芳伯氨基未被取代，而在芳环对位有取代的对氨基苯甲酸酯类；另一类则为芳伯氨基被酰化，并在芳环对位有取代的酰胺类药物。芳胺类药物的作用较为广泛，有解热镇痛药，如对乙酰氨基酚；有局部麻醉药，如苯佐卡因、盐酸普鲁卡因、盐酸氯普鲁卡因、盐酸丁卡因、盐酸利多卡因、盐酸布比卡因、盐酸罗哌卡因等；有抗麻风药，如醋氨苯砜；有抗心律失常药，如盐酸妥卡尼。

实验目的

（1）明确重氮化-偶联反应鉴别芳香胺类药物的原理。

（2）学会重氮化-偶联反应鉴别盐酸普鲁卡因、对乙酰氨基酚。

实验原理

芳香第一胺类的鉴别方法采用重氮化-偶联反应。重氮化偶联反应的原理是在酸性条件下，重氮化合物可以发生重氮化反应，生成重氮离子。重氮离子是一种高度亲电的中间体，可以与芳香胺或芳香醇等亲核试剂发生亲核取代反应，生成偶联产物。偶联产物的结构和反应条件有关，通常是芳香环上的两个碳原子之间形成的新的碳-碳键。

实验原理(PPT)

重氮化偶联反应的反应条件是酸性条件下，通常使用硫酸、盐酸等强酸作为催化剂。反应温度一般在 0℃以下，可以使用冰浴或低温油浴进行控制。反应物的摩尔比是 1∶1，即重氮化合物和亲核试剂的摩尔比为 1∶1。

分子结构中具有芳伯氨基或潜在芳伯氨基的药物，均可发生重氮化反应，生成的重氮盐可与碱性β-萘酚偶联生成有色的偶氮染料。分子结构中具有芳伯氨基，可直接利用重氮化-偶联反应进行鉴别的芳香胺类药物有：盐酸普鲁卡因、苯佐卡因、盐酸普鲁卡因胺等；分子结构中具有潜在芳伯氨基，在酸中水解后再利用重氮化-偶联反应进行鉴别的芳香胺类药物有：对乙酰氨基酚、非那西丁、醋氨苯砜等。重氮-偶联反应式如下：

$$ArNH_2 + NaNO_2 + 2HX \longrightarrow ArN_2^+X^- + NaX + 2H_2O$$

实验材料

（1）试药：盐酸普鲁卡因（注射液）、对乙酰氨基酚（片）、亚硝酸钠*、无水碳酸钠、尿素、氢氧化钠*、盐酸*。

（2）仪器：电子天平、水浴电锅。

（3）其他：烧杯、量筒、玻璃试管、滴管等。

亚硝酸钠、氢氧化钠、盐酸的试剂安全说明

实验方法

（1）溶液配制

稀盐酸：取盐酸 234mL，加水稀释至 1000mL。本液应含 HCl 9.5%～10.5%。

0.1mol/L 亚硝酸钠试液：取亚硝酸钠 7.2g，加无水碳酸钠 0.1g，加水适量使之溶解成 1000mL，摇匀。

碱性β-萘酚试液：取β-萘酚 0.25g，加氢氧化钠溶液（1→10）10mL 使溶解，即得。本液应临用新制。

1mol/L 脲溶液：取 6.0g 尿素，加 100mL 去离子水使溶解。

（2）芳香第一胺的鉴别

1）芳伯氨基的直接重氮化-偶联反应

取盐酸普鲁卡因约 50mg（或相应量注射液），加稀盐酸 1mL，必要时缓缓煮沸使溶解，加 0.1mol/L 亚硝酸钠溶液数滴，加与 0.1mol/L 亚硝酸钠溶液等体积的 1mol/L 脲溶液，振摇 1min，滴加碱性β-萘酚试液数滴，观察并记录现象。

2）潜在芳伯氨基的水解后重氮化-偶联反应

取对乙酰氨基酚约 0.1g（或相应量注射液），加稀盐酸 5mL，置水浴中加热 40min，放冷；取 0.5mL，滴加亚硝酸钠试液 5 滴，摇匀，用水 3mL 稀释后，加碱性β-萘酚试液 2mL，振摇，即显红色。

若为对乙酰氨基酚片，取适量（约相当于对乙酰氨基酚 0.5g），用乙醇 20mL 分次研磨使对乙酰氨基酚溶解，滤过，合并滤液，蒸干，残渣依据使用对乙酰氨基酚的方法试验，显相同的反应。

探索与研究

（1）盐酸丁卡因有重氮化-偶联反应吗？为什么？如何区别盐酸丁卡因和盐酸普鲁卡因？

（2）某“感冒药”中标注含对乙酰氨基酚，但疑似掺入廉价非那西丁（结构类似，但无游离酚羟基），如何通过重氮化-偶联反应初步判断是否掺假？（提示：非那西丁需水解后显色）。

课后自测题

不定项选择题

（1）关于重氮化-偶联反应，下列说法错误的是（　　）。

A. 反应通常在碱性条件下进行

B. 形成的重氮离子是一种高度亲电的中间体

C. 其偶联产物的结构和反应条件有关，通常是芳香环上的两个碳原子之间形成的新的碳-碳键

D. 分子结构中具有芳伯氨基或潜在芳伯氨基的药物，均可发生重氮化反应

（2）盐酸丁卡因在酸性溶液中与亚硝酸钠作用生成（　　）。

A. 重氮盐　　B. *N*-亚硝基化合物

C. 亚硝基苯化合物　　D. 偶氮氨基化合物

（3）关于对乙酰氨基酚，下列说法错误的是（　　）。

A. 具有芳酰氨基和酚羟基

B. 水解后显芳伯氨基特性

C. 鉴别方法可采用直接重氮化-偶联反应

D. 与三氯化铁、重金属离子反应呈色，可用于鉴别

（4）盐酸普鲁卡因常用的鉴别反应有（　　）。

A. 重氮化-偶联反应　　B. 红外光谱法

C. 氧化反应　　D. 碘仿反应

E. 水解产物反应

（5）下列哪些药物不能与亚硝酸钠、*β*-萘酚作用生成猩红色沉淀？（　　）。

A. 对氨基水杨酸钠　　B. 盐酸丁卡因

C. 肾上腺素　　　　　　　　D. 麻黄碱

E. 对乙酰氨基酚

知识拓展

知识拓展参考资料

重氮化反应是经典的有机合成单元反应，尤其是在染料行业，应用非常广泛。随着时代的发展，过去的一些方法在一定范围内仍然可以延用，但有些方法在新设备、新路线中已经大大改进。对重氮化反应而言，芳香胺能发生反应的必要条件是体系中必须具备足够的酸和重氮化试剂。要取得理想的收率，则与温度、pH 值、分子配比、芳香胺预处理方式、加料方式、加料速度、分散剂以及配套设备等条件有关。从结构上来看，相对来讲，带供电子基团和带吸电子基团的重氮盐性质正好相反。带供电子基团的芳香胺容易重氮化，重氮盐不稳定，容易分解，重氮盐的偶联能力较弱；带吸电子基团的芳香胺难重氮化，重氮盐相对稳定，不容易被破坏，偶联能力强。例如，对甲苯胺比对硝基苯胺更容易重氮化，但是和同样的偶联组分，例如 H 酸（1-氨基-8-萘酚-3,6-二磺酸），在同样的温度、浓度、pH 条件下，对甲苯胺重氮盐比对硝基苯胺重氮盐的偶联能力要弱。

实验4　托烷生物碱类的鉴别反应

引言

托烷生物碱（tropane alkaloids）是指一类在结构上含有由吡咯环和哌啶环骈合而成的托品烷基本骨架的生物碱，是具有悠久历史和重要药用价值的植物源天然产物。现存古代医学典籍表明，以托烷生物碱——莨菪碱和东莨菪碱为药效基础的茄科植物，如曼陀罗和颠茄，在全世界已经有近两千年的药用历史。目前，莨菪碱和东莨菪碱是临床上广泛使用的毒蕈碱型乙酰胆碱拮抗剂，用于镇痛、麻醉、止痉挛、抗晕动、帕金森症治疗等，具有很大市场需求。

托烷生物碱广泛存在于植物和昆虫等生物体中。其化学结构以及生理活性的多样性使得其成为天然药物、农药和生物农剂等领域的重要研究对象。根据化学结构和来源，托烷生物碱可以分为多个亚类，包括喹氧嗪类、喹啉类、吡哌啶类等，每个亚类都具有不同的化学特点和生物活性。托烷生物碱通常由两个或更多环系统组成，其中包含一个或多个氮原子。这些环系统赋予了托烷生物碱分子稳定性和一定的立体结构。在化学反应中，托烷生物碱通常表现出强大的催化活性，并且具有较高的反应选择性。由于其特殊的结构，它们在光谱分析中也展示出独特的吸收峰。

实验目的

（1）熟悉托烷生物碱的结构特征。

（2）明确托烷生物碱类药物的 Vitali 反应原理、操作方法。

实验原理

托烷生物碱结构中，酯键水解后生成莨菪酸，经发烟硝酸加热处理，转化为三硝基衍生物，在氢氧化钾的醇溶液中与固体氢氧化钾作用脱羧，转化为具有共轭结构的阴离子（醌型产物），后转暗红色，最后颜色消失。此反应称为 Vitali 反应，为莨菪酸的特征反应。反应式如下：

实验原理(PPT)

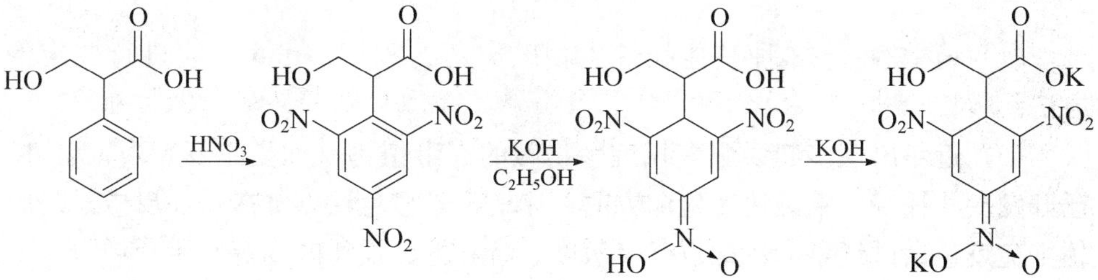

Vitali 反应

在此硝化反应中芳香环的电子密度会决定硝化的反应速率，芳香环的电子密度越高，反应速率就越快。由于硝基本身为一个亲电体，所以当进行一次硝化之后往往会因为芳香环电子密度下降而抑制第二次以后的硝化反应。必须要在更剧烈的反应条件（例如高温）或是更强的硝化剂下进行。

常用的硝化剂主要有浓硝酸、发烟硝酸、浓硝酸和浓硫酸的混酸或是脱水剂配合硝化剂。

实验材料

（1）试药：硫酸阿托品片、发烟硝酸*、乙醇*、乙醚*、氢氧化钾*、浓氨溶液*。

（2）仪器：电子天平、水浴锅。

（3）其他：量筒、分液漏斗、白瓷皿、移液管、滴管等。

发烟硝酸、乙醇、乙醚、氢氧化钾、浓氨溶液的试剂安全说明

实验方法

（1）溶液配制

氨试液：取浓氨溶液 400mL，加水使成 1000mL，即得。

（2）托烷生物碱类的鉴别

取硫酸阿托品片细粉适量（约相当于硫酸阿托品 1mg），置分液漏斗中，加氨试液约 5mL，混匀，用乙醚 10mL 振摇提取后，分取乙醚层，置白瓷皿中，挥尽乙醚后，加发烟硝酸 5 滴，置水浴上蒸干，得黄色的残渣，放冷，加乙醇 2～3 滴湿润，加固体氢氧化钾一小粒，观察并记录实验现象。

（3）注意事项

乙醚易燃，宜采用自然挥发除去乙醚，切勿直火加热。

探索与研究

（1）请举例 2～3 种其他托烷生物碱类药物利用 Vitali 反应进行鉴定的方法。

（2）近年出现多起误服含托烷生物碱的有毒植物（如曼陀罗）中毒事件，已开发一些托烷生物碱快速检测方法。比较化学显色法（如 Vitali 反应）与胶体金免疫色谱试纸条的优缺点（灵敏度、特异性、操作时间等）。

课后自测题

单选题

（1）结构中含有莨菪酸的药物是（　　）。

A. 利血平　　B. 奎尼丁　　C. 吗啡　　D. 阿托品

（2）托烷类药物大多数是由莨菪烷衍生的（　　）与不同的（　　）缩合成酯的生物碱。

A. 氨基醇、有机酸　　B. 氨基酸、无机酸

C. 氨基醇、无机酸　　D. 氨基酸、有机酸

自测题参考答案

（3）托烷类药物具有（　　）的结构，易水解。

A. 酰胺键　　B. 酯键　　C. 酚羟基　　D. 烯键

（4）下列哪项不是托烷类药物具有的性质？（　　）。

A. 水解性　　B. 碱性　　C. 旋光性　　D. 还原性

（5）托烷类药物的鉴别方法不包括以下哪种？（　　）。

A. Vitali 反应　　B. 氧化反应　　C. 盐酸盐反应　　D. 沉淀反应

知识拓展

知识拓展
参考资料

许多生物碱对人类和动物有毒害作用，已被列为食品污染物。托烷生物碱的毒性作用源于其阻断中枢神经系统（CNS）和自主神经系统（ANS）中毒蕈碱乙酰胆碱受体的能力。食品中的托烷生物碱主要存在于谷类产品和花草茶中。吡咯里西啶生物碱以游离碱形式和 *N*-氧化物形式存在，其毒性表现为发育毒性、肝毒性、遗传毒性和致癌性。多出现在蜂蜜、茶和混合草药中。麦角生物碱是由属于麦角菌属的各种真菌产生的霉菌毒素，主要出现在黑麦等谷物类产品中。

该研究成功开发并验证了一种分析方法，用于同时测定谷物类食品中的 42 种麦角碱、托品碱和吡咯烷生物碱及其 *N*-氧化物。该方法包括基于 QuEChERS 的萃取和液相色谱-串联质谱法。经过验证，该方法的回收率为 71%～119%，日内和日间精密度低于 19%，定量限为 0.5 至 1.0μg/kg 之间。对来自 FAPAS 能力测试的标准物质的分析表明了该方法的适用性（*z* 值小于 2）。本方法分析了九种谷物类产品样品，其中两个样品检测出麦角生物碱，一个样品检测出三种吡咯烷生物碱。

实验 5　典型药物的专属鉴别试验

引言

阿司匹林，又名乙酰水杨酸，是一种有机化合物，化学式为 $C_9H_8O_4$，为解热镇痛的非甾体抗炎药，以及抗血小板聚集药。经近百年的临床应用，证明对缓解轻度或中度疼痛，如牙痛、头痛、神经痛、肌肉酸痛及痛经效果较好，亦用于感冒、流感等发热疾病的退热，治疗风湿痛等。阿司匹林能阻止血栓形成，在临床上用于预防短暂脑缺血发作、心肌梗死、人工心脏瓣膜和静脉瘘或其他手术后血栓的形成。

盐酸利多卡因，是一种有机化合物，化学式为 $C_{14}H_{22}N_2O \cdot HCl$，为局麻药、抗心律失常药，主要用于浸润麻醉、硬膜外麻醉、表面麻醉（包括在胸腔镜检查或腹腔手术时作黏膜麻醉用）及神经传导阻滞。本品可用于急性心肌梗死后室性早搏和室性心动过速，亦可用于洋地黄类中毒、心脏外科手术及心导管引起的室性心律失常。本品对室上性心律失常通常无效。

尼可刹米，又名 *N*,*N*-二乙基烟酰胺、烟酸二乙胺，是一种有机化合物，化学式为 $C_{10}H_{14}N_2O$，为中枢兴奋药。临床主要用于疾病或中枢抑制药中毒引起的呼吸及循环衰竭，对肺心病引起的呼吸衰竭及吗啡过量引起的呼吸抑制疗效显著，对吸入麻醉药中毒时的解救效果次之。

维生素C是一种水溶性维生素，化学命名为L-(＋)-苏阿糖型-2,3,4,5,6-五羟基-2-己烯酸-4-内酯，又名L-抗坏血酸，分子式为$C_6H_8O_6$，分子量为176.12。维生素C为通常是片状，有时是针状的单斜晶体，无臭，味酸，易溶于水，具有很强的还原性。参与机体复杂的代谢过程，能促进生长和增强对疾病的抵抗力，可用作营养增补剂、抗氧化剂，也可用作小麦粉改良剂。但维生素C的过量补充对健康无益，反而有害，故需要合理使用。维生素C在实验室用作分析试剂，如作还原剂、掩蔽剂等。

硫酸链霉素为一种氨基糖苷类抗生素药品，分子式为$C_{21}H_{39}N_7O_{12}\cdot 3/2H_2SO_4$。链霉素主要与细菌核糖体30S亚基结合，抑制细菌蛋白质的合成。细菌与链霉素接触后极易产生耐药性。链霉素和其他抗菌药物或抗结核药物联合应用可减少或延缓耐药性的产生。硫酸链霉素用于兔热症、鼠疫、严重布氏杆菌病和鼻疽的治疗（常与四环素或氯霉素合用），也用于结核病的二线治疗，多与其他抗结核药合用。

实验目的

（1）熟悉阿斯匹林、盐酸利多卡因、尼可刹米、维生素C、硫酸链霉素的结构特征。

（2）明确阿斯匹林、盐酸利多卡因、尼可刹米、维生素C、硫酸链霉素等典型药物专属鉴别试验的原理、操作方法。

实验原理

（1）阿司匹林

阿司匹林的分子中含有一个酯基，可以在酸性条件下水解，生成水杨酸和乙酸。水杨酸的分子中含有一个酚羟基，可以与三氯化铁形成配合物，从而产生紫色。

实验原理(PPT)

阿司匹林与碳酸钠试液加热水解，生成水杨酸钠和醋酸钠，加过量稀硫酸后，水杨酸白色沉淀析出，产生醋酸的臭气。

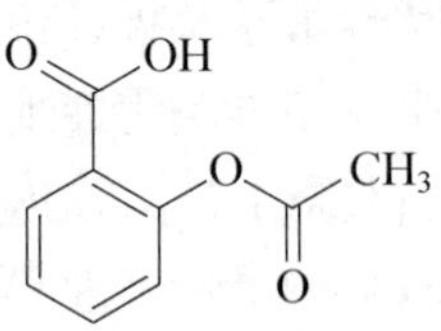

阿司匹林结构式

（2）盐酸利多卡因

盐酸利多卡因分子中具有芳酰胺结构，可在碳酸钠试液中与硫酸铜反应，生成蓝紫色配合物；转溶于三氯甲烷显黄色。

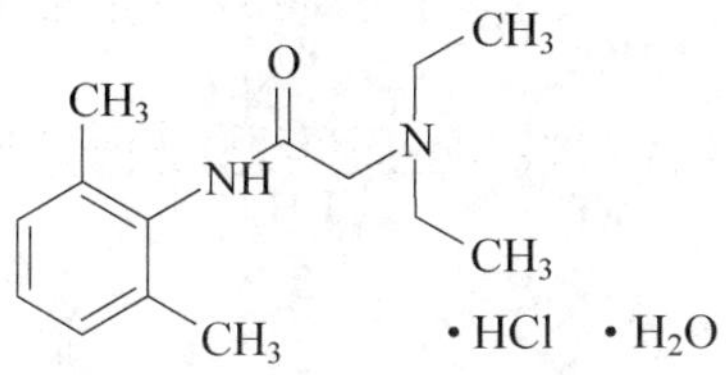

盐酸利多卡因结构式

（3）尼可刹米

尼可刹米是烟酰胺的 N 位双乙基取代物，与氢氧化钠试液加热，即有二乙胺臭味逸出，能使湿润的红色石蕊试纸变蓝色。

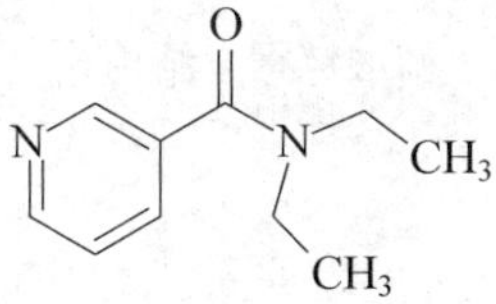

尼可刹米结构式

（4）维生素 C

维生素 C 分子中具有烯二醇结构和内酯环。C4、C5 为手性碳原子，性质活泼，具有强还原性，可与硝酸银反应，被氧化为去氢抗坏血酸，同时产生黑色金属银沉淀。

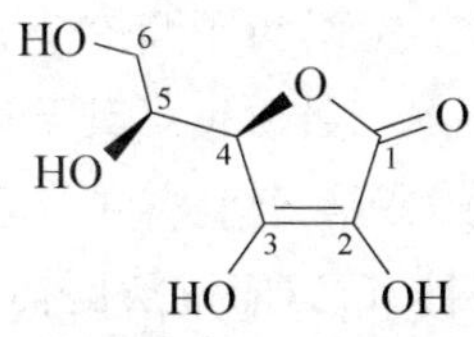

维生素 C 结构式

（5）硫酸链霉素

链霉素在碱性条件下可快速水解，产生链霉胍与 8-羟基喹啉乙醇溶液和次溴酸钠试剂反应，显出橙红色，即为坂口反应。

链霉素在碱性条件下可快速水解，水解产生链霉糖经脱水重排，产生麦芽酚，在微酸性条件下，麦芽酚与三价铁离子形成紫红色配合物，即为麦芽酚反应。

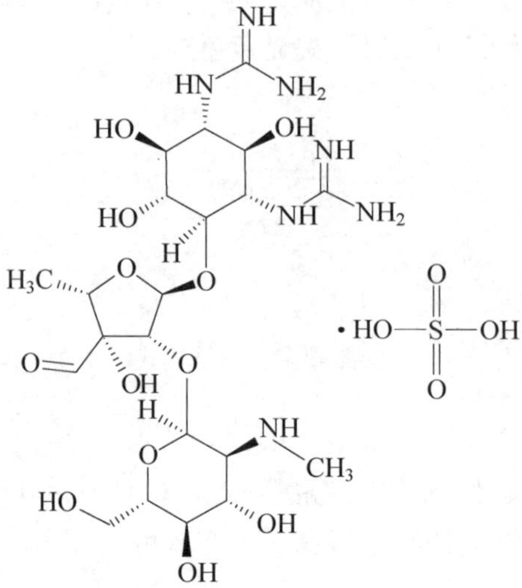

硫酸链霉素结构式

实验材料

（1）试药：阿司匹林、盐酸利多卡因、尼可刹米、L-抗坏血酸、硫酸链霉素、三氯化铁、碳酸钠、硫酸铜、硫酸*、盐酸*、氢氧化钠*、8-羟基喹啉*、溴*、硫酸铁铵*、硝酸银*。

（2）仪器：电子天平、水浴锅、电炉。

（3）其他：玻璃试管、100mL烧杯、红色石蕊试纸。

硫酸、盐酸、氢氧化钠、8-羟基喹啉、溴、硫酸铁铵、硝酸银的试剂安全说明

实验方法

（1）溶液配制

三氯化铁溶液：取三氯化铁9g，加水溶解成100mL。

碳酸钠试液：取一水合碳酸钠12.5g或无水碳酸钠10.5g，加水溶解成100mL。

稀硫酸：取硫酸57mL，加水稀释至1000mL。本液应含 H_2SO_4 9.5%～10.5%。

稀盐酸：取盐酸234mL，加水稀释至1000mL。本液应含HCl 9.5%～10.5%。

硫酸铜试液：取硫酸铜12.5g，加水溶解成100mL。

10%氢氧化钠试液：10g 氢氧化钠溶解于 100mL 水中。

硝酸银试液（0.1mol/L）：称取硝酸银 0.175g，溶于 10mL 蒸馏水中。

0.1% 8-羟基喹啉：取 8-羟基喹啉 0.1g，溶于 100mL 乙醇中。

次溴酸钠试液：取氢氧化钠 20g，加水 75mL 溶解后，加溴 5mL，再加水稀释至 100mL，即得。本液应临用新制。

硫酸铁铵溶液：取硫酸铁铵 0.1g，加 0.5mol/L 硫酸溶液 5mL 使溶解。

（2）阿司匹林的鉴别

称取阿司匹林约 0.1g，加水 10mL，煮沸，放冷，加三氯化铁溶液 1 滴。称取阿司匹林约 0.5g，加碳酸钠试液 10mL，煮沸 2 分钟后放冷，滴加过量的稀硫酸，记录实验现象。

（3）盐酸利多卡因的鉴别

称取盐酸利多卡因约 0.2g，加水 20mL 溶解，取溶液 2mL，加硫酸铜试液 0.2mL 与碳酸钠试液 1mL，记录实验现象；加氯仿 2mL，振摇后放置，记录实验现象。

（4）尼可刹米的鉴别

取一支试管分别加入尼可刹米 10 滴，加入 10%氢氧化钠试液 3mL，在试管口覆盖一条湿润的红色石蕊试纸，于沸水浴加热，记录实验现象。

（5）维生素 C 的鉴别

取 L-抗坏血酸 0.1g，加水 5mL，振摇溶解，加入硝酸银试液 0.5mL，记录实验现象。

（6）硫酸链霉素的鉴别

取本品约 0.5mg，加水 4mL 溶解后，加 10%氢氧化钠试液 2.5mL 与 0.1% 8-羟基喹啉的乙醇溶液 1mL，放冷至约 15℃，加次溴酸钠试液 3 滴，记录实验现象。

取本品约 20mg，加水 5mL 溶解后，加 10%氢氧化钠试液 0.3mL，置水浴上加热 5 分钟，加硫酸铁铵溶液 0.5mL，记录实验现象。

探索与研究

（1）现有一未知药物粉末，可能为阿司匹林、尼可刹米或维生素 C 中的一种，请设计 2 种快速化学鉴别法（如显色反应），说明预期现象。

（2）某药厂生产的维生素 C 注射液需进行真伪鉴别，但常规方法（如 2,6-二氯靛酚褪色反应）可能受制剂中抗氧化剂（如亚硫酸钠）干扰。请设计 2 种专属性强且抗干扰的分析方法（如 HPLC、红外光谱或电化学法），并说明原理。

(3) 请详细分析本实验五种药物的专属鉴别实验中，常见的操作失误（如试剂用量不准确、反应时间把控不佳、仪器使用不当等）分别会对实验现象和结果产生怎样的影响。针对每种可能的失误，提出具体的优化措施和改进建议。

课后自测题

单选题

(1) 阿司匹林的（　　）结构，具有特征的紫外和红外吸收光谱，也可用于鉴别和含量测定。

A 苯环　　B 羧基　　C 酚羟基　　D 酯键

(2) 关于盐酸利多卡因，以下说法不正确的是（　　）。

A 酰胺氮原子可与金属离子络合显色

B 叔胺氮原子可与生物沉淀剂发生沉淀反应

C 酚羟基可与三氯化铁反应生成紫色产物

D 水解后显芳伯氨基特性

自测题参考答案

(3) 尼可刹米具有（　　）结构，可与重金属盐类及苦味酸等试剂形成沉淀。

A 酰肼基　　B 酰胺基　　C 伯氨基　　D 吡啶环

(4) 维生素 C 一般表现为一元酸，是由于分子中（　　）。

A C3 上的羟基　　B C6 上的羟基　　C C2 上的羟基　　D 环氧基

(5) 不属于氨基糖苷类抗生素的是（　　）。

A 链霉素　　B 红霉素　　C 卡那霉素　　D 庆大霉素

知识拓展

知识拓展参考资料

表面增强拉曼光谱是在拉曼光谱技术上发展起来的一种快速、灵敏、简便、无损的分析方法。该研究采用表面增强拉曼光谱技术对结构类似物黄嘌呤、茶碱、可可碱进行区分。通过制备浓缩的银胶增强试剂作为拉曼基底，增加单位面积内的“热点”数目，从而提高表面增强拉曼光谱的灵敏度，增强待测样品的信号强度，实现对结构类似物进行有效区分的目的。同时，通过测定包含 3 种混合物的血清样品，验证表面增强拉曼光谱在实际应用中的可行性。结果发现，浓缩后的银胶极大地提高了 3 种结构类似物的信号强度，分别得到 3 种物质各自的特征光谱图，以及混合物在血清体系下的光谱图。3 种物质水溶液的检测限依次为：0.005μmol/L、0.01μmol/L、

0.005μmol/L。表面增强拉曼光谱是一种很好的用于区分结构类似物的分析方法，具有简便快捷、灵敏度高、对样品无损等特点，可广泛应用于检测、分析、临床治疗和诊断等领域。

实验 6　红外光谱法鉴别苯甲酸

引言

红外光谱法（infrared spectroscopy），又称“红外分光光度分析法”，是在 4000～400cm^{-1} 波数范围内测定物质的吸收光谱，用于化合物的鉴别、检查或含量测定。当一定频率（一定能量）的红外光照射分子时，如果分子某个基团的振动频率和外界红外辐射频率一致，二者就会产生共振。此时，光的能量通过分子偶极矩的变化传递给分子，这个基团就吸收一定频率的红外光，产生振动跃迁（由原来的基态跃迁到较高的振动能级），从而产生红外吸收光谱。如果红外光的振动频率和分子中各基团的振动频率不一致，该部分红外光就不会被吸收。用连续改变频率的红外光照射某试样，将分子吸收红外光的情况用仪器记录下来，就得到试样的红外吸收光谱图。由于振动能级的跃迁伴随着转动能级的跃迁，因此所得的红外光谱不是简单的吸收线，而是一个个吸收带，简称红外光谱“IR”。除部分光学异构体及长链烷烃同系物外，几乎没有两个化合物具有相同的红外光谱，据此可以对化合物进行定性和结构分析。化合物对红外辐射的吸收程度与其浓度的关系符合朗伯-比尔定律，是红外分光光度法定量分析的依据。

实验目的

（1）明确傅里叶红外光谱仪的工作原理、构造和使用方法。
（2）解析苯甲酸的红外光谱图，并根据红外光谱图识别官能团。

实验原理

实验原理(PPT)

苯甲酸（benzoic acid）是一种芳香酸类有机化合物，也是最简单的芳香酸，化学式为 $C_7H_6O_2$，最初由安息香胶制得，故称安息香酸。苯甲酸是苯环上的一个氢被羧基（—COOH）取代形成的化合物。苯甲酸的羰基与苯环平面成 15°时，原子（基团）的空间作用能最低，为优势构象，间位具有较高电荷密度，在亲电取代反应中羰基（—COR）为间位定位基。苯甲酸的熔点 122.13℃，沸点 249.2℃，相对密度（15/4℃）1.2659。外观为白色针状或鳞片状结晶，100℃以上时会升华。微溶于冷水、己烷，溶于热水、乙醇、乙醚、氯仿、苯、二硫化碳和松节油等。苯甲酸及其盐类（如苯甲酸钠）具有广谱抗菌作用，能够有效抑制细菌、霉菌和酵母的生长，常被用作药品和化妆品的防腐剂。

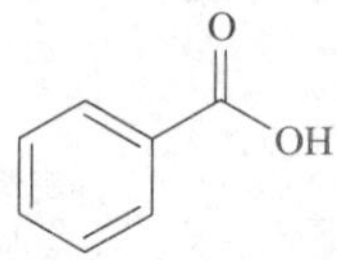

苯甲酸结构式

红外光谱法是苯甲酸的鉴别方法之一。根据实验所测绘的红外光谱图的吸收峰位置、强度和形状，利用基团振动频率与分子结构的关系，来确定吸收带的归属，确认分子中所含的基团或键，并推断分子的结构。鉴定的步骤如下：

（1）对样品做初步了解，如样品的纯度、外观、来源及元素分析结果，及理化性质（分子量、沸点、熔点）。

（2）确定未知物不饱和度，以推测化合物可能的结构；

（3）红外光谱仪扫描样品，解析图谱：①在官能团区（4000～1300cm^{-1}）搜寻官能团的特征伸缩振动；②根据“指纹区”（1300～400cm^{-1}）的吸收情况，进一步确认该基团的存在以及与其他基团的结合方式。

实验材料

（1）试药：苯甲酸（分析纯）*、溴化钾（光谱纯）。

（2）仪器：傅里叶红外光谱仪、压片机及配套压片模具、电热恒温干燥箱。

（3）其他：磁性样品架、玛瑙研钵、250目过滤筛等。

苯甲酸的试剂安全说明

傅里叶红外光谱仪的使用视频

实验方法

（1）扫描背景图谱

称取干燥的溴化钾粉末300～500mg，玛瑙研钵中研细，使其粒度在2.5μm（过250目筛孔）以下，取过筛后的干燥溴化钾粉末100mg放入锭剂成型器中。加压制成一定直径及厚度的透明片，之后将此薄片放在样品窗口上进行扫描测定，得到背景图谱。

（2）待测样品制备

参照红外光谱法（通则0402）。称取固体试样1～3mg，在玛瑙研钵中研细，再加入100～300mg磨细干燥的溴化钾，混合研磨均匀，使其粒度在

2.5μm（过 250 目筛孔）以下，取 100mg 放入锭剂成型器中。加压制成一定直径及厚度的透明片，然后将此薄片放在样品窗口上进行扫描测定得到待测样图谱。

通则0402

（3）谱图处理及图谱检索分析

将待测试样的扫描谱图与标准谱图相比较，确定未知组分。

（4）数据记录

记录待测试样扫描谱图的一些特征性吸收峰及其相对应基团，确定待测组分。

（5）清洗

测量结束后，用无水乙醇将研钵，压片器具清洗干净。

（6）注意事项

样品与溴化钾比例合适，且充分研磨混合均匀；制作压片时，压片厚度要适中；注意防潮（干燥除去样品中残留水分）。

探索与研究

（1）在红外光谱法鉴别苯甲酸的实验中，我们观察到苯甲酸在特定波数出现特征吸收峰。已知某未知有机化合物的红外光谱图中，在 $1700cm^{-1}$ 左右出现强吸收峰，在 $1600cm^{-1}$ 左右也有吸收峰，且在 $3000cm^{-1}$ 左右有吸收峰。请分析该未知化合物可能含有的官能团，并说明如何进一步通过红外光谱及其他手段（如化学方法）确定它是否为苯甲酸或与苯甲酸结构相似的化合物。

（2）在使用 KBr 压片法制备苯甲酸样品进行红外光谱测定时，实际操作中可能会遇到各种问题影响谱图质量。比如，若 KBr 粉末未充分干燥、研磨不均匀，或者压片时压力不稳定、样品与 KBr 混合比例不当等。请详细阐述这些因素分别会对苯甲酸红外谱图产生怎样的影响（如吸收峰的强度、位置、形状等），并提出针对每种问题的优化解决方案，以获得更准确清晰的苯甲酸红外光谱图。

（3）现有苯甲酸、水杨酸和对羟基苯甲酸三种固体样品，请设计一个系统的红外光谱鉴别方案：列出各化合物关键官能团的预期吸收峰位置；指出最能区分三者的特征峰区域；说明制样时需特别注意的事项。

课后自测题

单选题

（1）苯甲酸压片模糊不透明，可能原因是（　　）。

A. 过厚　　B. 过薄

C. 吸潮　　D. 断裂

（2）酸的 O—H 伸缩振动峰在（　　）cm^{-1} 波数范围内。

A. 4400～3400　　B. 3400～2400

C. 2400～1400　　D. 1400～400

自测题
参考答案

（3）鉴别苯甲酸的红外光谱图中 1600，1582，1495 和 1450cm^{-1} 出现四指峰，说明结构中有（　　）。

A. 苯环　　B. 羧基

C. 甲基　　D. 羟基

（4）鉴别苯甲酸的红外光谱图中 3350、1640cm^{-1} 出现吸收峰，原因是（　　）。

A. 样品中有二氧化碳　　B. 样品中有水

C. C—H 伸缩振动峰　　D. O—H 伸缩振动峰

（5）红外图谱解析的一般过程是（　　）。

A. 分析吸收带-确定结构单元-提出可能结构式-查找图谱验证

B. 分析吸收带-提出可能结构式-确定结构单元-查找图谱验证

C. 提出可能结构式-分析吸收带-确定结构单元-查找图谱验证

D. 提出可能结构式-确定结构单元-分析吸收带-查找图谱验证

知识拓展

清咽类制剂多数是以中草药为基础方，添加薄荷、冰片等以达到清咽、利咽、润肺功效，因其食用方便，广受民众喜爱。该研究建立近红外光谱技术快速筛查清咽类制剂中非法添加的 3 种化学药物（阿司匹林、布洛芬、对乙酰氨基酚）的方法。以化学药物对照品的近红外光谱图为参照光谱，将样品光谱与参照光谱对比，并对图谱进行处理分析，确定近红外光谱中的特征谱段和阈值等参数，建立检测模型。结果发现，近红外模型检出非法添加阿司匹林、布洛芬、对乙酰氨基酚的样品分别为 7、12、13 批，经液质联用法确证含各成分的样品分别为 8、12、14 批，总体正确率为 94.4 %。该方法快速、简便、灵敏、结果准确，适用于快速鉴别清咽类制剂中是否非法添加化学药物，在日常监督中有较好的实际应用价值。

知识拓展
参考资料

2.2　药物的杂质检查

实验 7　葡萄糖中一般杂质的检查

引言

药物的杂质是指药物中存在的无治疗作用，或影响药物的稳定性和疗效、甚至对人体健康有害的物质。杂质是药品的关键质量属性，可影响产品的安全性和有效性。药品质量标准中的杂质系指在按照经国家药品监督管理部门依法审查批准的工艺和原辅料生产的药品中，由其生产工艺或原料带入的杂质，或在贮存过程中产生的杂质，不包括变更生产工艺或变更原辅料而产生的新杂质，也不包括掺入或污染的外来物质。若药品生产企业变更生产工艺或原辅料引入新的杂质，则需要对原质量标准进行修订，并依法向药品监督管理部门申报批准。药品中不得掺入其组分以外的物质或污染药品。对于假药和劣药，必要时应根据具体情况，采用合适的且经过验证的分析方法予以检测。

药品杂质通常分为有机杂质、无机杂质、残留溶剂。有机杂质可在药品的生产或贮存中引入，也可由药物与辅料或包装结构的相互作用产生，这些杂质可能是已鉴定或者未鉴定的、挥发性的或非挥发性的，包括起始物、副产物、中间体、降解产物、试剂、配位体和催化剂；其中化学结构与活性成分类似或具渊源关系的有机杂质，通常称为有关物质。无机杂质可能来源于生产过程，如反应试剂、配位体、催化剂、元素杂质、无机盐和其他物质（例如：过滤介质，活性炭等），一般是已知和确定的。药品中的残留溶剂系指原料药或辅料的生产中，以及制剂制备过程中使用的，但在工艺操作过程中未能完全去除的有机溶剂，一般具有已知的毒性。

药物的杂质按来源可分为一般杂质和特殊杂质。一般杂质是指在自然界中分布较广，在多种药物的生产和贮藏过程中容易引入的杂质，如酸、碱、水分、氯化物、硫酸盐、砷盐、重金属等。特殊杂质是指在个别药物的生产和贮藏过程中引入的杂质。

实验目的

（1）明确药物杂质的定义、分类和来源。

（2）学会葡萄糖中氯化物、硫酸盐、铁盐、重金属的杂质检查方法。

实验原理

（1）葡萄糖的制备方法

葡萄糖是用淀粉以无机酸水解或在酶催化下经过水解得稀葡萄糖液，再经脱色、浓缩结晶制得。国内生产方法有以下几种：①酸水解法：用无机酸将淀粉水解为葡萄糖。②双酶水解法：以生物酶为催化剂将淀粉水解为葡萄糖。③酸酶水解法：以盐酸为液化剂，糖化酶为催化剂，将淀粉水解为葡萄糖。

实验原理(PPT)

根据葡萄糖生产工艺特点，应进行氯化物、重金属、铁盐等一般杂质检查，以及蛋白质、可溶性淀粉等特殊杂质检查。

（2）氯化物检查法

氯化物在硝酸酸性溶液中与硝酸银作用，生成氯化银微粒而显白色浑浊，再与一定量的标准氯化钠溶液和硝酸银在同样条件下用同法处理生成的氯化银浑浊程度相比较，测定供试品中氯化物的限量。反应式如下：

$$Cl^- + AgNO_3 \longrightarrow AgCl\downarrow + NO_3^-$$

（3）硫酸盐检查法

药物中微量硫酸盐与氯化钡在酸性溶液中作用，生成硫酸钡微粒而显白色浑浊液，同一定量标准硫酸钾溶液与氯化钡在同样条件下，用同法处理生成的浑浊比较，判断药物中含硫酸盐的限量。反应式如下：

$$SO_4^{2-} + BaCl_2 \longrightarrow BaSO_4\downarrow + 2Cl^-$$

（4）铁盐检查法

三价铁盐在硝酸酸性溶液中与硫氰酸盐生成红色可溶性的硫氰酸铁配位离子，与一定量标准铁溶液用同法处理后进行比色。反应式如下：

$$Fe^{3+} + 6SCN^- \longrightarrow [Fe(SCN)_6]^{3-}\text{（红色）}$$

加硝酸 3 滴，煮沸 5min，可使 Fe^{2+} 氧化为 Fe^{3+}。

（5）重金属检查法

重金属是指在弱酸性（pH 3～3.5）溶液中，能与硫代乙酰胺或硫化钠作用生成硫化物的金属杂质，如银、铅、汞、铜、镉、铋、锑、锡、锌、钴、镍等。在药品生产过程中遇到铅的机会较多，铅又易积蓄中毒，故检查时以铅为代表。

由于硫代乙酰胺在弱酸性（pH 约 3.5）溶液中水解，产生硫化氢，可与重金属离子作用，呈有色硫化物的均匀沉淀，可与对照标准液按同法处理比较。反应式如下：

$$CH_3CSNH_2 + H_2O \longrightarrow CH_3CONH_2 + H_2S$$

$$Pb^{2+} + H_2S \longrightarrow PbS\downarrow + 2H^+$$

实验材料

（1）试药：葡萄糖、硝酸*、氯化钠、硝酸银*、盐酸*、硫酸钾、氯化钡、过硫酸铵*、硫酸铁铵*、硫酸*、硫氰酸铵*、硝酸铅*、硫代乙酰胺、氢氧化钠*、甘油、醋酸铵*。

（2）仪器：万分之一电子天平、水浴锅、电炉。

（3）其他：纳氏比色管。

硝酸、硝酸银、盐酸、过硫酸铵、硫酸铁铵、硫酸、硫氰酸铵、硝酸铅、氢氧化钠、醋酸铵的试剂安全说明

实验方法

（1）溶液的配制

稀硝酸：取硝酸 105mL，加水稀释至 1000mL，即得。本液含 HNO_3 应为 9.5%～10.5%。

标准氯化钠溶液：称取氯化钠 0.165g，置于 1000mL 量瓶中，加水适量使溶解并稀释至刻度线，摇匀，作为贮备液。临用前，精密量取贮备液 10mL，置于 100mL 量瓶中，加水稀释至刻度线，摇匀，即得（每 1mL 相当于 10μg 的 Cl）。

硝酸银试液（0.1mol/L）：称取硝酸银 0.175g，溶于 10mL 蒸馏水中。

稀盐酸：取盐酸 234mL，加水稀释至 1000mL。本液含 HCl 应为 9.5%～10.5%。

标准硫酸钾溶液：称取硫酸钾 0.181g，置于 1000mL 量瓶中，加水适量使溶解并稀释至刻度线，摇匀，即得（每 1mL 相当于 100μg 的 SO_4）。

25%氯化钡溶液：称取氯化钡 25g，溶于 100mL 蒸馏水。

标准铁溶液：称取硫酸铁铵［$FeNH_4(SO_4)_2 \cdot 12H_2O$］0.863g，置于 1000mL 量瓶中，加水溶解后，加硫酸 2.5mL，用水稀释至刻度线，摇匀，作为贮备液。临用前，精密量取贮备液 10mL，置于 100mL 量瓶中，加水稀释至刻度线，摇匀，即得（每 1mL 相当于 10μg 的 Fe）。

30%硫氰酸铵溶液：称取硫氰酸铵 30g，溶于 100mL 蒸馏水。

标准铅溶液：称取硝酸铅 0.1599g，置于 1000mL 量瓶中，加硝酸 5mL 与水 50mL 溶解后，用水稀释至刻度线，摇匀，作为贮备液。精密量取贮备液 10mL，置于 100mL 量瓶中，加水稀释至刻度线，摇匀，即得（每 1mL 相当于 10μg 的 Pb）。本液仅供当日使用。

硫代乙酰胺试液：取硫代乙酰胺 4g，加水溶解成 100mL，置冰箱中保存。

临用前取混合液（由 1mol/L 氢氧化钠溶液 15mL、水 5.0mL 及甘油 20mL 组成）5.0mL，加上述硫代乙酰胺溶液 1.0mL，置水浴上加热 20s，冷却，立即使用。

醋酸盐缓冲液（pH 3.5）：取醋酸铵 25g，加水 25mL 溶解后，加 7mol/L 盐酸溶液 38mL，用 2mol/L 盐酸溶液或 5mol/L 氨溶液准确调节 pH 值至 3.5（电位法指示），用水稀释至 100mL，即得。

（2）氯化物的检查

取葡萄糖 0.6g，加水溶解使成 25mL（溶液如显碱性，可滴加硝酸使成中性），再加稀硝酸 10mL；溶液如不澄清，应滤过；置于 50mL 纳氏比色管中，加水使成约 40mL，摇匀，即得供试品溶液。另取 6.0mL 标准氯化钠溶液，置于 50mL 纳氏比色管中，加稀硝酸 10mL，加水使成 40mL，摇匀，即得对照品溶液。于供试品溶液与对照品溶液中，分别加入硝酸银试液 1.0mL，用水稀释使成 50mL，摇匀，在暗处放置 5min，同置黑色背景上，从比色管上方向下观察、比较，记录实验现象。

（3）硫酸盐的检查

取葡萄糖 2.0g，加水溶解使成约 40mL（溶液如显碱性，可滴加盐酸使成中性）；溶液如不澄清，应滤过；置于 50mL 纳氏比色管中，加稀盐酸 2mL，摇匀，即得供试品溶液。另取该品种项下规定量的标准硫酸钾溶液，置于 50mL 纳氏比色管中，加水使成约 40mL，加稀盐酸 2mL，摇匀，即得对照品溶液。于供试品溶液与对照品溶液中，分别加入 25%氯化钡溶液 5mL，用水稀释至 50mL，充分摇匀，放置 10 分钟，同置黑色背景上，从比色管上方向下观察、比较，记录实验现象。

（4）铁盐的检查

取葡萄糖 2.0g，加水溶解使成 25mL，移至 50mL 纳氏比色管中，加稀盐酸 4mL 与过硫酸铵 50mg，用水稀释使成 35mL 后，加 30%硫氰酸铵溶液 3mL，再加水适量稀释成 50mL，摇匀；如显色，立即与标准铁溶液一定量制成的对照品溶液（取标准铁溶液 2.0mL，置于 50mL 纳氏比色管中，加水使成 25mL，加稀盐酸 4mL 与过硫酸铵 50mg，用水稀释使成 35mL，加 30%硫氰酸铵溶液 3mL，再加水适量稀释成 50mL，摇匀）比较，记录实验现象。

（5）重金属的检查

取 25mL 纳氏比色管三支，甲管中加标准铅溶液 2mL 与醋酸盐缓冲液（pH 3.5）2mL 后，加水稀释成 25mL。乙管中加入 4.0g 葡萄糖，加 25mL 水溶解。丙管中加入 4.0g 葡萄糖，加水适量使之溶解，再加标准铅溶液 2mL 与醋酸盐缓冲液（pH 3.5）2mL 后，加水稀释成 25mL；再在甲、乙、丙三管中分别加硫代乙酰胺试液各 2mL，摇匀，放置 2min，同置白纸上，自上向下透视，当丙管中显出的颜色不浅于甲管时，用乙管中显示的颜色与甲管比较，记录实验现象。

(6) 注意事项

平行操作原则。比色、比浊时，样品液与标准液的实验条件应尽可能一致，严格按照操作步骤平行操作，按规定顺序加入试剂。比色、比浊前应使比色管内试剂充分混匀，主要利用手腕转动 360°的旋摇操作来完成。比色方法是将两管同置于白色背景上，从侧面观察；比浊方法是将两管同置于黑色或白色背景上，自上而下地观察。

氯化物的检查实验中，用滤纸滤过时，滤纸中如含有氯化物，可预先用含有硝酸的水溶液洗净后使用。

重金属的检查实验中，配制与贮存用的玻璃容器均不得含铅。标准铅溶液应在临用前精密量取标准铅贮备液新鲜配制，以防止铅的水解而造成误差。加醋酸盐缓冲液前，注意比较样品管与标准管的溶液颜色，若样品管带色，应在对照标准管中滴加少量稀焦糖液，使两管的颜色一致，然后依法操作。

探索与研究

(1) 一般杂质的检查除了氯化物、硫酸盐、铁盐、重金属之外，还有哪些？请列举 2～3 项其他一般杂质的检查原理及方法。

(2) 若葡萄糖样品本身略带微黄色（可能含少量分解产物），对铁盐检查的比色结果会产生何种干扰？如何消除？（提示：考虑空白对照或样品前处理）

(3) 某药厂生产的葡萄糖注射液在储存期间出现白色微粒，怀疑与原料中杂质（如硫酸盐、重金属）超标有关。如何通过杂质检查实验判断微粒是否源于硫酸盐结晶？（需说明现象与对照实验设计）；若重金属检查结果接近药典限值（如 0.0005%），但注射液需用于新生儿输液，从临床安全角度是否需进一步处理？提出你的依据。

课后自测题

不定项选择题

(1) 除降解产物和毒性杂质外，原料药中已控制的杂质，制剂中一般（ ）。

A. 不再控制　　B. 仍需控制

C. 可控可不控　　D. 以上选项均不对

(2) 对于对映异构体杂质的检测多采用手性色谱法或其他立体选择性方

法，应用最为广泛的是手性（　　）。

A. 气相色谱法　　B. 薄层色谱法

C. 高效液相色谱法　　D. 超临界流体色谱法

自测题
参考答案

（3）杂质限量是指（　　）。

A. 药物中所含杂质种类　　B. 药物中杂质含量

C. 药物中有害成分含量　　D. 药物中所含杂质的最大允许量

（4）一般杂质检查所检查的物质包括（　　）。

A. 氯化物　　B. 不溶性杂质　　C. 铁盐　　D. 有色杂质

E. 重金属

（5）氯化物的检查实验中，加稀硝酸的目的是（　　）。

A. 氯化银不溶于稀硝酸，可在稀硝酸中产生乳化浑浊

B. 加速氯化银沉淀的产生

C. 防止碳酸银、磷酸银及氧化银沉淀干扰

D. 中和溶液中的碱

知识拓展

知识拓展
参考资料

氯唑沙宗为中枢性肌肉松弛剂，主要作用于脊髓和大脑皮质下区域而产生肌肉松弛效果，适用于各种急慢性软组织扭伤、挫伤等。该研究采用核磁共振法和液相色谱-质谱对氯唑沙宗 5 个未知杂质进行结构确证，并建立有关物质检查的方法。采用制备色谱分离提纯获得高纯度的杂质 E，运用 HPLC-MS、^{1}H-NMR、^{13}C-NMR、HSQC 和 HMBC 等技术手段对 5 个杂质进行结构确证。有关物质检查采用 Waters XBridge C_{18} 柱（250mm × 4.6mm，5μm），流动相为 10mmol · L^{-1} 醋酸铵溶液-乙腈，梯度洗脱，流速为 1.0mL · min^{-1}，检测波长为 220nm，柱温为 30℃。通过光谱数据分析，鉴定出氯唑沙宗原料药中 5 个杂质的结构，分别为苯并噁唑-2-酮（杂质 A）、7-氨基-5-氯-苯并噁唑-2-酮（杂质 B）、2-氨基-5-氯苯酚（杂质 C）、5-溴-苯并噁唑-2-酮（杂质 D）、7,7-氯唑沙宗二聚体（杂质 E）。该研究为氯唑沙宗的质量控制提供了有效的方法依据。

实验 8 药物的特殊杂质检查

引言

薄层色谱法（thin layer chromatography，TLC），系将供试品溶液点于薄

层板上，在展开容器内用展开剂展开，使供试品所含成分分离，所得色谱图与适宜的标准物质按同法所得的色谱图对比，亦可用薄层色谱扫描仪进行扫描，用于药物的鉴别、检查或含量测定。

薄层色谱法是一种吸附薄层色谱分离法，它利用各成分对同一吸附剂吸附能力不同，使在流动相（溶剂）流过固定相（吸附剂）的过程中，连续地产生吸附、解吸附、再吸附、再解吸附，从而达到各成分互相分离的目的。薄层色谱可根据作为固定相的支持物不同，分为薄层吸附色谱（吸附剂）、薄层分配色谱（纤维素）、薄层离子交换色谱（离子交换剂）、薄层凝胶色谱（分子筛凝胶）等。一般实验中应用较多的是以吸附剂为固定相的薄层吸附色谱。

吸附是表面的一个重要性质。任何两个相都可以形成表面，吸附就是其中一个相的物质或溶解于其中的溶质在此表面上的密集现象。在固体与气体之间、固体与液体之间、吸附液体与气体之间的表面上，都可能发生吸附现象。

物质分子之所以能在固体表面停留，是因为固体表面的分子（离子或原子）和固体内部分子所受的吸引力不相等。在固体内部，分子之间相互作用的力是对称的，其力场互相抵消。而处于固体表面的分子所受的力是不对称的，向内的一面受到固体内部分子的作用力大，而表面层所受的作用力小，因而气体或溶质分子在运动中遇到固体表面时受到这种剩余力的影响，就会被吸引而停留下来。吸附过程是可逆的，被吸附物在一定条件下可以解吸出来。在单位时间内被吸附于吸附剂的某一表面积上的分子和同一单位时间内离开此表面的分子之间可以建立动态平衡，称为吸附平衡。吸附色谱过程就是不断地产生平衡与不平衡、吸附与解吸的动态平衡过程。

实验目的

（1）明确薄层色谱法的原理。

（2）学会贝诺酯、硫酸奎宁中特殊杂质检查的方法。

实验原理

（1）贝诺酯

贝诺酯，是一种有机化合物，化学式为 $C_{17}H_{15}NO_5$，为阿司匹林与扑热息痛的酯化产物，是新型的消炎、解热、镇痛、治疗风湿病的药物。本品为白色结晶或结晶性粉末；无臭；在沸乙醇中易溶，在沸甲醇中溶解，在甲醇或乙醇中微溶，在水中不溶；熔点为 177～181℃；在 240nm 的波长处的吸收系数

实验原理(PPT)

（$E_{1cm}^{1\%}$）为 730～760。

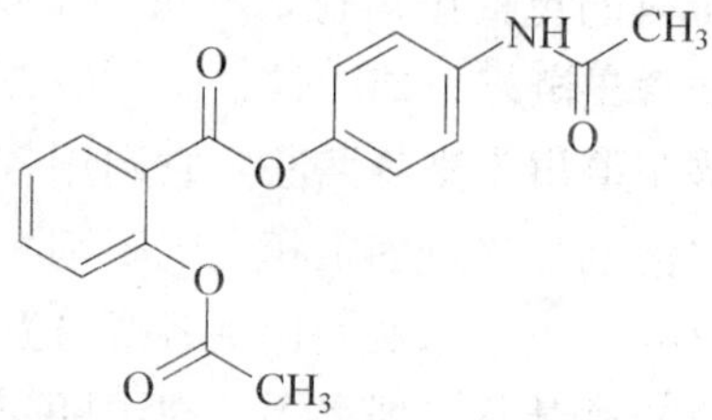

贝诺酯结构式

本品在生产过程或储藏过程中水解均可引入游离水杨酸及对氨基酚。游离水杨酸的检查原理是利用水杨酸可在弱酸性溶液中与高铁盐反应呈紫堇色，而贝诺酯结构中无游离酚羟基，不发生该反应，因而对杂质的检出无干扰。通过与一定量水杨酸对照液生成的色泽比较，从而控制游离水杨酸的限量，规定其限度为 0.1%。

对氨基酚的检查原理是对氨基酚在一定条件下可与碱性亚硝基铁氰化钠作用显色，而贝诺酯无此反应。向供试品甲醇溶液中加入碱性亚硝基铁氰化钠试液，观察有无蓝绿色出现，不显色为符合标准，即以该检测条件下反应的灵敏度来控制杂质限量。

（2）硫酸奎宁

硫酸奎宁，是喹啉类衍生物，分子式为 $(C_{20}H_{24}N_2O_2)_2 \cdot H_2SO_4 \cdot 2H_2O$，能与疟原虫的 DNA 结合，形成复合物抑制 DNA 的复制和 RNA 的转录，从而抑制原虫的蛋白合成，作用较氯喹为弱。适用于氯喹和耐多种药物虫株所致的恶性疟疾，也可用于治疗间日疟。

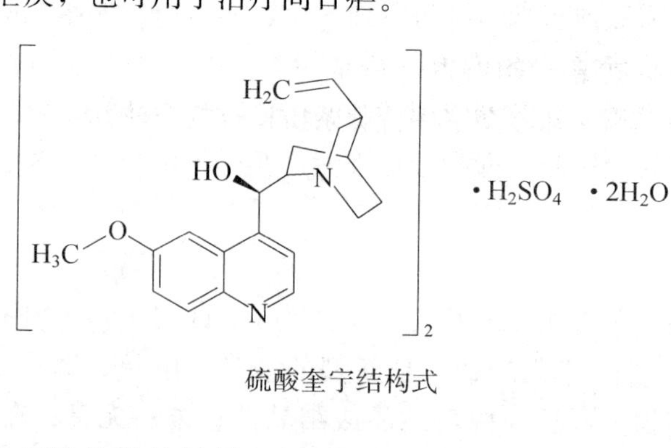

硫酸奎宁结构式

本品为白色细微的针状结晶，轻柔，易压缩；无臭；遇光渐变色；水溶液显中性反应；在三氯甲烷-无水乙醇（体积比 2：1）中易溶，在水、乙醇、三氯甲烷或乙醚中微溶；比旋度为－244°～－237°。

硫酸奎宁在制备过程中可能存在“其他金鸡纳碱”。利用吸附性质的差异，采用硅胶 G 薄层进行检查，规定限度为 0.5%。

实验材料

（1）试药：贝诺酯、硫酸奎宁、甲醇*、亚硝基铁氰化钠*、硫酸铁铵*、碳酸钠、盐酸*、乙醇*、冰醋酸、三氯甲烷*、丙酮*、二乙胺*、氯化铂、碘化钾。

（2）仪器：电子天平、水浴锅。

（3）其他：玻璃试管、纳氏比色管、容量瓶、硅胶 G 薄层板、双槽色谱缸、喷雾器、定量点样毛细管等。

甲醇、亚硝基铁氰化钠、硫酸铁铵、盐酸、乙醇、三氯甲烷、丙酮、二乙胺的试剂安全说明

实验方法

（1）溶液的配制

碱性亚硝基铁氰化钠试液：取亚硝基铁氰化钠与碳酸钠各 1g，加水溶解成 100mL，即得。

硫酸铁铵指示液：取硫酸铁铵 8g，加水 100mL 使溶解，即得。

稀硫酸铁铵溶液：取 1mol/L 盐酸溶液 1mL，加硫酸铁铵指示液 2mL，再加水适量使成 100mL。

稀乙醇：取乙醇 529mL，加水稀释至 1000mL，即得。本液在 20℃时含 C_2H_5OH 应为 49.5%～50.5%（体积比）。

碘铂酸钾试液：取氯化铂 20mg，加水 2mL 溶解后，加 4%碘化钾溶液 25mL，如发生沉淀，可振摇使溶解。加水使成 50mL，摇匀，即得。

（2）贝诺酯中的特殊杂质检查

对氨基酚：取本品 1.0g，加甲醇溶液（1→2）20mL，搅匀，加碱性亚硝基铁氰化钠试液 1mL，摇匀，放置 30min，不得显蓝绿色。

游离水杨酸：取本品 0.10g，加乙醇 5mL，加热溶解后，加水适量，摇匀，滤入 50mL 比色管中，加水使成 50mL，立即加新制的稀硫酸铁铵溶液 1mL，摇匀，30s 内如显色，与对照液（精密称取水杨酸 0.1g，置于 1000mL 量瓶中，加水溶解后，加冰醋酸 1mL，摇匀，再加水适量至刻度线，摇匀，精密量取 1mL，加乙醇 5mL 与水 44mL，再加上述新制的稀硫酸铁铵溶液 1mL，摇匀）比较，不得更深。

（3）硫酸奎宁中的特殊杂质检查

金鸡纳碱的检查参照薄层色谱法（通则 0502）。供试品溶液：取硫酸奎宁，加稀乙醇溶解并稀释制成每 1mL 约含 10mg 的溶液。对照品溶液：精密

量取供试品溶液适量，用稀乙醇定量稀释制成每 1mL 中约含 50μg 的溶液。色谱条件：采用硅胶 G 薄层板，以三氯甲烷-丙酮-二乙胺（体积比 5∶4∶1.25）为展开剂。测定法：吸取供试品溶液与对照品溶液各 5μL，分别点于同一薄层板上，展开，微热使展开剂挥散，喷以碘铂酸钾试液使显色。比较供试品溶液，如显杂质斑点，与对照品溶液的主斑点，记录实验现象。

通则0502

探索与研究

（1）试述薄层色谱法检查杂质限量的常用方法及适用范围。

（2）某批次硫酸奎宁原料药的薄层色谱法检查发现未知杂质斑点（Rf=0.6，紫外 365nm 下显蓝色荧光），结合硫酸奎宁的合成工艺（如奎宁环氧化步骤），推测该杂质可能的结构类型（提示：考虑中间体或降解产物）。

课后自测题

不定项选择题

（1）薄层色谱法检查药物杂质，需要用到的器材包括（　　）。

A. 薄层板　　B. 点样器　　C. 展开容器　　D. 显色装置

（2）薄层色谱法检查药物杂质的操作步骤依次为（　　）。

A. 制备薄层板→点样→显色与检视→记录

B. 制备薄层板→点样→展开→显色与检视→记录

C. 制备薄层板→点样→展开→记录

D. 制备薄层板→点样→显色与检视→展开→记录

自测题
参考答案

（3）薄层色谱法的系统适用性试验包括（　　）。

A. 比移值　　B. 检出限　　C. 分离度　　D. 相对标准偏差

（4）薄层色谱法对化学药品进行杂质检查可采用（　　）。

A. 杂质对照法　　B. 供试品溶液的自身稀释对照法

C. 以上两法并用　　D. 以上均不正确

（5）游离水杨酸中（　　）基团能与硫酸铁铵反应显色。

A. 酚羟基　　B. 羧基　　C. 酯键　　D. 酰胺键

知识拓展

血竭在正红花油处方中是一味关键药味，其主要功效有活血化瘀、止血止痛、生肌。该研究建立了一种正红花油中血竭掺伪的检测方法。以 7,4′-二羟基黄酮为指标建立薄层色谱（TLC）法，快速筛查正红花油中掺伪的龙血竭。

TLC 筛查出可疑样品，用超高效液相色谱串联质谱（UPLC-MS/MS）法进行确证并定量分析，采用 SuperLu C_{18}（2）（100mm×2.1mm，1.8 μm）色谱柱，以乙腈-水（体积比 25∶75）为流动相，流速 0.3mL · min^{-1}，柱温 25℃，选择 m/z 253.1→117.1（定量）和 m/z 253.1→91.0（定性）作为 7,4′-二羟基黄酮检测离子对。结果发现，TLC 方法专属性、耐用性良好。采用 UPLC-MS/MS 法，7,4′-二羟基黄酮质量浓度在 0.470～37.58ng · mL^{-1} 范围内，线性良好（r=0.9997），加样平均回收率（n=6）为 96.1%，相对标准偏差（RSD）为 3.2%。对 30 批正红花油进行薄层初筛，结果有 24 批疑似检出 7,4′-二羟基黄酮。疑似样品通过 UPLC-MS/MS 验证，有 24 批正红花油超出拟定的限度，验证结果与 TLC 方法一致。本方法快速，结果准确，灵敏度高，可用于正红花油中掺伪龙血竭筛查与分析。

知识拓展
参考资料

2.3　药物的含量测定

实验 9　微生物检定法测定硫酸链霉素的含量

引言

微生物检定法系在适宜条件下，根据量反应平行线原理设计，通过检测抗生素对微生物的抑制作用，计算抗生素活性（效价）的方法。

抗生素微生物检定包括两种方法，即管碟法和浊度法。测定结果经计算所得的效价，如低于估计效价的 90%或高于估计效价的 110%时，应调整其估计效价，重新试验。除另有规定外，本法的可信限率不得大于 5%。

（1）第一种方法：管碟法

本法系利用抗生素在琼脂培养基内的扩散作用，比较标准品与供试品对接种的试验菌产生抑菌圈的大小，以测定供试品效价的一种方法。

（2）第二种方法：浊度法

本法系利用抗生素在液体培养基中对试验菌生长的抑制作用，通过测定培养后细菌浊度值的大小，比较标准品与供试品对试验菌生长抑制的程度，以测定供试品效价的一种方法。

实验目的

（1）明确微生物检定法测定抗生素含量的原理。

（2）学会微生物检定法测定硫酸链霉素的含量。

实验原理

硫酸链霉素，一种氨基糖苷类抗生素药物，分子式为 $C_{21}H_{42}N_7O_{18}S_{1.5}$，分子结构由链霉胍和链霉胺两部分所组成，后者系由链霉糖和2-甲氨基葡萄糖所构成。链霉糖中的醛基是链霉素抗菌效能成分，它易被半胱氨酸、维生素C、羟胺等破坏，使链霉素失效。二氢链霉素无此醛基，不受这些试剂影响，所以后者比前者稳定。链霉素为氨基环醇化合物，碱性较强，且不稳定，而它与盐酸或硫酸形成的盐较稳定，因此，链霉素多以其盐的形式存在。硫酸链霉素用于兔热病、鼠疫、严重布鲁氏菌病和鼻疽的治疗（常与四环素或氯霉素合用），也用于结核病的二线治疗，多与其他抗结核药合用。

实验原理(PPT)

本品为白色或类白色的粉末；无臭或几乎无臭；有引湿性；在水中易溶，在乙醇中不溶。按干燥品计算，每1mg硫酸链霉素的效价不得少于720链霉素单位（1链霉素单位为1 μg纯链霉素碱基的抗菌活性）。

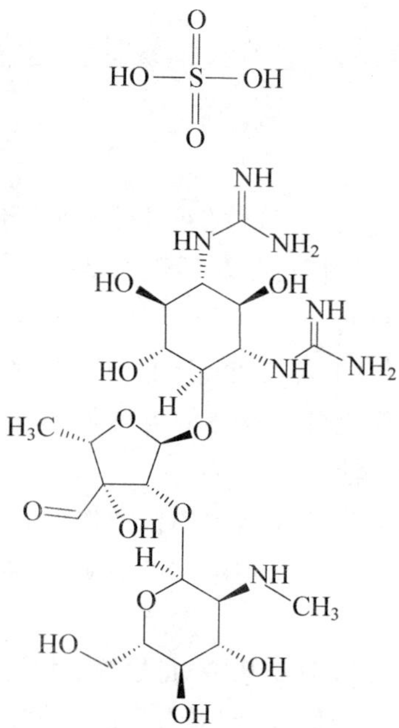

硫酸链霉素结构式

实验材料

（1）试药：注射用硫酸链霉素、硫酸链霉素标准品、蛋白胨、牛肉浸出粉、磷酸氢二钾、琼脂粉。

（2）仪器：分析天平、pH 计、超净工作台、高压灭菌锅、培养箱、水浴锅、光学显微镜、抑菌圈测量仪或游标卡尺。

（3）其他：枯草芽孢杆菌（*Bacillus subtilis*）［CMCC（B）63 501］、接种环、玻璃平底双碟（直径约 90mm，高 16～17mm）、不锈钢小管（内径为 6.0mm±0.1mm，外径为 7.8mm±0.1mm，高为 10.0mm±0.1mm）、陶瓦盖、烧杯等。

实验方法

（1）营养琼脂培养基的配制

准确称取蛋白胨 5g、牛肉浸出粉 3g、磷酸氢二钾 3g 置于烧杯中，加去离子水 1000mL，加热混匀，调节 pH 值为 8.0，加入琼脂粉 15～20g，加热溶化后滤过，在 115℃灭菌 30min。

（2）枯草芽孢杆菌悬液的制备

取枯草芽孢杆菌的营养琼脂斜面培养物，接种于盛有营养琼脂培养基的培养皿中，在 35～37℃培养 7 日，用革兰染色法涂片镜检，应有芽孢 85%以上。用灭菌水将芽孢洗下，在 65℃加热 30min，备用。

（3）供试品、标准品溶液的制备

量取装量差异项下的注射用硫酸链霉素适量，稀释制成每 1mL 中约含 1000 单位的溶液。精密称取硫酸链霉素标准品适量，加灭菌水溶解并定量稀释制成每 1mL 中约含 1000 单位的溶液。参照抗生素微生物检定法（通则 1201）中的管碟法测定供试品中硫酸链霉素的含量。

通则1201

（4）双碟的制备

取平底双碟分别注入加热熔化的营养琼脂培养基 20mL，使在碟底内均匀摊布，放置水平台面上使凝固，作为底层。另取营养琼脂培养基适量加热熔化后，放冷至 48～50℃（芽孢可至 60℃），加入规定的枯草芽孢杆菌悬液适量（以能得清晰的抑菌圈为度，二剂量法标准品溶液的高浓度所致的抑菌圈直径在 18～22mm，三剂量法标准品溶液的中心浓度所致的抑菌圈直径在 15～18mm），摇匀，在每 1 双碟中分别加入 5mL，使在底层上均匀摊布，作为菌层。放置在水平台上冷却后，在每 1 双碟中以等距离均匀安置不锈钢小管 4 个

（二剂量法）或 6 个（三剂量法），用陶瓦圆盖覆盖备用。

（5）检定法

二剂量法：取照上述方法制备的双碟不得少于 4 个，在每 1 双碟中对角的 2 个不锈钢小管中分别滴装高浓度及低浓度的标准品溶液，其余 2 个小管中分别滴装相应的高低两种浓度的供试品溶液；高、低浓度的剂距为 2∶1 或 4∶1。在 35～37℃温度下培养 14～16h 后，测量各个抑菌圈直径（或面积），照生物检定统计法（通则 1431）中的（2.2）法进行可靠性测验及效价计算。

通则1431

三剂量法：取照上述方法制备的双碟不得少于 6 个，在每 1 双碟中间隔的 3 个不锈钢小管中分别滴装高浓度（S_3）、中浓度（S_2）及低浓度（S_1）的标准品溶液，其余 3 个小管中分别滴装相应的高、中、低三种浓度的供试品溶液；高、低浓度的剂距为 1∶0.8。在 35～37℃温度下培养 14～16h 后，测量各个抑菌圈直径（或面积），照生物检定统计法（通则 1431）中的（3.3）法进行可靠性测验及效价计算。

探索与研究

（1）为何硫酸链霉素的含量检测以枯草芽孢杆菌为试验菌？若改用金黄色葡萄球菌，可能对结果产生什么影响？

（2）结合《中国药典》（2025 年版）规定，讨论微生物检定法在抗生素效价测定中的不可替代性（从生物活性评价角度分析）。

课后自测题

不定项选择题

自测题参考答案

（1）中国药典测定氨基糖苷类药物的含量采用（　　）。

A. 碘量法　　B. 高效液相色谱法

C. 汞量法　　D. 微生物检定法

（2）抗生素类药物的活性用（　　）表示。

A. 百分含量　　B. 质量　　C. 效价　　D. 浓度

（3）关于管碟法检测抗生素含量，以下说法不正确的是（　　）。

A. 比较标准品与供试品两者对接种的试验菌产生抑菌圈的大小，以测定供试品效价的一种方法

B. 不同抗生素均可用枯草芽孢杆菌作为试验菌

C. 二剂量检定法要求每 1 双碟的不锈钢小管中分别滴装高浓度及低浓度的标准品溶液和供试品溶液

D. 三剂量法检定法要求每 1 双碟的不锈钢小管中分别滴装高浓度、中浓度及低浓度的标准品溶液和供试品溶液

（4）管碟法测抗生素含量的步骤中，双碟的制备采用底层加菌层的方法，优点是（　　）。

A. 菌体生长均匀　　B. 保证了试验的一致性

C. 获得的试验平板其抑菌圈清晰　　D. 重复性好

（5）（　　）因素会影响抑菌圈的大小。

A. 菌层中试验菌的浓度　　B. 抗生素药物的浓度

C. 培养基的 pH　　D. 培养温度和时间

知识拓展

中药生物检定法是以“临床效果”为导向，以“具有活性的生物体”为技术手段，以“中药质量优劣”为评价目的的中药质量评价方法。中药生物检定法起步虽早，却发展缓慢，而今又被重新重视，但现有研究系统性不强且规范性偏弱。有文章依据中药传统功效差异对现有生物检定法在中药中的应用情况予以综述，对研究最为广泛的清热类和活血化瘀类中药现有生物检定技术的关键技术、试验体系、共性问题等进行了探讨，同时从关联临床疗效、与化学分析关联性及生物检定技术自身境况等角度提出了未来发展建议，以期为该方法的进一步完善及推广应用提供参考。

实验 10　注射用尿激酶的酶活力测定

引言

酶的效价是指酶催化特定化学反应的能力，通常用单位时间内底物的消耗量或产物的生成量来表示。效价是衡量酶催化效率的重要指标，测定项下一般应有酶活力、蛋白质含量和比活的测定要求。酶效价通常可以用酶活力来衡量，即酶的效价越高，其酶活力也越强。此外，酶的比活（单位酶活与酶的总量之比）也可以反映酶的纯度和活性，比活越高，说明酶的纯度越高，活性越强。

检查酶的存在及含量，不能直接用质量或体积来衡量，通常是用催化某一化学反应的能力来表示，即用酶活力大小来表示。酶活力也称酶活性，是指酶催化一定化学反应的能力。酶的活力测定实际上就是酶的定量测定，在研究酶的性质、酶的分离纯化及酶的应用工作中都需要测定酶的活力。

酶活力的大小可以用在一定条件下，它所催化的某一化学反应的转化速率

来表示，即酶催化的转化速率越快，酶的活力就越高；反之，速率越慢，酶的活力就越低。所以，测定酶的活力就是测定酶促转化速率。酶转化速率可以用单位时间内单位体积中底物的减少量或产物的增加量来表示。酶活力的测定既可以定量测定酶反应的产物或底物数量随反应时间的变化，也可以定量测定酶反应底物中某一性质的变化，如黏度变化来测定。通常在酶的最适 pH 值、离子强度以及指定的温度下测定酶活力。

实验目的

（1）明确酶效价、酶活力测定的原理。

（2）学会尿激酶的酶活力测定方法。

实验原理

尿激酶系从新鲜人尿中提取的一种能激活纤维蛋白溶酶原的酶，为白色或类白色粉末。实验所用尿激酶系由高分子量尿激酶（MW54000）和低分子量尿激酶（MW33000）组成的混合物，高分子量尿激酶含量不得少于 90%，每 1mg 蛋白中尿激酶活力不得少于 12 万单位。

尿激酶可直接作用于内源性纤维蛋白溶解系统，能催化纤溶酶原裂解成纤溶酶，后者不仅能降解纤维蛋白凝块，亦能降解血循环中的纤维蛋白原、凝血因子Ⅴ和凝血因子Ⅷ等，从而发挥溶栓作用，对新形成的血栓起效快、效果好，还能提高血管 ADP 酶活性，抑制 ADP 诱导的血小板聚集，预防血栓形成。尿激酶的酶活力测定是评估其活性的关键步骤，直接决定了其在溶栓治疗中的疗效和安全性，为药品的质量控制提供重要依据。

实验原理(PPT)

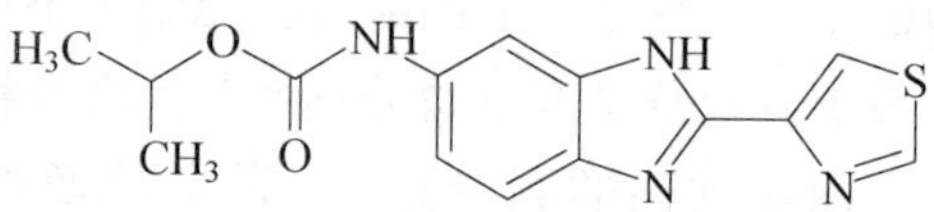

尿激酶结构式

实验材料

（1）试药：注射用尿激酶、尿激酶标准品、巴比妥钠、氯化钠、明胶、盐酸*、牛凝血酶、牛纤维蛋白原、牛纤维蛋白溶酶原、三羟甲基氨基甲烷*、盐酸赖氨酸、乙二胺四乙酸二钠*。

（2）仪器：分析天平、水浴锅、pH 计。

（3）其他：容量瓶、玻璃试管、烧杯等。

盐酸、三羟甲基氨基甲烷、乙二胺四乙酸二钠的试剂安全说明

实验方法

（1）溶液的配制

巴比妥-氯化钠缓冲液（pH 7.8）：取巴比妥钠 5.05g，加氯化钠 3.7g 及水适量使溶解，另取明胶 0.5g 加水适量，加热溶解后并入上述溶液中。然后用 0.2mol/L 盐酸溶液调节 pH 值至 7.8，再用水稀释至 500mL，即得。

三羟甲基氨基甲烷缓冲液（pH 9.0）：取三羟甲基氨基甲烷 6.06g，加盐酸赖氨酸 3.65g、氯化钠 5.8g、乙二胺四乙酸二钠 0.37g，再加水溶解使成 1000mL，调节 pH 值至 9.0，即得。

牛纤维蛋白原溶液：取牛纤维蛋白原，加巴比妥-氯化钠缓冲液（pH 7.8）溶解并稀释制成每 1mL 中含 6.67mg 可凝结蛋白的溶液。

牛凝血酶溶液：取牛凝血酶，加巴比妥-氯化钠缓冲液（pH 7.8）溶解并稀释制成每 1mL 中含 6.0 单位的溶液。

牛纤维蛋白溶酶原溶液：取牛纤维蛋白溶酶原，加三羟甲基氨基甲烷缓冲液（pH 9.0）溶解并稀释制成每 1mL 中含 1～1.4 酪蛋白单位（TYU，1 TYU 即在 37℃、pH 7.5 下每分钟水解酪蛋白释放 1 μg 酪氨酸所需的酶量）的溶液（如溶液浑浊，离心，取上清液备用）。

标准品溶液：取尿激酶标准品，加巴比妥-氯化钠缓冲液（pH 7.8）溶解并定量稀释制成每 1mL 中约含 60 单位的溶液。

供试品溶液：取注射用尿激酶适量，精密称定，加巴比妥-氯化钠缓冲液（pH 7.8）溶解，并定量稀释制成与标准品溶液相同浓度的溶液，摇匀。

（2）尿激酶的酶活力测定

取等体积的牛凝血酶溶液和牛纤维蛋白溶酶原溶液，混匀制成混合溶液。

取注射用尿激酶 5 支，分别加适量巴比妥-氯化钠缓冲液（pH 7.8）溶解，并全量转移至同一 100mL 量瓶中，用上述缓冲液稀释至刻度线，摇匀。精密量取适量，用上述缓冲液定量稀释制成适宜浓度的溶液（应在标准曲线浓度范围内）。

取试管 4 支，各加牛纤维蛋白原溶液 0.3mL，置于 37℃±0.5℃水浴中，分别加巴比妥-氯化钠缓冲液（pH 7.8）0.9mL、0.8mL、0.7mL、0.6mL，依次加标准品溶液 0.1mL、0.2mL、0.3mL、0.4mL，再分别加混合溶液 0.4mL，立即摇匀，分别计时。反应系统应在 30～40s 内凝结，当凝块内小气泡上升到反应系统体积一半时作为反应终点，立即计时。每个浓度测 3 次，求

平均值（3 次测定中最大值与最小值的差不得超过平均值的 10%）。以尿激酶浓度的对数为横坐标，以反应终点时间的对数为纵坐标，进行线性回归。供试品注射用尿激酶按以上法测定，用线性回归方程求得供试品溶液浓度，计算每 1mg 供试品的效价（单位）。

探索与研究

（1）酶活力测定的常用方法有哪些？请举例 1～2 种详细阐述。

（2）现行《中国药典》（2025 年版）规定尿激酶需同时检测比活力（IU/mg 蛋白），为何该指标比单纯效价测定更具质量控制意义？

课后自测题

不定项选择题

自测题
参考答案

（1）影响酶活力测定的因素有（　　）。

A. 底物浓度　　B. 缓冲体系

C. 温度　　D. pH 值

（2）关于酶活力，以下说法正确的是（　　）。

A. 酶活力指酶催化一定化学反应的能力

B. 在最适条件下，1 分钟转化 1μmol 底物所需的酶量为一个酶活力单位（U）

C. 每毫克酶蛋白所具有的酶活力称为比活力

D. 比活力越高则酶越纯

（3）酶类药物应具备以下条件（　　）。

A. 在生理 pH 值下，具有最高活力和稳定性

B. 对底物有较高的亲和力

C. 纯度高，注射剂纯度要求更高

D. 免疫原性高

（4）药用酶的种类包括（　　）。

A. 蛋白酶等促消化酶类

B. 溶菌酶等消炎酶类

C. 尿激酶等治疗心脑血管疾病的酶类

D. 门冬酰胺酶等抗肿瘤酶类

（5）关于纤维蛋白溶解系统，以下说法不正确的是（　　）。

A. 一组多结构的非酶系统　　B. 能溶解纤维蛋白凝块

C. 能修复并维持血管通畅　　D. 能降解血管内纤维蛋白

知识拓展

知识拓展参考资料

水蛭是典型的活血化瘀药物。为考察斜率比法测定水蛭抗凝血活性作为质量控制方法的可行性，选用 7 批水蛭和日本医蛭饮片，分别用水蛭对照药材和菲牛蛭对照药材，平行制备不同浓度浸提液，测定活化的部分凝血活酶时间（APTT）后用斜率比法测定抗凝血活性，进行专属性、线性与范围、精密度、准确度、耐用性等多个方面的系统考察。专属性考察结果：该条件下土鳖虫不显示其抗凝血活性，水蛭浸提液 100℃加热后活性降低，添加低分子肝素后试验不成立，用水蛭对照药材作对照测定日本医蛭抗凝血活性则试验不成立，说明本法的专属性和选择性较好。准确度考察结果：采用水蛭对照药材和菲牛蛭对照药材，64%、80%、100%、125%和 156%的 5 个相对水平值测定值的相对偏差均＜±20%，效价理论值对数（横坐标）和对应的效价测定值对数（纵坐标）呈现明显的直线关系，相关系数＞0.95，斜率在 0.95～1.05 之间，说明方法的准确度较好。精密度考察结果：各相对效价水平的几何变异系数（GCV,%）均＜20%；采用多批次的饮片测定 RSD 均＜20%，说明本法的精密度较好。线性与范围考察结果：本法在相对于对照药材的在 64%～156%之间，都能够进行准确测定，线性范围符合要求。耐用性考察结果：水蛭浸提液可放置 24 h、37℃加热 1 h 后活性均未见改变，说明本法耐用性较好。斜率比法测定水蛭抗凝血活性具有较好的精密度、准确度和重现性，量化测定水蛭抗凝血活性的生物检定方法，适用于水蛭的质量控制。

实验 11　紫外-可见分光光度法测定维生素 A 软胶囊中维生素 A 的含量

引言

紫外-可见分光光度法（ultraviolet-visible spectrophotometry，UV-Vis spectrophotometry）是一种基于物质对紫外光（200～400nm）和可见光（400～760nm）区域的光吸收特性进行定性和定量分析的方法。其原理主要基于比尔-朗伯定律（Beer-Lambert law），即物质对光的吸收程度与其浓度和光程长度成正比。当一束平行的单色光通过含有吸光物质的溶液时，部分光被吸收，部分透过溶液。吸收的程度与溶液中吸光物质的浓度（c）、溶液的厚度（l，即光程长度）以及物质的摩尔吸光系数（ε）有关，其数学表达式为：

$$A=\varepsilon cl$$

其中，A 是吸光度（absorbance），是透过光强度与入射光强度比值的负对数（即 $A=-\log_{10}(I_t/I_0)$，其中 I_0 是入射光强度，I_t 是透过光强度）。摩尔吸光系数（ε）是物质的特征常数，反映了物质对特定波长光的吸收能力，其值越大，表示该物质对该波长光的吸收能力越强。

在紫外-可见分光光度法中，首先需要选择合适的波长（λ_{max}）作为测量波长，该波长通常是吸光物质的最大吸收波长，此时吸光度最高，测量灵敏度也最高。然后，通过测量样品溶液在该波长下的吸光度，结合已知浓度的标准溶液的吸光度，建立标准曲线，从而实现对未知样品浓度的定量分析。此外，通过分析吸收光谱的特征（如吸收峰的位置、形状和强度），还可以对物质进行定性分析。紫外-可见分光光度法具有操作简便、灵敏度高、选择性好等特点，广泛应用于化学分析、环境监测、生物医学、食品检测等领域。

实验目的

（1）明确紫外-可见分光光度计的结构、工作原理及基本操作。

（2）学会紫外-可见分光光度法测定维生素 A 软胶囊中维生素 A 含量的操作和计算方法。

实验原理

实验原理(PPT)

维生素 A 是一个具有共轭多烯侧链的环己烯，存在多种立体异构化合物，主要为全反式维生素 A。维生素 A 软胶囊主要成分为维生素 A 醋酸酯，化学名为 3,7-二甲基-9-（2,6,6-三甲基-1-环己烯-1-基）-2,4,6,8-壬四烯-1-醇醋酸酯，分子式 $C_{22}H_{32}O_2$，分子量 328.49。本品内容物为黄色至深黄色油状液，系取维生素 A 加精炼食用植物油（在 0℃左右脱去固体脂肪）溶解并调整浓度后制成，含维生素 A 应为标示量的 90.0%～120.0%。维生素 A 软胶囊可用于治疗维生素 A 缺乏症，如夜盲症、干眼病、角膜软化症和皮肤粗糙等。

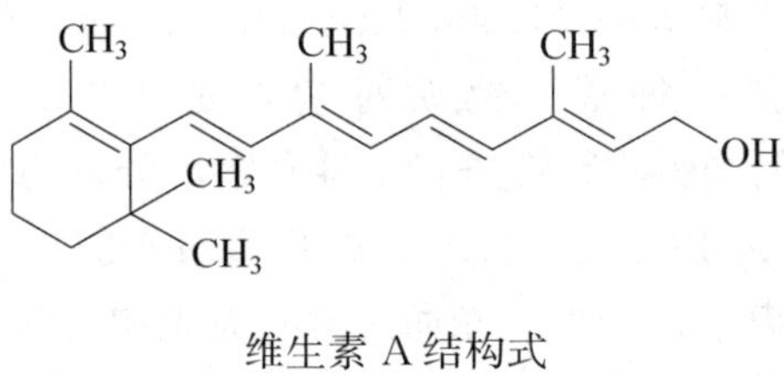

维生素 A 结构式

维生素 A 分子中含有 5 个共轭双键，其无水乙醇溶液在波长 365nm 处有很强吸收。但维生素 A 存在多种无生物活性的其他异构体，如氧化产物及光照产物（鲸醇）、合成中间体、去氢维生素 A、去水维生素 A 等，它们在 310～340nm 波长处均具有紫外吸收，并能与显色试剂产生相近颜色，干扰维生素 A 的含量测定。维生素 A 最大吸收峰的位置和吸收系数随溶剂的不同而略有差异。

三点校正法，即在三个波长处测得吸光度后，在规定的条件下以校正公式进行校正，再进行计算，这样可消除无关吸收的干扰，求得维生素 A 的真实含量。该原理主要基于：

（1）杂质的无关吸收在 310～340nm 的波长范围内几乎呈一条直线，且随波长的增长吸收度下降。

（2）物质对光吸收呈加和性的原理。即在某一样品的吸收曲线上，各波长处的吸收度是维生素 A 与杂质吸收度的代数和，因而吸收曲线也是二者的叠加。

环己烷、乙醇、乙醚、氢氧化钾、异丙醇的试剂安全说明

实验材料

（1）试药：维生素 A 软胶囊（规格 2.5 万单位/粒）、环己烷*、乙醇*、乙醚*、氢氧化钾*、酚酞指示液、异丙醇*。

（2）仪器：紫外-可见分光光度计、分析天平。

（3）其他：石英比色皿、容量瓶、烧杯、皂化瓶、分液漏斗、蒸发皿等。

紫外-可见分光光度计的使用视频

实验方法

（1）维生素 A 软胶囊含量的检测

取装量差异项下的内容物，混合均匀，照维生素 A 测定法（通则 0721）项下紫外-可见分光光度法测定。

通则0721

取供试品适量，精密称定，加环己烷溶解并定量稀释制成每毫升中含 9～15 单位的溶液，照紫外-可见分光光度法（通则 0401），测定其吸收峰的波长，并在表 2-1 所列各波长处测定吸光度，计算各吸光度与波长 328nm 处吸光度的比值和波长 328nm 处的（$E_{1cm}^{1\%}$）值。

通则0401

表 2-1　波长与对应的规定吸光度比值

波长/nm	300	316	328	340	360
规定吸光度比值	0.555	0.907	1.000	0.811	0.299

如果吸收峰波长在 326～329nm 之间，且所测得各波长吸光度比值不超过

表中规定的±0.02，可用下式计算含量：

$$每 1g 供试品中含有的维生素 A 的单位=E_{1cm(328nm)}^{1\%}\times 1900$$

如果吸收峰波长在 326～329nm 之间，但所测得的各波长吸光度比值超过表中规定值的±0.02，应按下式求出校正后的吸光度，然后再计算含量：

$$A_{328(校正)}=3.52\times(2A_{328}-A_{316}-A_{340})$$

如果在 328nm 处的校正吸光度与未校正吸光度相差不超过±3.0%，则不用校正，仍以未经校正的吸光度计算含量。

如果校正吸光度与未校正吸光度相差在－15%～－3%之间，则以校正吸光度计算含量。

如果校正吸光度超出未校正吸光度的－15%～－3%的范围，或者吸收峰波长不在 326～329nm 之间，则供试品须按下述方法测定。

另精密称取供试品适量（约相当于维生素 A 总量 500 单位以上，质量不多于 2g），置皂化瓶中，加乙醇 30mL 与 50%氢氧化钾溶液 3mL，置水浴中煮沸回流 30 分钟，冷却后，自冷凝管顶端加水 10mL 冲洗冷凝管内部管壁，将皂化液移至分液漏斗中（分液漏斗活塞涂以甘油淀粉润滑剂），皂化瓶用水 60～100mL 分数次洗涤，洗液并入分液漏斗中，用不含过氧化物的乙醚振摇提取 4 次，每次振摇约 5 分钟，第一次 60mL，以后各次 40mL，合并乙醚液，用水洗涤数次，每次约 100mL，洗涤应缓缓旋动，避免乳化，直至水层遇酚酞指示液不再显红色，乙醚液用铺有脱脂棉与无水硫酸钠的滤器滤过，滤器用乙醚洗涤，洗液与乙醚液合并，置于 250mL 量瓶中，用乙醚稀释至刻度线，摇匀；精密量取适量，置蒸发皿内，微温挥去乙醚，迅速加异丙醇溶解并定量稀释制成每 1mL 中含维生素 A 9～15 单位，照紫外-可见分光光度法（通则 0401），在 300nm、310nm、325nm 与 334nm 四个波长处测定吸光度，并测定吸收峰的波长。吸收峰的波长应在 323～327nm 之间，且 300nm 波长处的吸光度与 325nm 波长处的吸光度的比值应不超过 0.73，按下式计算校正吸光度：

$$A_{325(校正)}=6.815A_{325}-2.555A_{310}-4.260A_{334}$$

$$每 1g 供试品中含有的维生素 A(单位)=1830IU\cdot cm/(100mL)\times E_{1cm(325nm,校正)}^{1\%}$$

如果校正吸光度在未校正吸光度的 97%～103%之间，则仍以未经校正的吸光度计算含量。

如果吸收峰的波长不在 323～327nm 之间，或 300nm 波长处的吸光度与 325nm 波长处的吸光度的比值超过 0.73，则应自上述皂化后的乙醚提取液 250mL 中，另精密量取适量（相当于维生素 A 300～400 单位），微温挥去乙醚至约剩 5mL，再在氮气流下吹干，立即精密加入甲醇 3mL，溶解后，精密量取溶解后溶液 500μL，注入以十八烷基硅烷键合硅胶为填充剂的液相色谱柱，以甲醇-乙腈-水（体积比 50∶50∶2）为流动相进行分离，检测波长 254nm，记录色谱图。分离并准确收集含有维生素 A 的流出液，在氮气流下吹干，然后照上述方法自“迅速加异丙醇溶解”起，依法操作并计算含量。

（2）维生素 A 占标示量百分含量的计算公式

$E_{1cm}^{1\%}$：由 $A=E_{1cm}^{1\%}cl$，求得 $E_{1cm}^{1\%}=A/(cl)$。

效价（IU/g）：效价系指每克供试品中所含维生素 A 的国际单位数，即效价（IU/g）$=E_{1cm}^{1\%}\times1900$。

$$\text{维生素 A 占标示量的百分含量}=\frac{A\times1900\times D\times\overline{W}}{W\times100\times l\times\text{标示量}}\times100\%$$

式中　A——测得的供试品的 A_{328} 或 $A_{328(校正)}$；

D——供试品稀释倍数；

l——比色皿厚度，cm；

1900——换算因数；

$\overline{W}$——胶丸的平均内容物质量，g/丸；

W——称取的内容物质量，g；

标示量——制剂规格，IU/丸。

（3）注意事项

维生素 A 遇光易氧化变质，故操作应在半暗室中快速进行，测定中所用的乙醚，必须不含过氧化物。

选用三点校正法测定，若仪器波长不够准确时会带入较大误差，故测定前，应校正仪器波长。

探索与研究

（1）紫外分光光度法测定维生素 A 软胶囊的含量，干扰物质有哪些？如何除去干扰？

（2）某维生素 A 软胶囊储存后出现以下异常：内容物颜色由淡黄色变为深棕色；三点校正法测定效价仅为标示量的 80%。推测导致效价下降的可能原因（如光氧化、金属离子催化），设计实验验证其中一种假设（需写出具体步骤）；并从包装材料（避光性、密封性）和储存条件（温度、湿度）角度，提出 3 条改进建议。

课后自测题

不定项选择题

（1）紫外-可见分光光度计的校正和检定，包括（　　）。

A. 测定波长校正

B. 吸光度的准确度检查

C. 杂散光的检查

D. 供试品溶液的 pH 值调整

自测题
参考答案

(2) 供试品本身在紫外-可见光区没有强吸收，或在紫外光区虽有吸收，但为了避免干扰或提高灵敏度，可加入适当的（　　），使反应产物的最大吸收波长移至可见光区，这种测定方法称为比色法。

A. 缓冲液　　B. 显色剂　　C. 抗氧化剂　　D. 指示剂

(3)（　　）存在条件下，维生素 A 会发生氧化变质。

A. 二氧化碳　　B. 氧气　　C. 氧化剂　　D. 紫外线

(4) 紫外-可见分光光度法测定维生素 A 含量，可采用直接测定和皂化提取后测定，两者区别在于（　　）。

A. 所用溶剂不同　　B. 最大吸收波长不同

C. 需测定的波长数不同　　D. 计算公式中换算因子不同

(5) 关于紫外-可见分光光度法，以下说法不正确的是（　　）。

A. 在 190～800nm 波长范围内测定物质的吸光度，用于杂质鉴别、检查和定量测定的方法

B. 用于定量时，在最大吸收波长处测量一定浓度样品溶液的吸光度，并与一定浓度的对照品溶液的吸光度进行比较或采用吸收系数法求算出样品溶液的浓度

C. 如样品所用溶剂为含杂原子的有机溶剂，其使用范围均不能大于截止使用波长

D. 测定时，除另有规定外，应以配制供试品溶液的同批溶剂为空白对照

知识拓展

知识拓展
参考资料

复方鱼肝油氧化锌软膏是由鱼肝油、呋喃西林、氧化锌、凡士林、石蜡等制成的复方脂溶性软膏。为提高药品质量标准，保障用药的安全性与有效性，该研究建立了测定复方氧化锌鱼肝油软膏中维生素 A 含量的高效液相色谱法。采用正己烷提取样品中的维生素 A，色谱柱为 Waters 硅胶柱（250mm × 4.6mm，5μm），流动相为正己烷-异丙醇（体积比 997∶3），流速为 1.0mL/min，检测波长为 325nm，柱温为 30℃，进样量为 10μL。结果发现，维生素 A 醋酸酯的活性单位浓度在 1.43～28.60IU/mL 范围内与峰面积线性关系良好（$r=0.9999$，$n=5$）；检测限为 30μg/g，定量限为 100μg/g；精密

度、稳定性、重复性试验结果的 RSD 均小于 3.0%；加样回收率为 95.76%，RSD 为 3.58%（$n=6$）。3 批样品中维生素 A 的含量分别为 760.34IU/g、794.62IU/g、747.67IU/g。该方法操作简便、重复性好、结果准确，可用于复方氧化锌鱼肝油软膏中维生素 A 的含量测定。

实验 12　荧光分光光度法测定利血平片的含量

引言

自然界中某些物质被紫外或可见光照射时，吸收照射光波的能量而处于激发态时，分子内电子跃迁至高能级的激发态轨道，而随后再返回到稳定的基态，同时以辐射形式释放出能量（光波），即为荧光。荧光分光光度法（fluorescence spectrophotometry）是一种基于物质吸收与发射荧光的分析技术。它的原理如下：物质在吸收紫外光能量后，发生电子从基态跃迁到激发态，再经过热辐射和无辐射跃迁的复合过程，从激发态退回基态，释放出的能量以荧光形式发射出来。通过测量荧光的强度和波长分布，可以对样品中的化合物进行定量和定性分析。

因电子跃迁时会有部分能力散失，所以物质激发后释放出荧光的波长比激发时所吸收的光波的波长更长。当激发光强度、波长，以及所用溶剂、温度、pH 等条件固定时，在一定的物质浓度范围内，其发射光强度与溶液中该物质的浓度成线性关系，可用于该物质的含量测定，其激发光谱和荧光发射光谱也可以用于该物质的定性分析。荧光分光光度法的灵敏度一般比紫外-可见光分光光度法高 2～4 个数量级，但浓度太高的溶液会发生“自熄灭”现象，而且在液面附近溶液会吸收激发光，使发射光强度下降，导致发射光强度与浓度不成正比，因此荧光分光光度法应在低浓度溶液中进行。

荧光分光光度法的优势在于其高灵敏度、高选择性和广泛的应用范围。它可以应用于环境、食品、制药、生物化学等领域的定量分析和荧光标记分析。在荧光分析中，荧光共振能量转移（FRET）、荧光探针和荧光染料等方法进一步扩展了荧光分光光度法的应用范围和分析手段。此外，荧光分光光度法还可以结合其他技术，如高效液相色谱、毛细管电泳等，提高其分析的准确性和灵敏度。

实验目的

（1）明确荧光分光光度计的结构、工作原理及基本操作。

（2）学会荧光分光光度法测定利血平片含量。

实验原理

实验原理(PPT)

利血平是一种吲哚型生物碱，分子式为 $C_{33}H_{40}N_2O_9$。存在于萝芙木属多种植物中，在催吐萝芙木中含量最高可达 1%。无色棱状晶体。熔点 264～265℃（分解），比旋光度 $-117.7°$（溶于 10mg/mL 三氯甲烷）。易溶于氯仿、二氯甲烷、冰醋酸，能溶于苯、乙酸乙酯，微溶于丙酮、甲醇、乙醇、乙醚、乙酸和柠檬酸的稀水溶液。利血平的溶液放置一定时间后变黄，并有显著的荧光，加酸和曝光后荧光增强。利血平是一个弱碱，它的盐酸盐为无色晶体，熔点 224℃（分解）；其吡啶复合物为黄色结晶，熔点 183～186℃（分解）。利血平能降低血压和减慢心率，作用缓慢、温和而持久，对中枢神经系统有持久的安定作用，是一种很好的镇静药。高血压患者用利血平治疗时与外用李氏药贴、降压贴、悬压贴等外用中药贴合用可加强降血压效果。

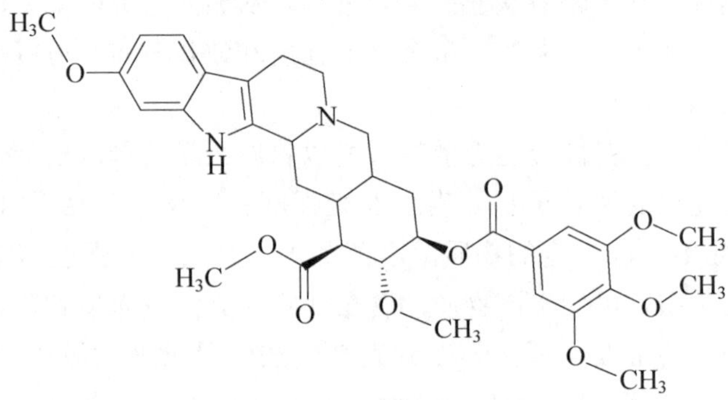

利血平结构式

利血平自身具有弱荧光，其最大激发波长和发射波长分别为 269nm 和 370nm，受到某些氧化剂作用时，初步形成较强荧光物质 3,4-二去氢利血平（最大激发波长和发射波长分别为 400nm 和 500nm），3,4-二去氢利血平可进一步被氧化成 3,4,5,6-四去氢利血平（最大激发波长和发射波长分别为 335nm 和 443nm），由于第二步反应较慢，控制本体系的有关条件，可以利用 3,4-二去氢利血平的荧光光谱性质测定利血平的含量。

实验材料

（1）试药：利血平对照品、利血平片、乙醇*、三氯甲烷*、磷酸*、五氧化二钒*。

（2）仪器：荧光分光光度计、电子天平、水浴锅。

（3）其他：具塞试管、棕色容量瓶、垂熔玻璃漏斗等。

乙醇、三氯甲烷、磷酸、五氧化二钒的试剂安全说明

实验方法

（1）溶液的配制

供试品溶液：取利血平片 20 片，如为糖衣片应除去包衣，精密称定，研细，精密称取适量（约相当于利血平 0.5mg），置于 100mL 棕色量瓶中，加热水 10mL，摇匀，加三氯甲烷 10mL，振摇，用乙醇稀释至刻度线，摇匀，滤过，精密量取续滤液，用乙醇定量稀释制成每 1mL 中约含利血平 2μg 的溶液。

荧光分光光度计的使用视频

对照品溶液：精密称取利血平对照品 10mg，置于 100mL 棕色量瓶中，加三氯甲烷 10mL 使利血平溶解，用乙醇稀释至刻度线，摇匀；精密量取 2mL，置于 100mL 棕色量瓶中，用乙醇稀释至刻度线，摇匀。

五氧化二钒试液：取五氧化二钒适量，加磷酸激烈振摇 2 小时后得其饱和溶液，用垂熔玻璃漏斗滤过，取滤液 1 份加水 3 份，混匀，即得。

（2）荧光分光光度法测定利血平片的含量

通则0405

照荧光分析法（通则 0405）测定。避光操作。精密量取供试品溶液与对照品溶液各 5mL，分别置具塞试管中，加五氧化二钒试液 2.0mL，激烈振摇后，在 30℃放置 1 小时，在激发光波长 400nm、发射光波长 500nm 处分别测定荧光强度，按下列公式计算含量。

$$c_x = \frac{R_x - R_{xb}}{R_r - R_{rb}} \times c_r$$

式中　c_x——供试品溶液的浓度，mol/L；

c_r——对照品溶液的浓度，mol/L；

R_x——供试品溶液的荧光强度；

R_{xb}——供试品溶液空白试剂的荧光强度；

R_r——对照品溶液的荧光强度；

R_{rb}——对照品溶液空白试剂的荧光强度。

（3）注意事项

因荧光分光光度法中的浓度与荧光强度的线性范围较窄，所以应控制 $(R_x - R_{xb})/(R_r - R_{rb})$ 在 0.5～2 之间，如若超过，应在调节溶液浓度后再进行测定。当浓度与荧光强度的关系明显偏离线性范围时，应改用标准曲线法进行含量测定。

因荧光分光光度法灵敏度高，在实际应用中还应注意以下干扰因素。

1）溶剂不纯会带入较大误差，应先做空白检查，必要时，用玻璃磨口蒸馏器蒸馏后再用；

2）溶液中的悬浮物对光有散射作用，必要时，用垂熔玻璃滤器滤过或用离心法除去；

3）所用的玻璃仪器与样品池等也必须保持高度洁净；

4）温度对荧光强度有较大的影响，测定时应控制温度一致；

5）溶液中的溶氧有降低荧光作用，必要时可在测定前通入惰性气体除氧；

6）测定时需注意溶液的 pH 值和试剂的纯度等对荧光强度的影响。

探索与研究

(1) 根据荧光分光光度法的检测原理，并查阅相关文献资料，设计一个应用荧光分光光度法测定其他物质含量或未知物质定性分析的实验方案。

(2) 根据荧光产生的原理，探索日常生活中的一些荧光现象，并做出科学解释。

(3) 某利血平片剂荧光法测定结果异常：片剂提取液荧光强度显著低于标准品；但 HPLC 测定结果正常。分析可能原因（如辅料干扰、提取不完全或荧光猝灭剂存在），提出三种验证实验方案。

课后自测题

不定项选择题

(1) 当激发光波长和强度固定后，荧光强度与荧光发射波长之间的关系曲线称为（　　）。

A. 吸收光谱　　B. 激发光谱

C. 荧光发射光谱　　D. 标准曲线

(2) 当荧光发射波长固定后，荧光强度与激发光波长之间的关系曲线称为（　　）。

A. 吸收光谱　　B. 激发光谱

C. 荧光发射光谱　　D. 标准曲线

自测题
参考答案

(3) 判断一种物质能否发出荧光，主要取决于什么因素？（　　）。

A. 分子结构　　B. 激发光的波长

C. 激发光的强度　　D. 温度

(4) 为使荧光强度和荧光物质溶液的浓度成线性关系，必须满足以下哪种条件？（ ）。

A. 激发光足够强 B. 吸光系数足够大

C. 试液浓度足够低 D. 仪器灵敏度足够高

（5）下列哪些物质属于荧光猝灭剂？（ ）。

A. 卤素离子 B. 氧分子 C. 羰基化合物 D. 重氮化合物

知识拓展

知识拓展参考资料

传统的中药材产地加工经常使用硫黄熏蒸法，硫黄经燃烧后生成二氧化硫，可以杀菌防虫、防霉保鲜，有利于药材储存养护，但会对药材外观、化学成分和药理作用等产生影响，且主要残留物亚硫酸盐对机体脑组织、肺、心脏、胃及肝脏等器官均会发生毒性作用。该研究采用衍生化反应，建立荧光分光光度法测定山药、党参、黄芪、当归中二氧化硫（SO_2）残留量。通过查阅文献，确定在磷酸氢二钠-磷酸二氢钾缓冲溶液 pH 为 6.4，用量为 5.0mL；1.0mmol/L 邻苯二甲醛溶液 2.5mL；5.0mmol/L 乙酸铵溶液 1.5mL；静置反应时间为 40min 的荧光衍生条件下，在激发波长 321nm、发射波长 384nm 处测定荧光强度。结果发现，荧光强度与亚硫酸钠标准品浓度在 0.2013～402.5696μmol/L 线性关系良好，$r=0.9999$，平均回收率为 97.1%，RSD 为 1.1%。测定中药材 SO_2 残留量，采用荧光衍生法灵敏度高，可为山药、党参、黄芪、当归中 SO_2 残留量的测定提供参考，具有简便易行、快速准确等特点，其自动化程度高，适用于基层医院大批量样品提取，提高检测效率，从而保障药品质量。

实验 13 双缩脲法测定新生牛血清中蛋白质含量

引言

双缩脲法是蛋白质含量的测定方法之一。双缩脲试液是一种碱性的含铜试液，呈蓝色，主要成分有硫酸铜、酒石酸钾钠、氢氧化钠、碘化钾等，其中硫酸铜提供铜离子，酒石酸钾钠用于稳定铜离子，氢氧化钠提供碱性环境，碘化钾则增强反应灵敏度。蛋白质分子中含有的两个以上肽键，在碱性溶液中可与双缩脲试液中的铜离子形成紫红色配合物，在一定范围内其颜色深浅与蛋白质浓度呈正比，以蛋白质对照品溶液作标准曲线，采用比色法测定供试品中蛋白质的含量。

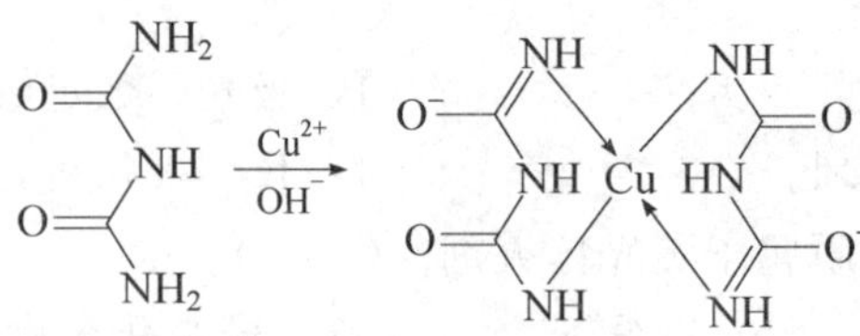

双缩脲反应式

双缩脲法的关键因素包括：1）肽键数量：蛋白质中肽键的数量与蛋白质浓度直接相关。2）碱性环境：反应需要在碱性条件下进行，以确保铜离子与肽键充分络合。3）颜色稳定性：生成的紫色配合物在一定时间内稳定，便于测定。

双缩脲法是一种常用的蛋白质含量测定方法，具有操作简便、成本低、稳定性好等优点。其实验步骤简单，适合大批量样品的快速测定，生成的紫色配合物在一定时间内稳定，便于测定，且适用于中等浓度蛋白质的测定（1～10mg/mL）。此外，试剂价格低廉，实验成本较低，实验结果重复性较高，适合常规实验室使用。

然而，双缩脲法也存在一些缺点。首先，其对低浓度蛋白质（＜1mg/mL）的测定灵敏度不足，无法满足微量蛋白质的检测需求。其次，某些物质如铵盐、Tris缓冲液、组氨酸等会干扰测定结果，影响实验的准确性。此外，该方法测定的是肽键的数量，不能区分不同蛋白质，特异性较低。反应需要在碱性条件下进行，某些样品可能不适合。当蛋白质浓度过高时，吸光度与浓度可能偏离线性关系，限制了其应用范围。

双缩脲法在多个领域有广泛应用。在生物化学研究中，常用于测定蛋白质提取液、细胞裂解液等样品中的蛋白质浓度。在食品工业中，用于测定牛奶、肉类、豆制品等食品中的蛋白质含量。在医药领域，双缩脲法用于药物研发中蛋白质样品的定量分析。在农业科学中，可用于测定植物或动物组织中的蛋白质含量。此外，双缩脲法还作为基础生物化学实验，广泛用于教学和培训。

实验目的

（1）明确双缩脲法测定蛋白质含量的原理。

（2）学会双缩脲法测定新生牛血清中蛋白质含量。

实验原理

实验原理(PPT)

新生牛血清是从新生牛犊的血液中提取的一种天然培养基添加剂，广泛应用于细胞培养领域。它是通过无菌采集新生牛犊的血液，经过凝固、离心等步骤分离出血清，再经过过滤除菌处理而制成的。新生牛血清富含多种细胞生长所需的营养物质，包括蛋白质、氨基酸、维生素、激素、生长因子和微量元素等，能够为细胞提供良好的生长环境，促进细胞的增殖和存活。新生牛血清的主要特点是营养成分丰富且天然，适合多种细胞的培养，尤其对原代细胞和难培养细胞的生长有显著的促进作用。与胎牛血清相比，新生牛血清的成本较低，但其营养成分和生长因子含量略低于胎牛血清，因此在某些对生长条件要求较高的细胞培养中，胎牛血清可能更为适用。

新生牛血清在生物医学研究、疫苗生产、药物筛选和细胞治疗等领域有广泛应用。它不仅是细胞培养的基础培养基添加剂，还可用于细胞冻存液的配制，以保护细胞在低温环境下的活性。然而，由于新生牛血清是天然产物，其成分可能存在批次间的差异，因此在实验过程中需要严格控制血清的质量和来源，以确保实验结果的稳定性和可重复性。

新生牛血清中蛋白质含量可采用双缩脲法测定。在碱性环境中，新生牛血清中的蛋白质肽键与铜离子结合，形成紫色配合物，其颜色深浅与蛋白质浓度成正比。使用分光光度计在540～560nm波长下测定吸光度，通过与标准蛋白溶液（如牛血清清蛋白，BSA）的标准曲线对比，即可计算出新生牛血清中蛋白质的浓度。本法快速，操作简便，适用于中等浓度蛋白质的测定，但对低浓度蛋白质灵敏度较低，测定范围通常为1～10mg。本法干扰测定的物质主要有硫酸铵、三羟甲基氨基甲烷缓冲液和某些氨基酸等。

实验材料

(1) 试药：新生牛血清、标准结晶牛血清清蛋白、硫酸铜、酒石酸钾钠、碘化钾、氢氧化钠*。

(2) 仪器：分析天平、紫外-可见分光光度。

(3) 其他：烧杯、容量瓶、锥形瓶、具塞试管、移液枪等。

氢氧化钠的试剂安全说明

实验方法

(1) 溶液的配制

双缩脲试液：取硫酸铜1.5g、酒石酸钾钠6.0g和碘化钾5.0g，加水500mL使溶解，边搅拌边加入10%氢氧化钠溶液300mL，用水稀释至1000mL，混匀，即得。

对照品溶液：准确称取30mg标准结晶牛血清清蛋白（BSA），溶解于3mL去离子水，配制成10mg/mL的标准蛋白溶液，可用1mg/mL的BSA

(A_{280}＝0.66）校正其纯度。

供试品溶液：准确称取30mg新生牛血清，溶解于3mL去离子水，配制成10mg/mL的供试品溶液。

(2）双缩脲法测定新生牛血清中蛋白质含量

采用双缩脲法（通则0731第三法）测定。精密量取对照品溶液0.0mL、0.2mL、0.4mL、0.6mL、0.8mL、1.0mL（对照品溶液取用量可在本法测定范围内进行适当调整），分别置具塞试管中，各加水至1.0mL，再分别加入双缩脲试液4.0mL，立即混匀，室温放置30分钟，照紫外-可见分光光度法（通则0401），在540nm的波长处测定吸光度；同时以0号管作为空白。用对照品溶液浓度与其相对应的吸光度计算线性回归方程。另精密量取供试品溶液适量，同法操作。从线性回归方程计算供试品溶液中的蛋白质浓度，并乘以稀释倍数，即得。供试品中蛋白质含量应为35～50g/L。

通则0731

通则0401

探索与研究

(1）本实验采用双缩脲试液与蛋白质反应生成紫色配合物，在540nm处测定吸光度。若标准曲线线性不佳（R^2＜0.98），可能由哪些因素导致？列举3种原因（如试剂配制时间过长、反应温度波动）并提出对应的改进措施。

(2）除双缩脲法外，举例2～3种其他测定蛋白质含量的检测方法，并对比分析各种测定方法的优缺点。

课后自测题

不定项选择题

(1）不能发生双缩脲反应的是（　　）。

A. 氨基酸　　B. 二肽

C. 多肽　　D. 蛋白质

(2）关于双缩脲法检测蛋白质含量的特点，下列说法正确的是（　　）。

A. 简便快速　　B. 精确性不高

C. 灵敏度高　　D. 硫酸铵会干扰测定结果

(3）双缩脲反应中，蛋白质的肽键在（　　）溶液中能与Cu^{2+}络合成紫红色的配合物。

自测题参考答案

A. 酸性　　B. 碱性　　C. 中性　　D. 两性

（4）双缩脲试液成分中，保护反应生成的配合物不能析出为沉淀的是（　　）。

A. 硫酸铜　　B. 酒石酸钾钠　　C. 碘化钾　　D. 氢氧化钠

（5）蛋白质分子中含有的肽键在碱性溶液中与 Cu^{2+} 螯合形成蛋白质-铜复合物，此复合物使酚试剂的磷钼酸还原，产生蓝色化合物，同时在碱性条件下酚试剂易被蛋白质中酪氨酸、色氨酸、半胱氨酸还原呈蓝色反应，这种蛋白含量测定方法称为（　　）。

A. 凯氏定氮法　　B. BCA 法　　C. 福林酚法　　D. 考马斯亮蓝法

知识拓展

知识拓展
参考资料

快速准确地测定样品中的蛋白质含量是许多生化、生物医学、食品化学、制药和环境研究活动的一项重要且不平凡的任务。在复杂基质中，具有不同性质的各种蛋白质都使用了不同的总蛋白质测定方法。在受控条件下，这些方法通常对蛋白质效果相当好，但非标准和复杂样品的结果通常值得怀疑。该研究比较了新的和成熟的方法，包括传统的氨基酸分析（AAA），基于氨基酸苯丙氨酸和酪氨酸的芳香族氨基酸分析（AAAA），完整蛋白质的反相液相色谱法，在 220 和 280nm 的 UV 吸光度测量（LC-220，LC-280），以及比色测定，如考马斯蓝 G-250 染料结合测定（bradford）和二辛可宁酸（BCA）测定。本文研究了不同的样品，包括具有挑战性的蛋白质、化学修饰、混合物和复杂的基质，如空气颗粒物和花粉提取物。所有方法都对用于校准的蛋白质和基质产生了准确和精确的结果。AAA、AAAA 荧光检测和 LC-220 方法即使在更具挑战性的条件（可变分析物和基质）下也能获得稳健的结果。事实证明，这些方法非常适合测定各种样品（如空气颗粒物和花粉）中的蛋白质含量。

实验 14　高效液相色谱法测定氯霉素滴眼液的含量

引言

高效液相色谱法（high performance liquid chromatography，HPLC）是一种基于液相色谱原理的现代分离分析技术，广泛应用于化学、生物、医药、食品和环境等领域。其基本原理是利用样品中各组分在流动相（液体）和固定相（固体或涂覆在固体表面的液体）之间的分配、吸附、离子交换或分子大小差异等相互作用力的不同，实现各组分的分离。高效液相色谱系统主要由高压泵、进样器、色谱柱、检测器和数据处理系统组成。高压泵将流动相以恒定或梯度压力输送至色谱柱，样品通过进样器注入系统后，随流动相进入色谱柱，各组分在色谱柱中因与固定相的相互作用不同而分离，随后依次进入检测器进行检测。常用的检测器包括紫外-可见光检测器（UV-Vis）、荧光检测器（FLD）、示差折光检测器（RID）和质谱检测器（MS）等。高效液相色谱法具有分离效率高、分析速度快、灵敏度高、适用范围广和自动化程度高等优点，能够分离和测定复杂样品中的微量或痕量组分。在药物分析中，高效液相色谱法用于药物含量测定、杂质分析和药代动力学研究；在生物化学中，用于蛋白质、多肽和核酸的分离与鉴定；在食品分析中，用于检测添加剂、污染物和营养成分；在环境监测中，用于分析水体和土壤中的有机污染物。尽管高效液相色谱法具有诸多优势，但其设备成本较高，操作和维护复杂，且对样品的预处理要求较高。总体而言，高效液相色谱法是一种高效、灵敏且应用广泛的现代分析技术。

外标法和内标法是高效液相色谱中常用的两种定量分析方法。外标法通过制备一系列已知浓度的标准品溶液，绘制标准曲线（浓度与峰面积或峰高的关系曲线），在相同条件下分析样品，根据色谱峰面积或峰高从标准曲线上查得样品中目标组分的浓度。外标法操作简单、适用范围广，但对进样量要求高，系统误差较大，重现性较差，适合基质简单、浓度较高的样品分析，常用于药物含量测定和食品添加剂分析。内标法通过在样品和标准品中加入已知浓度的内标物，利用目标组分与内标物的峰面积比进行定量分析。内标法准确性高、重现性好，能够抵消进样量、仪器波动和样品基质效应带来的误差，但操作复杂、成本较高，适合基质复杂、浓度较低的样品分析，常用于生物样品分析、痕量物质检测和药代动力学研究。外标法适合快速简单的定量分析，而内标法适合高精度、复杂样品的定量分析，实际应用中可根据样品性质和分析要求选择合适的方法。

实验目的

（1）明确高效液相色谱仪的结构、工作原理及基本操作。

（2）学会高效液相色谱法测定氯霉素滴眼液含量。

实验原理

氯霉素，又名氯胺苯醇，化学名为D-苏式-(−)-*N*-[*α*-(羟基甲基)-*β*-羟基-对硝基苯乙基]-2,2-二氯乙酰胺，化学式为$C_{11}H_{12}Cl_2N_2O_5$。由于氯霉素分子

实验原理(PPT)

中有 2 个不对称碳原子，所以氯霉素有 4 个光学异构体，其中只有左旋异构体具有抗菌能力。氯霉素为白色至微黄色细针状或片状结晶，无臭，味极苦，难溶于水，易溶于乙醇、丙酮，微溶于苯与石油醚。干燥状态下可保持抗菌活性 5 年以上，饱和水溶液在冰箱中或室温避光条件下可保持活力数月，碱性环境易破坏其抗菌活性，对热很稳定。

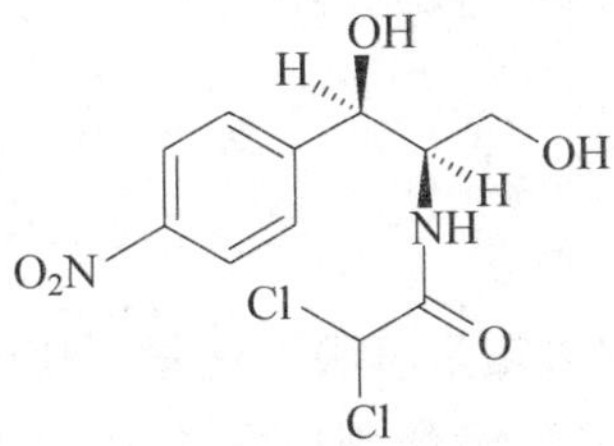

氯霉素的结构式

氯霉素是一种广谱抗生素，通过抑制细菌蛋白质合成发挥抗菌作用。它对革兰氏阳性菌、革兰氏阴性菌及部分厌氧菌均有抑制作用，尤其对伤寒、副伤寒、立克次体病等的病原体效果显著。临床常用于治疗伤寒、副伤寒、脑膜炎、肺炎等严重感染。但氯霉素可能引发骨髓抑制、再生障碍性贫血等严重副作用，且存在耐药性问题，因此使用受到限制，通常作为二线药物或在其他抗生素无效时使用。使用时需严格遵循医嘱，监测血常规等指标。

氯霉素滴眼液含有适量的缓冲剂与防腐剂，一般采用高效液相外标法检测含量，含氯霉素（$C_{11}H_{12}Cl_2N_2O_5$）应为标示量的 90.0%～120.0%。其原理基于色谱分离和紫外检测技术。氯霉素滴眼液中的氯霉素与其他成分在色谱柱中因与固定相的相互作用不同而分离，氯霉素分子在流动相（通常为水-甲醇或水-乙腈混合溶剂）的带动下通过色谱柱，其保留时间取决于其与固定相（如 C_{18} 反相色谱柱）的亲和力。通过优化流动相组成、流速和色谱柱条件，使氯霉素与其他成分达到基线分离。氯霉素分子在紫外光区有特征吸收峰，通常在波长 278nm 左右有最大吸收峰，分离后的氯霉素进入紫外检测器，检测器根据其吸光度生成色谱峰信号，色谱峰的峰面积或峰高与氯霉素的浓度成正比。制备一系列已知浓度的氯霉素标准品溶液，分别进样分析，得到色谱峰面积或峰高，绘制标准曲线（氯霉素浓度与峰面积或峰高的关系曲线）。在相同条件下分析氯霉素滴眼液样品，根据样品的色谱峰面积或峰高，从标准曲线上查得氯霉素的浓度，从而计算出滴眼液中氯霉素的含量。该方法具有高灵敏度、高选择性和准确性，适合微量分析，通过优化色谱条件和样品预处理步骤，可以有效测定氯霉素滴眼液中氯霉素的含量。

实验材料

（1）试药：氯霉素滴眼液、氯霉素对照品、磷酸二氢钾、庚烷磺酸钠*、三乙胺*、磷酸*、甲醇*。

（2）仪器：高效液相色谱仪、分析天平、pH 计。

（3）其他：烧杯、容量瓶、移液枪等。

庚烷磺酸钠、三乙胺、磷酸、甲醇安全说明

实验方法

（1）溶液的配制

供试品溶液：精密量取氯霉素滴眼液适量，用流动相 A-流动相 B（体积比 68∶32）定量稀释制成每 1mL 中约含氯霉素 0.1mg 的溶液，摇匀。

对照品溶液：取氯霉素对照品适量，精密称定，加流动相 A-流动相 B（体积比 68∶32）溶解并定量稀释制成每 1mL 中约含 0.1mg 的溶液，摇匀。

高效液相色谱仪的使用视频

0.01mol/L 庚烷磺酸钠缓冲溶液：取磷酸二氢钾 6.8g，用 0.01mol/L 庚烷磺酸钠溶液溶解并稀释至 1000mL，再加三乙胺 5mL，混匀，用磷酸调节 pH 值至 2.5)

（2）高效液相色谱法测定氯霉素滴眼液的含量（外标法）

照高效液相色谱法（通则 0512）测定。

色谱条件：用十八烷基硅烷键合硅胶为填充剂；流动相 A 为 0.01mol/L 庚烷磺酸钠缓冲溶液，流动相 B 为甲醇，按表 2-2 进行线性梯度洗脱；检测波长为 277nm；进样体积为 10μL。

通则0512

表 2-2 线性梯度洗脱程序

时间/min	流动相 A/%	流动相 B/%
0	68	32
15	68	32
40	35	65
50	68	32
60	68	32

系统适用性要求：对照品溶液色谱图中，各相邻峰之间的分离度均应符合要求。

精密量取供试品溶液与对照品溶液，分别注入液相色谱仪，记录色谱图。按外标法以峰面积计算。

(3) 含量计算

供试品溶液浓度计算公式：

$$c_X = c_R \times \frac{A_X}{A_R}$$

式中 A_X——供试品的峰面积或峰高；

A_R——对照品的峰面积或峰高；

c_X——供试品的浓度，mol/L；

c_R——对照品的浓度，mol/L。

供试品中原料药含量计算公式：

$$原料药含量 = \frac{\frac{A_X}{A_R} \times c_R V_X D}{V} \times 100\%$$

式中 c_R——对照品的浓度，mg/mL；

A_X——供试品的峰面积；

A_R——对照品的峰面积；

V_X——供试品溶液体积，mL；

D——供试品溶液稀释倍数；

V——供试品取样量，mL。

原料药与标示量比计算公式：

$$含量与标示量比 = \frac{\frac{A_X}{A_R} \times c_R V_X D \bar{V}}{V \times 标示量} \times 100\%$$

式中 c_R——对照品的浓度，mg/mL；

A_X——供试品的峰面积；

A_R——对照品的峰面积；

V——供试品溶液体积，mL；

$\bar{V}$——单位制剂的平均装液量，mL；

D——供试品溶液稀释倍数；

V——供试品取样量，mL；

标示量——mg/mL。

(4) 注意事项

当采用外标法测定时，以手动进样器定量环或自动进样器进样为宜。

外标法要求进样量十分准确，必须严格控制在与标准物相同的操作条件下进行，否则造成分析误差，得不到准确的测量结果。

探索与研究

（1）查阅相关文献资料，设计一种液相色谱内标法检测氯霉素滴眼液含量的方法。

（2）氯霉素滴眼液中辅料羟苯乙酯（防腐剂）在相同条件下出峰，可能干扰氯霉素定量，请提出两种解决方法（如改变洗脱程序或检测波长）。

课后自测题

不定项选择题

（1）关于高效液相色谱法，下列说法正确的是（　　）。

A. 流动相为液体，流经色谱柱时，必须对载液加高压

B. 分析速度快、分离效能高

C. 紫外检测器可达 0.01ng，灵敏度高

D. 色谱柱可反复使用、样品易回收

自测题
参考答案

（2）以键合非极性基团的载体为填充剂填充而成的色谱柱，称为（　　）色谱柱。

A. 正相　　B. 反相　　C. 离子交换　　D. 手性分离

（3）液相色谱仪中紫外-可见分光检测器的响应值与被测物质的量在一定范围内呈（　　）关系。

A. 线性　　B. 指数　　C. 对数　　D. 不相关

（4）反相色谱系统的流动相常用系统是（　　）。

A. 甲醇-水　　B. 乙腈-水　　C. 二氯甲烷　　D. 正己烷

（5）液相色谱系统的适用性试验中，用于评价色谱柱效能的是（　　）。

A. 分离度　　B. 灵敏度　　C. 理论塔板数　　D. 拖尾因子

知识拓展

研究人员开发了一种高分辨采样二维液相色谱方法，通过多中心切割阀对第一维色谱图中的前维生素 D_3 和维生素 D_3 2 个目标峰进行多次连续切割并利用多组小体积样品环不间断收集，将第一维中 2 个目标峰完整注入第二维液相系统，实现目标组分与油性辅料的分离和准确定量。第一维液相色谱采用 Thermo HYPERSIL Gold Silica（100mm×2.1mm，1.9μm）

知识拓展
参考资料

色谱柱，以正己烷-正戊醇（体积比 996：4）为流动相，流速 0.2mL/min，检测波长 265nm，柱温 40℃；第二维液相色谱采用 ShimPack Velox Hilic（50mm×2.1mm，2.7μm）色谱柱，以正己烷-正戊醇-异丙醇（体积比 98：1：1）为流动相，流速 0.5mL/min，检测波长 265nm，柱温 40℃。二维接口采用六位十四通阀，并配置 2 个多中心切割阀，对前维生素 D_3 峰和维生素 D_3 峰进行多次连续切割。结果发现，维生素 D_3 质量浓度在 1.018～5.092mg/mL 范围内线性关系良好（$r \geqslant 0.9998$），前维生素 D_3 和维生素 D_3 精密度试验 RSD 分别为 0.95%和 0.40%，重复性试验 RSD 为 0.41%，平均加标回收率为 101.4%。供试品溶液在 4℃和 10℃放置 12 h 稳定，RSD 分别为 0.58%、0.66%。采用本法测得 6 批维生素 D 滴剂样品中维生素 D_3 的含量分别为 100.4%、101.6%、100.9%、101.6%、102.7%、101.6%，与采用《中华人民共和国药典》（2025 年版）四部通则 0722 第四法所测结果基本一致。该方法具有优异的灵敏度、重复性和定量准确性，且省去烦琐的样品前处理步骤，缩短分析时间，改善长样品环带来的峰展宽等问题，显著提高了维生素 D_3 的含量测定效率，降低分析成本，为维生素 D 滴剂等主要成分与辅料难分离制剂的准确定量提供新方法 。

实验 15　气相色谱法测定维生素 E 片的含量

引言

气相色谱法（gas chromatography，GC）是一种高效的分离分析技术，主要用于挥发性或半挥发性化合物的定性和定量分析。其核心原理是利用样品中各组分在固定相和流动相之间的分配差异实现分离。在气相色谱系统中，样品通过进样器进入色谱柱，载气（如氮气、氢气或氦气）将样品带入色谱柱。色谱柱内填充或涂覆有固定相，不同组分因与固定相的相互作用力不同，在柱内的移动速度也不同，从而实现分离。分离后的组分依次进入检测器进行检测。常用的检测器包括火焰离子化检测器（FID）、热导检测器（TCD）、电子捕获检测器（ECD）等。检测器将各组分的浓度信号转换为电信号，并记录下来形成色谱图。通过分析色谱图中的峰位置和峰面积，可以对样品中的成分进行定性和定量分析。气相色谱法所用的仪器为气相色谱仪，由载气源、进样系统、色谱柱、柱温箱、检测器和数据处理系统等组成。进样部分、色谱柱和检测器的温度均应根据分析要求适当设定。

气相色谱法具有高分离效率、高灵敏度、分析速度快等优点，广泛应用于环境监测、食品安全、药物分析、石油化工等领域。然而，气相色谱法也存在一定的局限性。例如，它对非挥发性或热不稳定化合物的分析能力有限，样品通常需要经过预处理以满足分析要求。此外，气相色谱法的设备成本较高，操作和维护需要一定的专业知识。尽管如此，气相色谱法仍然是现代分析化学中不可或缺的重要工具，其应用范围和技术水平仍在不断扩展和提升。

实验目的

（1）明确气相色谱仪的结构、工作原理及基本操作。

（2）学会气相色谱法测定维生素 E 含量。

实验原理

实验原理(PPT)

维生素 E 是一种脂溶性维生素，又称生育酚，是最主要的抗氧化剂之一。维生素 E 有合成型或天然型两种，合成型为(±)-2,5,7,8-四甲基-2-(4,8,12-三甲基十三烷基)-6-苯并二氢吡喃醇醋酸酯或 *dl*-*α*-生育酚醋酸酯，天然型为(+)-2,5,7,8-四甲基-2-(4,8,12-三甲基十三烷基)-6-苯并二氢吡喃醇醋酸酯或 *d*-*α*-生育酚醋酸酯。维生素 E 有 *α*-生育酚、*β*-生育酚、*γ*-生育酚和 *δ*-生育酚四种异构体，其中 *α*-生育酚的生物活性最高。维生素 E 为淡黄色油状液体，不溶于水，易溶于脂肪和有机溶剂（如乙醇、乙醚、丙酮等），对热和酸稳定，但在碱性环境中易被氧化，暴露在光、热和空气中会逐渐降解。它是一种重要的抗氧化剂，能够清除自由基，保护细胞膜免受氧化损伤，从而维持细胞结构和功能的完整性。维生素 E 具有多种生理功能，包括抗氧化、抗炎、保护心血管健康、增强免疫功能以及延缓衰老等。它能够抑制低密度脂蛋白（LDL）的氧化，预防动脉粥样硬化，同时促进血管扩张，改善血液循环。此外，维生素 E 还对生殖系统有保护作用，能够维持其正常的生育能力。在临床上，维生素 E 常用于治疗和预防因维生素 E 缺乏引起的疾病，如溶血性贫血、神经肌肉功能障碍等，同时也用于辅助治疗心血管疾病、糖尿病并发症以及某些皮肤病。

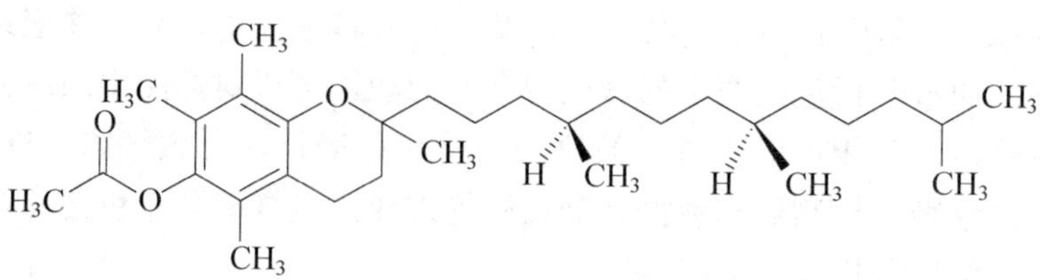

合成型

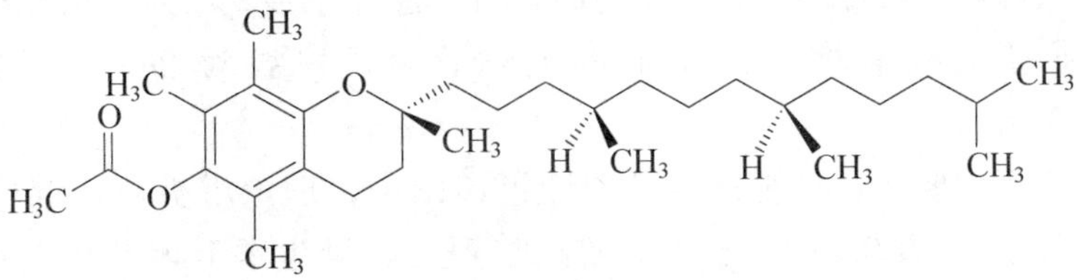

天然型

维生素 E 的结构式

气相色谱法具有高度选择性，可分离具有挥发性的维生素 E 及其异构体，选择性地测定维生素 E，目前该法为各国药典所用。尽管维生素 E 的沸点可达到 350℃，但仍可不需要衍生化，直接用气相色谱法测定含量，一般采用内标法。内标法是将一定质量的纯物质作为内标物加到一定量的被分析样品混合物中，然后对含有内标物的样品进行色谱分析，分别测定内标物和待测组分的峰面积（或峰高）及相对校正因子，按公式即可求出被测组分在样品中的百分含量。维生素 E 片中维生素 E（$C_{31}H_{52}O_3$）应为标示量的 90.0%～110.0%。

实验材料

（1）试药：维生素 E 片、维生素 E 对照品、正三十二烷*、正己烷*、硅酮（OV-17）。

（2）仪器：气相色谱仪、分析天平。

（3）其他：烧杯、棕色具塞锥形瓶、移液枪等。

正三十二烷、正己烷安全说明

实验方法

（1）溶液的配制

内标溶液：取正三十二烷适量，加正己烷溶解并稀释成每 1mL 中含 1.0mg 的溶液。

供试品溶液：取维生素 E 片 20 片，精密称定，研细，精密称取适量（约为 20mg），置棕色具塞锥形瓶中，精密加内标溶液 10mL，密封瓶塞，振摇使溶解，静置，取上清液。

气相色谱仪的使用视频

对照品溶液：取维生素 E 对照品约 20mg，精密称定，置棕色具塞锥形瓶中，精密加内标溶液 10mL，密封瓶塞，振摇使溶解。

通则0521

（2）气相色谱法测定维生素 E 片的含量（内标法）

照气相色谱法（通则 0521）测定。

色谱条件：用硅酮（OV-17）为固定液，涂布浓度为2%的填充柱，或用100%二甲基聚硅氧烷为固定液的毛细管柱；柱温为265℃；进样体积1～3μL。

系统适用性要求：系统适用性溶液色谱图中，理论塔板数按维生素E峰计算不低于500（填充柱）或5000（毛细管柱），维生素E峰与正三十二烷峰之间的分离度应符合规定。

记录色谱图至主成分峰保留时间的2倍。

（3）含量计算

精密量取对照品溶液适量，取一定量进样，记录色谱图。测量对照品和内标物质的峰面积或峰高，按下式计算校正因子：

$$\text{校正因子}(f)=\frac{A_S/c_S}{A_R/c_R}$$

式中　A_S——内标物质的峰面积或峰高；

A_R——对照品的峰面积或峰高；

c_S——内标物质的浓度，mg/mL；

c_R——对照品的浓度，mg/mL。

精密量取供试品溶液适量，取一定量进样，记录色谱图。测量供试品中待测成分和内标物质的峰面积或峰高，按下式计算含量：

$$\text{含量}(c_X)=f\times\frac{A_X}{A'_S/c'_S}$$

式中　A_X——供试品的峰面积或峰高；

A'_S——内标物质的峰面积或峰高；

c_X——供试品的浓度，mg/mL；

c'_S——内标物质的浓度，mg/mL；

f——内标法校正因子。

（4）注意事项

初次测定时，可先经预试验以确定仪器参数，根据预试验情况，可适当调节柱温、载气流速、进样量等，使色谱峰的保留时间、分离度、峰面积或峰高的测量能符合要求。

探索与研究

（1）某维生素E软胶囊经GC检测发现：维生素E主峰前出现未知小峰（保留时间短，面积约占5%）；重复测定时内标物峰面积波动>10%。结合维生素E的化学性质，推测未知小峰可能为何种物质（提示：考虑氧化产物如

α-生育酚醌或溶剂残留)？设计实验验证该未知物是否影响含量测定结果（需明确步骤与判断标准）。

（2）查阅相关文献资料，设计一种植物油脂提取物含量的气相色谱法检测方法。

课后自测题

不定项选择题

自测题参考答案

（1）关于气相色谱法，下列说法不正确的是（　　）。

A. 用气体作为流动相的色谱法

B. 利用物质的沸点、极性及吸附性质的差异来实现混合物的分离

C. 根据图中出峰时间和顺序，可对化合物进行定量分析

D. 根据峰的高低和面积大小，可对化合物进行定性分析

（2）气相色谱仪最常用的载气为（　　）。

A. 氦　　B. 氮　　C. 氢　　D. 氧

（3）气相色谱仪进样方式一般可采用（　　）。

A. 溶液直接进样　　B. 自动进样

C. 顶空进样　　D. 接口进样

（4）气相色谱仪的检测器中，对碳氢化合物响应良好，适合检测大多数药物的是（　　）。

A. 火焰离子化检测器　　B. 热导检测器

C. 氮磷检测器　　D. 质谱检测器

（5）气相色谱法测定维生素 E 含量，与其（　　）性质有关。

A. 脂溶性　　B. 抗氧化性　　C. 热稳定　　D. 碱不稳定

知识拓展

知识拓展参考资料

我国因误服农药或使用农药投毒、自杀等中毒事件时有发生，尽快确定毒物的种类和浓度对临床医生诊治至关重要。有研究建立了一种 QuEChERS 结合气相色谱质谱法（GC-MS/MS)，是可以快速测定血清中 20 种有机磷和氨基甲酸酯类农药含量的分析方法。血清加入乙腈进行提取，应用 QuEChERS 法进行净化，采用反应监测模式（SRM）对血清中多种农药进行定性定量分析。结果发现，血清中 20 种农药在 50～1000μg/L 浓度范围内线性关系良好，相关系数 r 为 0.9982～0.9998，检测限（LOD）为 0.1～1.5μg/L，

定量限（LOQ）为 0.3～4.8μg/L，平均回收率为 79.8%～97.0%，相对标准偏差（RSD）为 2.1%～6.9%。该方法简单、快速、准确、灵敏高，适用于人血清中 20 种有机磷和氨基甲酸酯类农药的快速筛查与定量检测。

第 3 章

生物药物综合质量分析实验

实验 16 胸腺五肽注射液的质量分析

引言

胸腺五肽是一种由五个氨基酸组成的多肽，其分子式为 $C_{30}H_{49}N_9O_9$，分子量为 679.77。它的氨基酸序列为 H-Arg-Lys-Asp-Val-Tyr-OH，结构中含有精氨酸（Arg）、赖氨酸（Lys）、天冬氨酸（Asp）、缬氨酸（Val）和酪氨酸（Tyr），通过肽键连接形成线性多肽链。胸腺五肽易溶于水，在酸性或中性条件下稳定，但在强碱性环境中可能发生降解。它对热敏感，高温可能导致其结构破坏，因此通常需在低温下保存。胸腺五肽注射液为胸腺五肽的灭菌水溶液，含胸腺五肽应为标示量的 90.0%～110.0%。

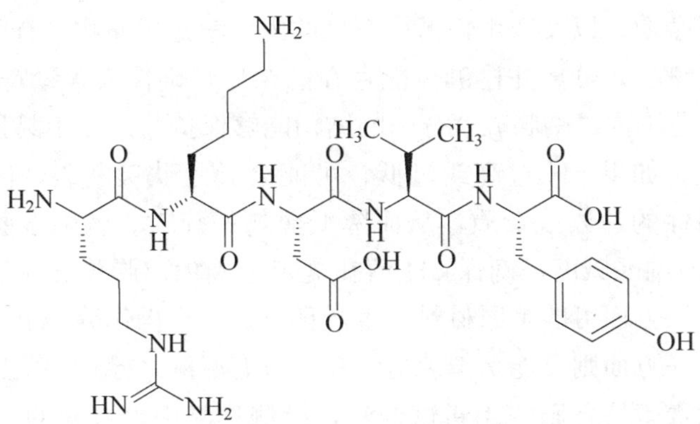

胸腺五肽结构式

胸腺五肽具有显著的免疫调节作用，能够促进 T 细胞的成熟和分化，增强机体的细胞免疫功能。它通过刺激胸腺细胞的增殖和分泌胸腺激素，提高免疫系统的抗感染和抗肿瘤能力。临床上，胸腺五肽主要用于治疗免疫功能低下相关的疾病，如慢性病毒感染、肿瘤辅助治疗以及免疫缺陷症等。其药效显著且副作用较少，是一种重要的免疫调节药物。

实验目的

（1）熟知胸腺五肽的结构、理化特征和临床应用。

（2）明确胸腺五肽注射液的质量分析项目及原理。

（3）学习注射剂剂型的检查方法。

实验原理

胸腺五肽注射液的鉴别主要采用双缩脲法和高效液相色谱法。双缩脲法基于胸腺五肽中肽键与双缩脲试剂反应生成紫色配合物的特性，双缩脲试剂（碱性铜溶液）与肽键中的酰胺基团（—CONH—）发生配位反应，形成紫色配合物。高效液相色谱法通过色谱柱分离胸腺五肽与其他成分，利用其特定的保留时间进行鉴别。

实验原理(PPT)

胸腺五肽注射液的检查包括有关物质、pH 值和细菌内毒素等项目。胸腺五肽注射液中的有关物质包括合成时残留的未反应氨基酸等原料，因反应异常产生的错接或缺失肽段等副产物，储存与生产中形成的水解断裂肽段及半胱氨酸氧化等降解产物，分子间通过非共价键或化学反应聚集而成的二聚体等聚合物，还有生产工艺引入的甲醇等有机溶剂残留、金属设备，催化剂带来的铁铜锌等金属离子杂质，以及微生物污染产生的内毒素等代谢物。有关物质检查采用高效液相色谱法，分离并检测可能存在的杂质，确保其含量符合规定限度。在适宜的 pH 范围内，胸腺五肽分子的结构能够保持稳定，不易发生水解、氧化等化学反应；如果 pH 过高或过低，可能会导致肽键断裂，使药物发生降解，生成无活性的片段或杂质，从而降低药物的疗效。胸腺五肽注射液使用 pH 计测量溶液的酸碱度，确保 pH 值在规定范围内。胸腺五肽注射液中出现细菌内毒素，一方面可能是原材料、生产环境、生产操作等环节引入了含内毒素的细菌，另一方面则可能是包装与储存环节有漏洞，导致细菌进入并产生内毒素。细菌内毒素检查则使用鲎试剂法，检测样品中内毒素的含量，确保其低于限值。

胸腺五肽注射液的含量测定采用高效液相色谱法。通过色谱柱分离胸腺五肽，利用紫外检测器测定其峰面积，并与标准品的峰面积进行比较，计算样品中胸腺五肽的含量，确保其符

高效液相色谱仪的使用视频

合规定的质量标准。

实验材料

（1）试药：胸腺五肽注射液（1mL∶10mg规格）、胸腺五肽对照品、鲎试剂、细菌内毒素标准品、硫酸铜、酒石酸钾钠、碘化钾、氢氧化钠*、氯化钠、聚山梨酯80、硫乙醇酸盐流体培养基、胰酪大豆胨液体培养基、胰酪大豆胨琼脂培养基、沙氏葡萄糖液体培养基、沙氏葡萄糖琼脂培养基等。

氢氧化钠的试剂安全说明

（2）仪器：高效液相色谱仪、恒温水浴锅、渗透压摩尔浓度测定仪、超净工作台、高压蒸汽灭菌锅等。

（3）其他：反相C_{18}分析型色谱柱、量筒、容量瓶、真空过滤器、无热原玻璃器皿、薄膜过滤器（孔径不大于0.45μm，直径约50mm）等。

实验方法

（1）溶液的配制

双缩脲试液：取硫酸铜1.5g、酒石酸钾钠6.0g和碘化钾5.0g，加水500mL使溶解，边搅拌边加入10%氢氧化钠溶液300mL，用水稀释至1000mL，混匀，即得。

0.9%无菌氯化钠溶液：准确称取9.0g氯化钠，加适量水溶解，定容至1000mL，分装，灭菌。

含0.5g/mL聚山梨酯80的0.9%无菌氯化钠溶液：准确称取9.0g氯化钠，加适量水溶解。称取0.5g聚山梨酯80，加入氯化钠溶液中，搅拌均匀，定容至1000mL，分装，灭菌。

（2）胸腺五肽注射液的质量检查

1）鉴别

取供试品溶液2mL，加胸腺五肽项下的双缩脲试液2滴，混匀后观察，应显蓝紫色或紫红色。

在利用高效液相色谱法测定含量时，色谱图中供试品溶液主峰的保留时间应与对照品溶液主峰的保留时间一致。

通则0631

2）检查

① pH值。依法测定pH值（通则0631）。取供试品胸腺五肽注射液（1mL∶10mg规格）1支，水浴处理使温度稳定在25℃。将校正后的pH计电极浸入待测液中，轻轻搅动溶液，待pH计读数稳定后读取。pH值应为6.0～8.0。

② 有关物质检查。取胸腺五肽注射液适量，用流动相稀释成 1mg/mL 的供试品溶液。精确量取检查供试品溶液 1mL，用流动相稀释定容至 100mL，制成 0.01mg/mL 的对照溶液。参照高效液相色谱法测定（通则 0512）。

通则0512

色谱检测条件：填充剂为十八烷基硅烷键合硅胶色谱柱（反相 C_{18} 色谱柱），流动相为磷酸盐缓冲液（pH 7.0）-甲醇（体积比 90∶10），流速为 1mL/min，检测波长为 275nm；进样量 10μL。

系统适用性要求：要求理论塔板数按胸腺五肽峰计算不低于 1200。

测定法：按照色谱检测条件程序，分别对供试品溶液与对照品溶液进行色谱检测，检测时长为主峰保留时间的 2.5 倍时长。根据供试品溶液和检查对照品溶液的色谱图，测量色谱图上主峰和杂质峰的面积。供试品溶液色谱图中单个杂质峰面积不得大于检查对照品溶液的主峰面积（1.0%），各杂质峰面积之和不得大于对照品溶液主峰面积的 2 倍（2.0%）。

③ 细菌内毒素。取本品，依法检查（通则 1143 凝胶限度法），每 1mg 胸腺五肽中含内毒素的量应小于 5.0EU（内毒素单位）。

通则1143

鲎试剂灵敏度复核试验：根据鲎试剂灵敏度的标示值（λ），将细菌内毒素标准品用细菌内毒素检查用水溶解，在旋涡混合器上混匀 15 分钟或参照标准品说明书中要求的混匀时间进行操作，制成至少包含 2λ、λ、0.5λ 和 0.25λ 四个浓度的内毒素标准溶液。取不同浓度的细菌内毒素标准溶液各 0.1mL，分别与 0.1mL 的鲎试剂溶液混合，每一个内毒素浓度平行做 4 管；另外取 2 管加入等体积的细菌内毒素检查用水作为阴性对照。将试管中溶液轻轻混匀后，封闭管口，垂直放入（37±1)℃的恒温器中，保温（60±2）min。

将试管从恒温器中轻轻取出，缓缓倒转 180°，若管内形成凝胶，并且凝胶不变形、不从管壁滑脱者为阳性；未形成凝胶或形成的凝胶不坚实、变形并从管壁滑脱者为阴性。保温和拿取试管过程应避免受到振动，造成假阴性结果。

当最低浓度管均为阴性，阴性对照管为阴性，试验方为有效。按公式：$\lambda_c = \mathrm{antilg}(\sum X/n)$（$X$ 为反应终点浓度的对数值，n 为平行管数）计算反应终点浓度的几何平均值，即为鲎试剂灵敏度的测定值（λ_c）。当 λ_c 在 0.5λ～2λ（包括 0.5λ 和 2λ）时，方可用于细菌内毒素检查，并以标示灵敏度 λ 为该批鲎试剂的灵敏度。

干扰试验：按表 3-1 制备溶液 A、B、C 和 D，使用的供试品溶液应为未检验出内毒素且不超过最大有效稀释倍数（MVD）的溶液，按鲎试剂灵敏度复核试验项下操作，并计算溶液 C 和溶液 B 的反应终点浓度的几何平均值。只有当溶液 A 和阴性对照品溶液 D 的所有平行管都为阴性，并且系列溶液 C 的结果符合鲎试剂灵敏度复核试验要求时，试验方为有效。当系列溶液 B 的结果在 0.5λ～2λ 之间（包括 0.5λ 和 2λ）时，认为供试品在该浓度下无干扰作用。其他情况则认为供试品在该浓度下存在干扰作用。若供试品溶液在小于 MVD 的稀释倍数下对试验有干扰，应将供试品溶液进行不超过 MVD 的进一步稀释，再重复干扰试验。

表 3-1　凝胶检测技术干扰试验溶液的制备

编号	内毒素浓度/被加入内毒素的溶液	稀释用液	稀释倍数	所含内毒素的浓度	平行管数
A	无/供试品溶液	—	—	—	2
B	2λ/供试品溶液	供试品溶液	1	2λ	4
			2	λ	4
			4	0.5λ	4
			8	0.25λ	4
C	2λ/检查用水	检查用水	1	2λ	2
			2	λ	2
			4	0.5λ	2
			8	0.25λ	2
D	无/检查用水	—	—	—	2

凝胶限度法：按表 3-2 制备溶液 A、B、C 和 D。使用稀释倍数不超过 MVD 并且已经排除干扰的供试品溶液来制备溶液 A 和 B。按鲎试剂灵敏度复核试验项下操作。

表 3-2　凝胶限度试验溶液的制备

编号	内毒素浓度/配制内毒素的溶液	平行管数
A	无/供试品溶液	2
B	2λ/供试品溶液	2
C	2λ/检查用水	2
D	无/检查用水	2

注：A 为供试品溶液；B 为供试品阳性对照；C 为阳性对照；D 为阴性对照。

保温 60 分钟±2 分钟后观察结果。若阴性对照品溶液 D 的平行管均为阴性，供试品阳性对照品溶液 B 的平行管均为阳性，阳性对照品溶液 C 的平行管均为阳性，试验有效。

若溶液 A 的两个平行管均为阴性，判定供试品符合规定。若溶液 A 的两个平行管均为阳性，判定供试品不符合规定。若溶液 A 的两个平行管中的一管为阳性，另一管为阴性，需进行复试。复试时溶液 A 需做 4 支平行管，若所有平行管均为阴性，判定供试品符合规定，否则判定供试品不符合规定。

④ 其他。应符合注射剂项下有关的各项规定（通则 0102）。

（A）装量。取供试品 5 支，开启时注意避免损失，将内容物分别用相应体积的干燥注射器（体积不大于供试品体积的 3 倍）及 21G 注射针头（不短于 2.5cm）抽尽，排尽气泡，然后缓慢连续地注入经标化的量入式量筒内（使待测体积至少占量筒额定体积的 40%，不排出针头中的液体），在室温下检视。每支（瓶）的装量均不得少于其标示装量。

通则0102

（B）可见异物。按照可见异物检查法（通则 0904）检查。

检查装置：带有遮光板的日光灯光源（光照度可在 1000～4000lx 范围内调节）；不反光的黑色背景；不反光的白色背景和底部（供检查有色异物）；反光的白色背景（指遮光板内侧）。

检查人员条件：远距离和近距离视力测验，均应为 4.9 及以上（矫正后视力应为 5.0 及以上），应无色盲。

通则0904

检查步骤：取供试品 20 支，除去容器标签，擦净容器外壁，必要时将药液转移至洁净透明的适宜容器内。将供试品置遮光板边缘处，在明视距离（通常为 25cm），手持容器颈部，轻轻旋转和翻转容器（但应避免产生气泡），使药液中可能存在的可见异物悬浮，分别在黑色和白色背景下目视检查，重复观察，总检查时限为 20 秒。供试品装量每支在 10mL 及 10mL 以下的，每次检查可手持 2 支。供试品溶液中有大量气泡产生影响观察时，需静置足够时间至气泡消失后检查。无色透明容器包装的无色供试品溶液，光照度应为 1000～1500lx；用透明塑料容器包装的有色供试品溶液或棕色透明容器包装的供试品，光照度应为 2000～3000lx。

结果判定：供试品中不得检出金属屑、玻璃屑、长度超过 2mm 的纤维、最大粒径超过 2mm 的块状物、静置一定时间后轻轻旋转时肉眼可见的烟雾状微粒沉积物、无法计数的微粒群或摇不散的沉淀以及在规定时间内较难计数的蛋白质絮状物等明显可见异物。

供试品中如检出点状物、2mm 以下的短纤维和块状物等微细可见异物，生化药品或生物制品若检出半透明的小于约 1mm 的细小蛋白质絮状物或蛋白质颗粒等微细可见异物，每支（瓶）中微细可见异物不得超过 3 个。如仅有 1 支（瓶）超出，符合规定；如检出 2 支（瓶）超出，再取 20 瓶复试；如检出

3 支（瓶）及以上超出，不符合规定；初、复试 40 支（瓶），2 支（瓶）以上超出，不符合规定。

（C）不溶性微粒。取供试品，依法检查（通则 0903 第二法），每个供试品容器中含 10μm 及 10μm 以上的微粒不得超过 3000 粒，含 25μm 及 25μm 以上的微粒不得超过 300 粒。

通则0903

检查前的准备：在洁净工作台上将滤器用微粒检查用水（或其他适宜溶剂）冲洗至洁净，用平头无齿镊子夹取测定用滤膜，用微粒检查用水（或其他适宜溶剂）冲洗后，置于滤器托架上；固定滤器，倒置，反复用微粒检查用水（或其他适宜溶剂）冲洗滤器内壁，控干后安装在抽滤瓶上，备用。

检查法：取供试品至少 4 个，用水将容器外壁洗净，在洁净工作台上小心翻转 20 次，使混合均匀，立即小心开启容器，用无菌注射器直接抽取每个容器中的全部溶液，沿滤器内壁缓缓注入经预处理的滤器（滤膜直径 13mm）中。静置 1 分钟，缓缓抽滤至滤膜近干，再沿滤器内壁缓缓注入 25mL 微粒检查用水，洗涤并抽滤至滤膜近干，然后用平头镊子将滤膜移置平皿上（必要时，可涂抹极薄层的甘油使滤膜平整），微启盖子使滤膜适当干燥后，将平皿闭合，置于显微镜载物台上。调好入射光，放大 100 倍进行显微测量，调节显微镜至滤膜格栅清晰，移动坐标轴，分别测定有效滤过面积上最长粒径大于 10μm 和 25μm 的微粒数。计算三个供试品测定结果的平均值。

（D）渗透压摩尔浓度。参照渗透压摩尔浓度测定法（通则 0632）测定。

通则0632

渗透压摩尔浓度测定仪校正用标准溶液的制备：取基准氯化钠试剂，于 500～650℃干燥 40～50 分钟，置于干燥器（硅胶）中放冷至室温。根据需要，按表 3-3 中相关数据，精密称取适量，溶于 1kg 水中，摇匀即得。

表 3-3　渗透压摩尔浓度测定仪校正用标准溶液

每 1kg 水中氯化钠的质量/g	毫渗透压摩尔浓度/(mOsmol/kg)	冰点下降温度 ΔT/℃
3.084	100	0.186
6.260	200	0.372
9.463	300	0.558
12.684	400	0.744
15.916	500	0.930
19.147	600	1.116
22.380	700	1.302

供试品溶液的制备：供试品直接测定或稀释，使其摩尔浓度处于测定范围内。

测定法：按仪器说明书操作，首先取适量新沸放冷的水调节仪器零点，然后由表中选择两种标准溶液（供试品溶液的渗透压摩尔浓度应介于两者之间）校正仪器，再测定供试品溶液的渗透压摩尔浓度或冰点下降值。

（E）无菌。按照无菌检查法（通则 1101），采用薄膜过滤法检查。

通则1101

培养基的适用性检查——无菌性检查：每批随机取部分培养基，置各培养基规定的温度下培养 14 天，应无菌生长。

培养基的适用性检查——灵敏度检查：接种金黄色葡萄球菌、铜绿假单胞菌、枯草芽孢杆菌的新鲜培养物至胰酪大豆胨液体培养基中或胰酪大豆胨琼脂培养基上，接种生孢梭菌的新鲜培养物至硫乙醇酸盐流体培养基中，30～35℃培养 18～24 小时；接种白色念珠菌的新鲜培养物至沙氏葡萄糖液体培养基中，20～25℃培养 2～3 天，上述培养物用 0.9%无菌氯化钠溶液制成适宜浓度菌悬液。接种黑曲霉至马铃薯葡萄糖琼脂培养基上，20～25℃培养 5～7 天或直到获得丰富的孢子，加入适量含 0.5g/mL 聚山梨酯 80 的 0.9%无菌氯化钠溶液，将孢子洗脱。然后，采用适宜的方法吸出孢子悬液至无菌试管内，用含 0.5g/mL 聚山梨酯 80 的 0.9%无菌氯化钠溶液制成适宜浓度的孢子悬液。

取适宜装量的硫乙醇酸盐流体培养基 7 支，分别接种不大于 100cfu 的金黄色葡萄球菌、铜绿假单胞菌、生孢梭菌各 2 支，另 1 支不接种作为空白对照；取适宜装量的胰酪大豆胨液体培养基 7 支，分别接种不大于 100cfu 的枯草芽孢杆菌、白色念珠菌、黑曲霉各 2 支，另 1 支不接种作为空白对照。接种细菌的培养管培养时间不超过 3 天，接种真菌的培养管培养时间不得超过 5 天。空白对照管应无菌生长，若加菌的培养基管均生长良好，判断该培养基的灵敏度检查符合规定。

方法适用性试验（薄膜过滤法）：金黄色葡萄球菌、枯草芽孢杆菌、生孢梭菌、白色念珠菌、黑曲霉的菌株及菌液制备同培养基灵敏度检查。大肠埃希菌的菌液制备方法同金黄色葡萄球菌。按供试品的无菌检查要求，取每种培养基规定接种的供试品总量，采用薄膜过滤法过滤，冲洗，在最后一次的冲洗液中加入不大于 100cfu 的试验菌，过滤。加培养基至滤筒内，接种金黄色葡萄球菌、大肠埃希菌、生孢梭菌的滤筒内加硫乙醇酸盐流体培养基；接种枯草芽孢杆菌、白色念珠菌、黑曲霉的滤筒内加胰酪大豆胨液体培养基。另取一装有同体积培养基的容器，加入等量试验菌，作为对照。置规定温度培养，培养时间不得超过 5 天。试验结果与对照管比较，如含供试品各容器中的试验菌均生长良好，则说明供试品的该检验量在该检验条件下无抑菌作用或其抑菌作用可以忽略不计，照此检查方法和检查条件进行供试品的无菌检查。如含供试品的任一容器中的试验菌生长微弱、缓慢或不生长，则说明供试品的该检验量在该检验条件下有抑菌作用，应采用增加冲洗量、增加培养基的用量、使用中和剂或灭活剂、更换滤膜品种等方法，消除供试品的抑菌作用，并重新进行方法适用性试验。

方法适用性试验也可与供试品的无菌检查同时进行。

供试品无菌检查（薄膜过滤法）：薄膜过滤器过滤前，先将少量的 0.9% 无菌氯化钠溶液过滤，以润湿滤膜。取规定量样品，直接用薄膜过滤器过滤，或混合至含不少于 100mL 适宜稀释液的无菌容器中，混匀，立即过滤。1 份滤器中加入 100mL 硫乙醇酸盐流体培养基，1 份滤器中加入 100mL 胰酪大豆胨液体培养基。供试品无菌检查时，以金黄色葡萄球菌为阳性对照菌，阳性对照试验的菌液制备同方法适用性试验，加菌量不大于 100cfu，供试品用量同供试品无菌检查时每份培养基接种的样品量。同时，取相应溶剂和稀释液、冲洗液同法操作，作为阴性对照。

将上述接种供试品后的培养基容器分别按各培养基规定的温度培养不少于 14 天，培养期间应定期观察并记录是否有菌生长。如在加入供试品后或在培养过程中，培养基出现浑浊，培养 14 天后，不能从外观上判断有无微生物生长，可取该培养液不少于 1mL 转种至同种新鲜培养基中，将原始培养物和新接种的培养基继续培养不少于 4 天，观察接种的同种新鲜培养基是否再出现浑浊；或取培养液涂片，染色，镜检，判断是否有菌。阳性对照管培养不超过 5 天，应生长良好。阴性对照不得有菌生长。

若供试品管均澄清，或虽显浑浊但经确证无菌生长，判供试品符合规定；若供试品管中任何一管显浑浊并确证有菌生长，判供试品不符合规定，除非能充分证明试验结果无效，即生长的微生物非供试品所含。只有符合下列至少一个条件时方可认为试验无效：(a) 无菌检查试验所用的设备及环境的微生物监控结果不符合无菌检查法的要求；(b) 回顾无菌试验过程，发现有可能引起微生物污染的因素；(c) 在阴性对照中观察到微生物生长；(d) 供试品管中生长的微生物经鉴定后，确证是因无菌试验中所使用的物品和（或）无菌操作技术不当引起的。

试验若经评估确认无效后，应重试。重试时，重新取同量供试品，依法检查，若无菌生长，判供试品符合规定；若有菌生长，判供试品不符合规定。

（3）含量测定

取胸腺五肽注射液5支，混匀后精密量取5mL，用流动相定容至100mL，制成0.5mg/mL的溶液。精密量取胸腺五肽对照品50mg，用流动相定容至100mL，制成0.5mg/mL的溶液。参照上述有关物质检测的色谱条件和要求进行测定。根据供试品溶液和对照品溶液的色谱图，测量色谱图上主峰面积，按照外标法以峰面积计算供试品的含量。供试品含量应为标示量的90.0%～110.0%才符合规定。

供试品溶液浓度、原料药含量、原料药与标示量比的计算公式详见实验14。

（4）注意事项

胸腺五肽为合成多肽，应注意保存条件，以免发生降解。在每一次液相检测进样之前，需要对色谱柱先进行充分平衡，以免造成色谱峰保留时间不稳定。流动相配制好之后均需要利用0.45μm孔径的滤膜进行过滤，以免流动相中的颗粒物造成色谱柱堵塞；流动相在使用前还需超声处理5～10min进行脱气，以免流动相进入色谱柱时析出气体而造成压力不稳定等。

探索与研究

（1）查阅相关文献资料，设计一种利用高效液相色谱法检测胸腺五肽的氨基酸比值的方法。

（2）除双缩脲法外，还有哪些生物药物中肽键的检测方法？查阅相关文献资料，列举2～3种方法，并比较其优缺点。

课后自测题

不定项选择题

自测题
参考答案

（1）下面关于胸腺五肽的描述，正确的是（　　）。

A. 胸腺五肽是一种合成多肽

B. 胸腺五肽由精氨酸、天冬氨酸、赖氨酸、酪氨酸、缬氨酸五种氨基酸组成

C. 胸腺五肽是一种具有抗菌活性的多肽

D. 胸腺五肽能够利用双缩脲试剂进行鉴别

（2）胸腺五肽注射液中的有关物质包括（　　）。

A. 合成中的残留氨基酸原料和副产物

B. 储存中的降解产物

C. 有机溶剂残留、金属离子杂质

D. 细菌内毒素

(3) 以下哪些方法是《中国药典》推荐的细菌内毒素检测方法？(　　)。

A. 高效液相色谱法　　B. 凝胶法

C. 光度测定法　　D. 质谱法

(4) 在细菌内毒素检测中，鲎试剂的作用机制是什么？(　　)。

A. 与内毒素结合形成荧光物质

B. 与内毒素反应形成凝胶或显色

C. 降解内毒素为无毒成分

D. 通过酶促反应水解内毒素

(5) 关于细菌内毒素工作标准品，以下说法正确的是（　　）。

A. 以细菌内毒素国际标准品为基准标定其效价

B. 用于干扰试验及检查法中编号 B 和 C 溶液的制备

C. 用于凝胶法中鲎试剂灵敏度复核试验

D. 用于光度测定法中标准曲线可靠性试验

知识拓展

胸腺是调节免疫系统功能的主要淋巴器官，可抵御病原体、肿瘤、抗原和组织损伤介质。它能产生一系列激素样肽，这些肽能调节生理过程，如刺激或抑制免疫反应、血管生成和伤口愈合。有论文综述了最重要的胸腺激素（胸腺肽 α1、胸腺肽 β4、胸腺素和胸腺生成素）以及纯化胸腺提取物制剂的结构、生物学特性、作用机制和治疗应用。胸腺肽和提取物以多种方式作用于免疫系统：刺激 T 细胞的分化和成熟，调节自然杀伤细胞和树突状细胞的活性，诱导促炎细胞因子的释放。胸腺制剂的一个重要特点是治疗安全——即使长期使用也不会产生副作用。胸腺肽的治疗用途广泛，从参与防御和免疫调节到参与组织再生过程，胸腺肽已被用于治疗肿瘤性疾病、病毒感染、自身免疫性疾病或免疫缺陷。对胸腺肽作用机制的进一步研究可能有助于发现新的治疗目标。

知识拓展
参考资料

实验 17　胃蛋白酶颗粒的质量分析

引言

胃蛋白酶是从猪、羊或牛的胃黏膜中提取制得一种重要的消化酶，主要存在于胃液中，负责分解蛋白质。其结构由 327 个氨基酸残基组成，属于天冬氨酸蛋白酶家族。胃蛋白酶的分子式为 $C_{1857}H_{2889}N_{498}O_{559}S_{10}$，分子质量约为 34.5kDa。其活性中心含有两个天冬氨酸残基（Asp32 和 Asp215），这两个残基在催化过程中起关键作用。胃蛋白酶的最适 pH 值约为 1.5～2.5，在酸性环境下具有较高的活性，随着 pH 值升高，活性逐渐降低，当 pH 值大于 5 时，胃蛋白酶会发生不可逆的变性失活；胃蛋白酶在低温下活性较低，随着温度升高活性增强，但当温度超过一定限度（一般约 60℃以上）时，也会因变性而失去活性；它可溶于水和稀酸溶液，在中性或碱性溶液中则会沉淀析出；胃蛋白酶具有蛋白质的一般特性，如在紫外线照射、某些化学试剂作用下会发生变性，也能与双缩脲试剂发生紫色反应等。此外，它能够特异性水解蛋白质中的芳香族氨基酸（如苯丙氨酸、色氨酸和酪氨酸）的肽键。

胃蛋白酶主要用于治疗消化不良和胃酸分泌不足相关的疾病，可将食物中的蛋白质分解成小的肽片段，能促进消化、改善食欲、辅助营养吸收、缓解消化不良等症状，维护胃肠道健康。它常与稀盐酸联合使用，以增强其活性。此外，胃蛋白酶也被用于生物制药领域，例如在抗体片段的生产中用于特异性切割抗体分子。胃蛋白酶颗粒为类白色至黄色颗粒，每 1g 中含胃蛋白酶活力不得少于 480 单位。

实验目的

（1）熟知胃蛋白酶的结构、理化特征和临床应用。

（2）明确胃蛋白酶颗粒的质量分析项目及原理。

（3）学习颗粒剂剂型的检查方法。

（4）熟练使用紫外-可见分光光度计法测定胃蛋白酶效价。

实验原理

实验原理PPT

胃蛋白酶的鉴定是基于蛋白质的共性特征，通过沉淀反应来实现对其的鉴别。鞣酸是一种多酚类化合物，能够与蛋白质中的碱性氨基酸残基（如赖氨酸、精氨酸）以及肽链中的酰胺键发生相互作用，形成不溶性的蛋白质-鞣酸复合物。胃蛋白酶作为一种蛋白质，其分子表面含有大量的碱性氨基酸残基和肽键，因此与鞣酸接触后会迅速形成沉淀。氯化钡溶液中的钡离子（Ba^{2+}）能够与蛋白质中的酸性氨基酸残基（如谷氨酸、天冬氨酸）以及蛋白质分子表面的羧基（—COOH）发生反应，生成不溶性的钡盐沉淀。胃蛋白酶分子表面含有一定数量的酸性氨基酸残基，因此与氯化钡溶液接触后也会形成沉淀。

胃蛋白酶颗粒的质量分析中，检查酸度、干燥失重和微生物限度是确保其质量、安全性和有效性的重要步骤。胃蛋白酶颗粒质量分析中检查酸度是因为合适的酸度对维持胃蛋白酶的活性和稳定性至关重要，酸度过高或过低会使酶活性中心结构改变、活性降低甚至失活，还可能导致其变性或降解，同时也会影响药物进入胃肠道后是否会对胃肠道黏膜产生刺激，引发不良反应。检查干燥失重是因为胃蛋白酶颗粒有吸湿性，水分过多会使颗粒结块、粘连，影响流动性和分散性，不利于生产、分装和储存，还会加速酶的水解反应，降低药物稳定性，且水分含量过高会使药物实际含量相对降低，影响剂量准确性和治疗效果。检查微生物限度是为了保障用药安全性，防止微生物超标引发感染、炎症等不良反应，同时避免微生物生长繁殖产生的代谢产物与胃蛋白酶发生反应导致药物变质。

作为一种消化性蛋白酶，胃蛋白酶能够催化血红蛋白等蛋白质底物水解，生成含有酪氨酸等氨基酸的产物。酪氨酸等氨基酸在特定波长（275nm）下有特征吸收。在一定条件下，胃蛋白酶的量与催化生成的酪氨酸等产物的量呈正比关系，通过紫外-可见分光光度计测定反应产物在 275nm 波长处的吸光度，根据吸光度与酪氨酸含量的关系以及对照品的情况，即可测得胃蛋白酶颗粒的效价。

实验材料

（1）试药：胃蛋白酶颗粒、牛血红蛋白、酪氨酸对照品、鞣酸*、盐酸*、氯化钡、磷酸二氢钾、无水磷酸氢二钠、氯化钠、蛋白胨、胰酪大豆胨液体培养基、胰酪大豆胨琼脂培养基、沙氏葡萄糖琼脂培养基、麦康凯液体培养基、麦康凯琼脂培养基、RV 沙门菌增菌液体培养基、木糖赖氨酸脱氧胆酸盐琼脂培养基、三糖铁琼脂培养基、大肠埃希菌（*Escherichia coli* CMCC 44102）、乙型副伤寒沙门菌（*Salmonella paratyphi* B CMCC 50094）等。

鞣酸、盐酸的试剂安全说明

（2）仪器：烘箱、分析天平、灭菌锅、培养箱、pH 计、紫外-可见分光光度计等。

紫外-可见分光光度计的使用视频

（3）其他：量筒、容量瓶、试管、一号筛、五号筛等。

实验方法

（1）溶液的配制

5%鞣酸溶液：准确称取 5g 鞣酸置于烧杯中，加入适量蒸馏水，用玻璃棒搅拌至完全溶解，将溶解后的鞣酸溶液转移至 100mL 容量瓶中，定容至 100mL 刻度线，摇匀。配制好的 5%鞣酸溶液应储存在棕色试剂瓶中，避免光照，置于阴凉处保存。如需长期保存，建议冷藏。

25%氯化钡溶液：准确称取 25g 氯化钡置于烧杯中，加入适量蒸馏水，用玻璃棒搅拌至完全溶解，将溶解后的氯化钡溶液转移至 100mL 容量瓶中，定容至 100mL 刻度线，摇匀。配制好的 25%氯化钡溶液应储存在密封的试剂瓶中，避免与空气中的二氧化碳接触（氯化钡会与二氧化碳反应生成碳酸钡沉淀）。置于阴凉处保存。

盐酸溶液：精确量取 1mol/L 盐酸溶液 65mL，加水稀释定容至 1000mL。

血红蛋白试液：精确称取牛血红蛋白 1.0g，加盐酸溶液溶解后定容至 100mL。

酪氨酸对照液：精确称取酪氨酸对照品 50mg，盐酸溶液溶解定容至 100mL。

5%三氯醋酸：精确称取三氯醋酸 5.0g，加水溶解定容至 100mL。

氯化钠-蛋白胨缓冲液：取磷酸二氢钾 3.56g，无水磷酸氢二钠 5.77g，氯化钠 4.30g，蛋白胨 1.00g，加水 1000mL，微温溶解，分装灭菌。

（2）胃蛋白酶颗粒的质量分析

1）鉴别

取本品适量，加水研磨溶解，取滤液，加 5%鞣酸或 25%氯化钡溶液，即生成沉淀。

2）检查

① 酸度。依法测定 pH 值（通则 0631）。取供试品 1.0g，加水 20mL 充分溶解，水浴处理使供试品水溶液温度稳定在 25℃；将校正后的 pH 计电极浸入待测液中，轻轻搅动溶液，待 pH 计读数稳定后读取。pH 值应为 3.0～4.0。

通则0631

② 干燥失重。参照通则 0831 测定。取供试品约 1g 置于经 100℃干燥至恒重的扁形称量瓶（$m_{瓶}$）中，厚度不超过 5mm，精确称量供试品和称量瓶的总质量（$m_{总}$），置于烘箱内，半开瓶盖，在 100℃干燥 4h 后，盖上瓶盖，取出放于干燥器中放冷，然后称量干燥后的总质量（$m_{干}$），计算干燥失重量。干燥失重量应不超过 5.0%。

通则0831

$$干燥失重量=\frac{m_{总}-m_{干}}{m_{总}-m_{瓶}}\times 100\%$$

③ 微生物限度。参照非无菌产品微生物限度检查（微生物计数法）（通则

1105）和控制菌检查法（通则1106）检测。1g供试品中需氧菌总数不得过10^3cfu，霉菌和酵母菌总数不得过10^2cfu，不得检出大肠埃希菌、沙门菌。在进行控制菌检测时，需先对培养基适用性和控制菌检查方法适用性进行检查。在进行需氧菌总数检测时，需先对计数培养基适用性和计数方法适用性进行检查。

通则1105

通则1106

（a）需氧菌、霉菌和酵母菌总数检测（平皿法）：随机抽取不少于2个最小包装的供试品，混合后取10g供试品，用无菌氯化钠-蛋白胨缓冲液（pH 7.0）溶解制成1∶10的供试液，然后再用同一稀释液将供试液进一步10倍梯度稀释。准确吸取0.1mL各稀释度供试液，分别涂布于胰酪大豆胨琼脂培养基平板（测定需氧菌总数）与沙氏葡萄糖琼脂培养基平板（测定霉菌和酵母总数），每个稀释度每种培养基至少做2个平行（或取各稀释度供试液1mL，选用倾注法制备），以稀释液代替供试液进行阴性对照试验。胰酪大豆胨琼脂培养基平板置于30～35℃条件下倒置培养3～5天，沙氏葡萄糖琼脂培养基平板置于20～25℃条件下倒置培养5～7天。观察菌落生长情况，点计平板上生长的所有菌落数，计算各稀释度供试液的平均菌落数，按菌数报告规则报告菌数。菌落蔓延生长成片的平板不宜计数，若同稀释级两个平板的菌落数平均值不小于15，则两个平板的菌落数不能相差1倍或以上。

菌数报告规则：需氧菌总数测定宜选取平均菌落数小于250cfu的稀释度、霉菌和酵母菌总数测定宜选取平均菌落数小于50cfu的稀释度，作为菌数报告的依据。取最高的平均菌落数，计算1g供试品中所含的微生物数，取两位有效数字报告。若各稀释度的平板均无菌落生长，或仅最低稀释度的平板有菌落生长，但平均菌落数小于1时，以<1乘以最低稀释倍数的值报告菌数。

结果判断：需氧菌总数是指胰酪大豆胨琼脂培养基上生长的总菌落数（包括真菌菌落数）；霉菌和酵母菌总数是指沙氏葡萄糖琼脂培养基上生长的总菌落数（包括细菌菌落数）。若因沙氏葡萄糖琼脂培养基上生长的细菌使霉菌和酵母菌的计数结果不符合微生物限度要求，可使用含抗生素（如氯霉素、庆大霉素）的沙氏葡萄糖琼脂培养基或其他选择性培养基（如玫瑰红钠琼脂培养基）进行霉菌和酵母菌总数测定。阴性对照试验应无菌生长，如果阴性对照有菌生长，应进行偏差调查。规定的微生物限度标准解释：10^1cfu可接受的最大菌数为20，10^2cfu可接受的最大菌数为200，10^3cfu可接受的最大菌数为2000。

若供试品的需氧菌总数、霉菌和酵母菌总数的检查结果均符合该品种项下的规定，判供试品符合规定；若其中任何一项不符合该品种项下的规定，判供试品不符合规定。

（b）大肠埃希菌检查（平皿法）：随机抽取不少于2个最小包装的供试品，混合后取10g供试品，用无菌氯化钠-蛋白胨缓冲液（pH 7.0）溶解制成1∶10供试液，取相当于1g供试品的供试液，接种至90mL胰酪大豆胨液体培养基中，混匀，30～35培养18～24h；同时，选择大肠埃希菌（*Escherichia coli* CMCC 44102）为阳性对照菌，接种量不超过100cfu作为阳性对照，选择等量的稀释剂接种作为阴性对照。取培养物1mL接种至100mL麦康凯液体培养基中，42～44℃培养24～48h。取适量麦康凯液体培养物划线接种于麦康凯琼脂培养基平板上，30～35℃培养18～72h。

结果判断：若麦康凯琼脂培养基平板上有菌落生长，应进行分离、纯化及适宜的鉴定试验，确证是否为大肠埃希菌；若麦康凯琼脂培养基平板上没有菌落生长，或虽有生长菌落但鉴定结果为阴性，判供试品未检出大肠埃希菌。

（c）沙门菌检查（平皿法）：随机抽取不少于2个最小包装的供试品，混合后取10g供试品直接加入90mL胰酪大豆胨液体培养基中，混匀，30～35培养18～24h；同时，选择乙型副伤寒沙门菌（*Salmonella paratyphi* B CMCC 50094）为阳性对照菌，接种量不超过100cfu作为阳性对照，选择等量的稀释剂接种作为阴性对照。然后，先取上述培养物0.1mL接种至10mL RV沙门菌增菌液体培养基中，30～35℃培养18～24h，之后再取适量RV沙门菌增菌液体培养物划线接种于木糖赖氨酸脱氧胆酸盐琼脂培养基平板上，30～35℃培养18～48h。挑取在木糖赖氨酸脱氧胆酸盐琼脂培养基平板上生长良好，菌落为淡红色或无色、透明或半透明、中心有或无黑色的菌落，用接种针于三糖铁琼脂培养基高层斜面上进行斜面和高层穿刺接种，培养18～24小时，或采用其他适宜方法进一步鉴定。

结果判断：若木糖赖氨酸脱氧胆酸盐琼脂培养基平板上有疑似菌落生长，且三糖铁琼脂培养基的斜面为红色、底层为黄色，或斜面黄色、底层黄色或黑色，应进一步进行适宜的鉴定试验，确证是否为沙门菌。如果平板上没有菌落生长，或虽有菌落生长但鉴定结果为阴性，或三糖铁琼脂培养基的斜面未见红色、底层未见黄色，或斜面黄色、底层未见黄色或黑色，判供试品未检出沙门菌。

通则0104

④ 其他。应符合颗粒剂项下有关的各项规定（通则0104）。

（a）粒度。取单剂量包装的5袋（瓶）或多剂量包装的1袋（瓶），称定质量，置上层一号筛中（下层五号筛下配有密合的接收容器），保持水平状态过筛，左右往返，边筛动边拍打3min。取不能通过大孔径筛和能通过小孔径筛的颗粒及粉末，称定质量，计算其所占比例（%）。不能通过一号筛与能通过五号筛的颗粒及粉末的总和不得超过 15%。

（b）溶化性。取供试品 10g，加热水 200mL，搅拌 5min，立即观察，可溶颗粒应全部溶化或轻微浑浊，且不得有异物。

（c）装量差异。取供试品 10 袋，除去包装，分别精密称量每袋内容物的质量，求出每袋内容物的装量与平均装量。每袋装量与标示装量比较（若无标示量，则与平均装量相比较），超出装量差异限度的颗粒剂不得多于 2 袋，且不得有 1 袋超出装量差异限度 1 倍（表 3-4）。

表 3-4　装量差异限度表

平均装量或标示量	装量差异限度
1.0g 及 1.0g 以下	±10%
1.0g 以上至 1.5g	±8%
1.5g 以上至 6.0g	±7%
6.0g 以上	±5%

3）效价测定

参照紫外-可见分光光度法（通则 0401）测定。供试品含胃蛋白酶活力不得少于 480 单位。

通则0401

取装量差异项下的内容物，充分混匀，精确称量约相当于胃蛋白酶 240 单位的供试品，加盐酸溶液溶解并定量稀释制成每 1mL 中约含 0.2～0.4 单位的供试品溶液。取 6 支洁净试管，其中 3 支分别精确加入 1mL 酪氨酸对照液，另 3 支分别精确加入 1mL 供试品溶液，37℃±0.5℃水浴先保温 5min，之后分别精确加入 37℃预热的血红蛋白试液 5mL，混匀并准确计时，在 37℃±0.5℃水浴反应 10min，立即加入 5%三氯醋酸溶液 5mL，混匀后过滤，取续滤液备用。另取 2 支试管，精确加入血红蛋白试液 5mL，先于 37℃±0.5℃水浴保温 10min，之后再精确加入 5%三氯醋酸溶液 5mL，其中 1 支加 1mL 供试品溶液，另 1 支加 1mL 盐酸溶液，混匀后过滤，取续滤液分别作为供试品和对照品的空白对照。在 275nm，算出平均值 $\bar{A}_S$ 和 $\bar{A}$，按下式计算。

$$每\ 1g\ 胃蛋白酶颗粒的量 = \frac{\bar{A} W_S n}{\bar{A}_S W \times 10\text{min} \times 181.19\text{g/mol}}$$

式中　$\bar{A}_S$——对照品的平均吸光度；

$\bar{A}$——供试品的平均吸光度；

W_S——每 1mL 对照品溶液中含酪氨酸的质量，μg；

W——每 1mL 供试品溶液中含供试品的质量，μg；

n——供试品稀释倍数，即反应总体积与供试品溶液使用体积的比；

10min——反应时间；

181.19g/mol——酪氨酸的摩尔质量。

在上述条件下，每分钟能催化水解血红蛋白生成 1mol 酪氨酸的酶量，为一个蛋白酶活力单位。

(3) 注意事项

干燥失重检查时，胃蛋白酶颗粒应使用 100℃进行干燥，以免 105℃长时间干燥造成有机物焦化而影响结果的准确性。为避免所选用的培养基和计数方法对所检测的微生物有影响或不适合而造成检查结果的不准确性，均需要先对计数培养基适用性和计数方法适用性进行检查。在利用紫外-可见分光光度法测定效价时，紫外-可见分光光度计应提前 30min 开启预热，所测溶液的浓度应控制以吸光度在 0.2～0.8 之间。

探索与研究

(1) 在胃蛋白酶颗粒的效价测定实验中，若实验过程中发现对照品溶液的吸光度异常偏高，远超正常范围，试分析可能导致这种情况出现的原因有哪些？若要排查问题，你将采取哪些具体的实验步骤？(提示：可从试剂、仪器、操作过程等方面考虑)

(2) 收集市面上 3～5 个不同厂家的胃蛋白酶颗粒样品，采用本次实验方法测定其效价，并结合其他质量指标（如性状、溶解性、pH 值等），对不同厂家的产品质量进行对比分析，并撰写一份简短的报告。

课后自测题

不定项选择题

自测题
参考答案

(1) 关于胃蛋白酶的表述，正确的有哪些？(　　)。

A. 从猪、羊或牛的胃黏膜中提取制得

B. 胃蛋白酶是胃黏膜主细胞重要的分泌蛋白

C. 胃蛋白酶主要在胃部起作用

D. 胃蛋白酶离开胃进入小肠后也具有酶活功能

(2) 胃蛋白酶颗粒为何需检查干燥失重？(　　)。

A. 防止吸潮变质

B. 吸潮后会对胃肠道黏膜产生刺激

C. 保证剂量准确性

D. 水分的存在影响稳定性

（3）关于非无菌产品微生物限度检查的方法有哪些？（　　）。

A. 平皿培养法　　B. 膜过滤培养法

C. 显微计数法　　D. MPN 法

（4）胃蛋白酶颗粒的微生物限度检查包括哪些内容？（　　）。

A. 需氧菌总数测定　　B. 霉菌数测定

C. 控制菌检查　　D. 放线菌检查

（5）下面关于控制菌检查表述正确的有哪些？（　　）。

A. 1g 供试品中不得检出大肠埃希菌

B. 10g 供试品中不得检出沙门菌

C. 控制菌检查常选用鉴别性培养基

D. 培养基和检查方法均需进行适用性检测

知识拓展

为建立测定胃蛋白酶原料药中丙酮和异丙叉丙酮溶剂残留量的气相色谱法，以纯化水为溶剂制备样品，85℃条件下顶空加热 30min；色谱柱为 AgilentDB-Wax 毛细管柱（30m × 0.25mm，0.25μm），程序升温，检测器为火焰离子化检测器，氮气流量为 1.0mL/min，采用外标法定量。结果发现，丙酮、4-甲基-3-戊烯-2-酮的质量浓度分别在 50～400μg/mL（r = 0.9994）和 2～16μg/mL（r = 0.9990）范围内与峰面积线性关系良好；丙酮和 4-甲基-3-戊烯-2-酮的检测限分别为 0.03μg/mL 和 0.09μg/mL，定量限分别为 0.10μg/mL 和 0.30μg/mL；精密度试验中，丙酮、4-甲基-3-戊烯-2-酮峰面积的 RSD 分别为 1.85% 和 2.16%（n = 6）；平均加样回收率分别为 95.87% 和 95.00%，RSD 分别为 1.24% 和 1.90%（n = 9）。该方法操作简便、结果准确、残留溶剂分离度好、灵敏度高、重复性良好，可用于胃蛋白酶原料药中有机溶剂残留量的检测。

知识拓展
参考资料

实验 18　辅酶 Q_{10} 片的质量分析

引言

辅酶 Q_{10}，又称泛醌，一种脂溶性醌类化合物，分子式为 $C_{59}H_{90}O_4$，分子量为 863.36，其化学结构包含 1 个醌环和 1 条由 10 个异戊二烯单元组成的侧链，侧链的长度使其具有强疏水性。醌环上含有两个甲氧基和两个甲基，这些基团对辅酶 Q10 的电子传递功能至关重要。辅酶 Q10 为黄色至橙黄色结晶性粉末，无臭无味，熔点为 49～51℃。它不溶于水，但易溶于有机溶剂如乙醇、乙醚和氯仿。辅酶 Q_{10} 在光照和高温下易分解，因此需避光保存。其氧化还原电位为＋0.04V，使其在细胞呼吸链中作为电子载体发挥作用，参与 ATP 的合成。

辅酶 Q_{10} 在人体中分布广泛，尤其在肝脏、心脏、肾脏和胰脏等组织器官中含量较高，主要作用为驱动人体细胞产生能量，参与线粒体氧化磷酸化与 ATP 的产生过程，调控细胞氧化还原环境，在电子穿膜过程中携带还原电子进入囊泡或带出胞外，并参与内膜和质膜的质子梯度的形成。辅酶 Q_{10} 具有加速细胞更新和新陈代谢、清除活性氧自由基、激发细胞活性、减缓衰老、改善疲劳、增强心脏健康以及抗肿瘤与调节免疫等生理功能。目前已开发出辅酶 Q_{10} 片、辅酶 Q_{10} 注射液与辅酶 Q_{10} 胶囊等制剂。

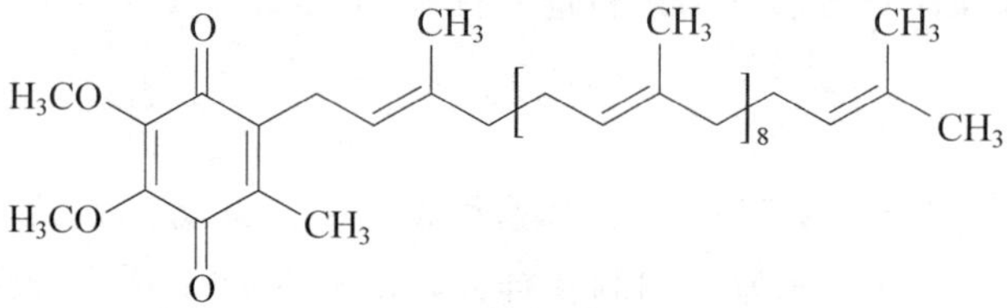

辅酶 Q_{10} 结构式

实验目的

（1）熟知辅酶 Q_{10} 的结构、理化特征和生理功能。

（2）明确辅酶 Q_{10} 片的质量分析项目及原理。

（3）学习片剂剂型的检查。

实验原理

实验原理PPT

辅酶 Q_{10} 片可与硼氢化钠反应或用高效液相色谱法进行鉴别。辅酶 Q_{10} 是醌类化合物，具有氧化性。硼氢化钠是一种强还原剂，能将辅酶 Q_{10} 的醌式结构还原为酚羟基结构，辅酶 Q_{10} 颜色从黄色或橙色变为无色或浅色，即可简便、快速地鉴别辅酶 Q_{10}。在特定的高效液相色谱条件下，包括固定相、流动相的组成和比例、柱温、流速等参数确定时，辅酶 Q_{10} 具有独特的保留时间。将供试品溶液注入高效液相色谱仪后，辅酶 Q_{10} 会在色谱柱中与其他杂质或成分分离，并在特定时间出峰。通过与已知纯度的辅酶 Q_{10} 标准品在相同色谱条件下的保留时间进行对比，如果供试品中出现与标准品保留时间一致的色谱峰，就可以初步判定供试品中含有辅酶 Q_{10}。

辅酶 Q_{10} 片的检查项主要为相关物质及含量均匀度。辅酶 Q_{10} 片中相关物质主要包括其降解产物、异构体、合成中间体以及其他可能的杂质。这些相关物质可能在生产、储存或运输过程中产生，影响辅酶 Q_{10} 的纯度和稳定性。例如，辅酶 Q_{10} 的降解产物可能包括氧化或还原形式，异构体可能包括顺式和反式异构体，合成中间体则可能是在生产过程中未完全反应的化合物。高效液相色谱法能够将辅酶 Q_{10} 与这些相关物质有效分离，并通过紫外检测器或荧光检测器进行定量分析。含量均匀度的检查是药品质量控制的重要环节，直接关系到产品的安全性和有效性。如果含量不均匀，可能导致部分剂量中 Q_{10} 含量过高或过低，影响治疗效果或引发潜在风险。Q_{10} 在制剂中的含量通常较低，其分布不均匀可能导致批次间或批次内的质量差异。通过含量均匀度检查，可以验证生产工艺的稳定性，确保产品的一致性和可靠性，满足药品监管要求，并为患者提供安全有效的治疗剂量。

辅酶 Q_{10} 片的含量测定采用高效液相色谱法。辅酶 Q_{10} 在 275nm 处有强紫外吸收，适合使用紫外检测器进行检测，且 HPLC 能将辅酶 Q10 中的相关物质有效分离，避免干扰，实现准确定量。

实验材料

（1）试药：辅酶 Q_{10} 片、辅酶 Q_{10} 对照品、无水乙醇*、甲醇*、硼氢化钠*等。

（2）仪器：高效液相色谱仪、离心机、升降式崩解仪、水浴锅等。

（3）其他：量筒、棕色容量瓶、试管、具塞离心管、研钵等。

无水乙醇、甲醇、硼氢化钠的试剂安全说明

实验方法

（1）溶液的配制

供试品溶液：取辅酶 Q_{10} 片 20 片，精确称重后于研钵中研磨成粉，混匀，精确称取适量供试品粉末（约相当于辅酶 Q_{10} 20mg），加无水乙醇适量，于 50℃水浴中振摇溶解，放冷后，移至 100mL 容量瓶中，用无水乙醇稀释至刻度线，摇匀，取上述溶液，置具塞离心管中，3000r/min 离心 5min，取上清液。

高效液相色谱仪的使用视频

(2) 辅酶 Q_{10} 片的质量分析

1) 鉴别

在高效液相色谱法测定含量时，色谱图中供试品溶液主峰的保留时间应与对照品溶液主峰的保留时间一致。

2) 检查

① 有关物质检查。参照高效液相色谱法测定（通则 0512），避光操作。精密量取供试品溶液 1mL，置于 100mL 容量瓶中，用无水乙醇稀释至刻度线，摇匀，制成对照品溶液。精密量取对照品溶液 1mL，置于 20mL 容量瓶中，用无水乙醇稀释至刻度线，摇匀，制成灵敏度溶液。按照色谱检测条件程序，分别对供试品溶液、对照品溶液和灵敏度溶液进行色谱检测，记录色谱图至主成分峰保留时间的 2 倍。

通则0512

色谱检测条件：十八烷基硅烷键合硅胶柱为填充剂，流动相为甲醇-无水乙醇（体积比 1∶1），柱温 35℃，流速 1mL/min，检测波长 275nm；进样量 20μL。

系统适用性要求：辅酶 Q_9 峰与辅酶 Q_{10} 峰之间的分离度应大于 6.5，理论塔板数按辅酶 Q_{10} 峰计算不低于 3000，灵敏度溶液色谱图中，主成分色谱峰高的信噪比不小于 10。

限度计算：供试品溶液色谱图中如有杂质峰，单个杂质峰面积不得大于对照品溶液主峰面积的 0.5 倍（0.5%），各杂质峰面积的和不得大于对照品溶液的主峰面积（1.0%），小于灵敏度溶液主峰面积的峰忽略不计。

② 含量均匀度。避光操作。随机取供试品 10 片，分别置于乳钵中研细，并迅速加适量无水乙醇，研磨，转移至 25mL 棕色容量瓶中，置于 50℃水浴中振摇溶解，放冷，用无水乙醇稀释至刻度，摇匀。精密量取适量上述溶液，用无水乙醇定量稀释制成每 1mL 中约含 0.2mg 的溶液，混匀后于每分钟 3000 转离心 5 分钟，取上清液作为供试品溶液。照含量测定的方法分别测定每一片供试品以标示量为 100 的相对含量 X_i，并求其平均值 $\bar{X}$ 和标准差 $S\left[S=\sqrt{\frac{\sum_{i=1}^{n}(X_i-\bar{X})^2}{n-1}}\right]$，以及标示量与均值之差的绝对值 A（$A=|100-\bar{X}|$）。除限度为±20%外，应符合规定（通则 0941）。

通则0941

结果判断：若 $A+2.2S\leqslant L$，则供试品的含量均匀度符合规定；若 $A+$

$S>L$，则不符合规定；若 $A+2.2S>L$，且 $A+S\leqslant L$，则应另取供试品 20 个复试。根据初、复试结果，计算 30 个单剂的均值、标准差 S 和标示量与均值之差的绝对值 A。再按下述公式计算并判定。当 $A\leqslant 0.25L$ 时，若 $A^2+S^2\leqslant 0.25L^2$，则供试品的含量均匀度符合规定；若 $A^2+S^2>0.25L^2$ 则不符合规定。当 $A>0.25L$ 时，若 $A+1.7S\leqslant L$，则供试品的含量均匀度符合规定；若 $A+1.7S>L$，则不符合规定。

上述公式中 L 为规定值，除另有规定外，$L=15.0$。

③ 其他。应符合片剂项下有关的各项规定（通则 0101）。

(a) 崩解时限。按照崩解时限检查法（通则 0921）检查。

将升降式崩解仪吊篮通过上端的不锈钢轴悬挂于支架上，浸入 1000mL 烧杯中，并调节吊篮位置使其下降至低点时筛网距烧杯底部 25mm，烧杯内盛有温度为（37±2)℃的水，调节水位高度使吊篮上升至高点时筛网在水面下 15mm 处，吊篮顶部不可浸没于溶液中。取供试品 6 片，分别置上述吊篮的玻璃管中，启动崩解仪进行检查，各片均应在 15min 内全部崩解。如有 1 片不能完全崩解，应另取 6 片复试，均应符合规定。

通则0101

通则0921

(b) 分散均匀性。分散片照下述方法检查，应符合规定。

照崩解时限检查法（通则 0921）检查，不锈钢丝网的筛孔内径为 710μm，水温为 15～25℃；取供试品 6 片，应在 3 分钟内全部崩解并通过筛网，如有少量不能通过筛网，但已软化成轻质上漂且无硬心者，符合要求。

(c) 微生物限度。参照非无菌产品微生物限度检查：微生物计数法（通则 1105）和控制菌检查法（通则 1106）检查。每 1g 供试品中需氧菌总数不得过 10^3 cfu，霉菌和酵母菌总数不得过 10^2 cfu，不得检出大肠埃希菌、沙门菌。具体操作可参照实验 17。

通则1105

3）含量测定

精确称量辅酶 Q_{10} 对照品 20mg，加无水乙醇约 40mL，50℃水浴中振摇溶解，放冷后，用无水乙醇定容至 100mL，混匀制成对照品溶液。避光操作，采用外标法测定供试品溶液与对照品溶液色谱图，测量色谱图上主峰面积，以峰面积计算供试品的含量，应为标示量的 90.0%～110.0%。系统适用性溶液、色谱检测条件与系统适用性要求参照上述有关物质检查。

通则1106

供试品溶液浓度原料药含量、原料药与标示量比的计算公式详见实验 14。

(3) 注意事项

辅酶 Q_{10} 见光易分解，在实验参照过程中，特别是在定量检测过程中，应尽可能避光操作，选用棕色器皿。

探索与研究

（1）查阅相关文献资料，设计一种检测日常肉食与蔬菜等食品中辅酶 Q_{10} 含量的方案，估算日常饮食中辅酶 Q_{10} 的日摄入量。

（2）查阅相关文献资料，设计一种利用紫外-可见分光光度法测定辅酶 Q_{10} 含量的方案并加以实施，并比较与本实验中高效液相色谱法的优缺点。

课后自测题

不定项选择题

自测题参考答案

（1）辅酶 Q_{10} 具有以下哪些特性？（　　）。

A. 水溶性　　B. 强疏水性

C. 有臭味　　D. 在光照下稳定

（2）辅酶 Q_{10} 片可与硼氢化钠反应进行鉴别，主要与其（　　）结构有关。

A. 醌式　　B. 酚羟基　　C. 甲氧基　　D. 甲基

（3）辅酶 Q_{10} 片的检查项有（　　）。

A. 水分　　B. 相关物质　　C. 含量均匀度　　D. 片剂通则

（4）辅酶 Q_{10} 片中的相关物质包括（　　）。

A. 辅酶 Q_{10} 的降解产物　　B. 辅酶 Q_{10} 的异构体

C. 合成中间体　　D. 其他可能的杂质

（5）关于辅酶 Q_{10} 片含量均匀度检查，以下说法正确的是（　　）。

A. 是药品质量控制的重要环节　　B. 只影响产品的有效性

C. 可以验证生产工艺的稳定性　　D. 能确保产品满足药品监管要求

知识拓展

知识拓展参考资料

动脉粥样硬化性疾病是一种主要影响老年人的慢性疾病，也是全球范围内心血管疾病导致死亡的最常见原因。动脉粥样硬化与脂质转运及代谢异常、内皮功能受损、炎症反应和氧化应激等过程密切相关。辅酶 Q_{10} 是电子传递链中复合物Ⅰ的关键组成部分，也是一种重要的内源性抗氧化剂，可能在减缓动脉粥样硬化进展方面发挥作用。该文回顾了辅酶 Q_{10} 在电子传递链中的不同存在形式，以及它在调节氧化应激、炎症反应、脂质代谢和细胞自噬等过程中的生理作用。研究发现，从分子机制、动物实验和临床证据等方面来看，辅酶 Q_{10} 通过减轻脂质转运异常、内皮炎症、代谢紊乱和血栓形成过程，在动脉粥样硬化中发挥有益作用。此外，辅酶 Q_{10} 与其他药物联合使用具有更好的协同治疗效果。由此可见，辅酶 Q_{10} 可用于治疗动脉粥样硬化性心血管疾病，但仍需要更多的基础和临床研究来加以证实。

实验 19　硫酸软骨素钠胶囊的质量分析

引言

硫酸软骨素钠系自猪的喉骨、鼻中骨、气管等软骨组织中提取制得的硫酸化链状黏多糖钠盐。硫酸软骨素钠主要由 *N*-乙酰半乳糖胺(2-乙酰胺-2-脱氧-*β*-D-吡喃半乳糖)和 D-葡萄糖醛酸的共聚物的硫酸酯钠盐，共聚物内己糖通过 *β*-1,3 及 *β*-1,4 糖苷键交替连接。硫酸软骨素钠为白色或类白色粉末，无臭无味，具有较强的吸湿性。它易溶于水，形成黏稠的溶液，但不溶于乙醇、丙酮等有机溶剂。其水溶液呈酸性，pH 值通常在 5.5～7.5 之间。硫酸软骨素钠在酸性条件下相对稳定，但在强碱或高温条件下易发生水解，导致分子量降低和生物活性丧失。

硫酸软骨素钠具有多种生理功能。首先，它作为软骨基质的重要成分，能够促进软骨细胞的增殖和分化，维持软骨组织的正常结构和功能。其次，硫酸软骨素钠具有抗炎作用，能够抑制炎症介质的释放，减轻关节炎症和疼痛。此外，它还能促进滑膜细胞分泌透明质酸，增加关节滑液的黏弹性，改善关节润滑功能。硫酸软骨素钠还具有抗氧化作用，能够清除自由基，保护细胞免受氧化损伤。在心血管系统方面，它能够降低血脂，抑制动脉粥样硬化的形成。此外，硫酸软骨素钠还具有抗肿瘤、抗病毒、促进伤口愈合等多种生物活性。目前，基于硫酸软骨素钠开发出的产品主要有硫酸软骨素钠片和硫酸软骨素钠胶囊，主要作为保健食品或药品用于骨关节炎、心脑血管等疾病的预防和治疗。

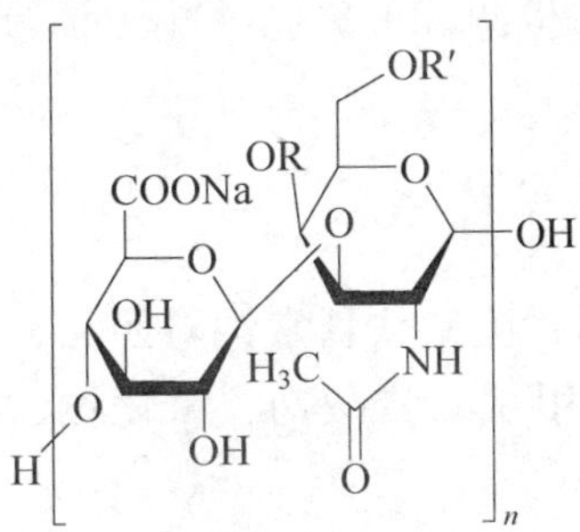

$R=SO_3Na$　$R'=H$
或
$R=H$　$R'=SO_3Na$

硫酸软骨素钠结构式

实验目的

（1）熟知硫酸软骨素钠的结构、理化特征和生理功能。

（2）明确硫酸软骨素钠胶囊的质量分析项目及原理。

（3）学习胶囊剂剂型的检查。

实验原理

实验原理PPT

硫酸软骨素钠胶囊采用高效液相色谱法和钠盐鉴别反应进行鉴别。高效液相色谱法能够将硫酸软骨素钠与胶囊中的其他成分，如辅料、可能存在的杂质等有效分离，并根据其保留时间等特征进行准确鉴别，避免其他物质的干扰，具有很强的专属性。硫酸软骨素钠是硫酸软骨素的钠盐形式，分子中含有钠离子。通过特定的钠盐鉴别反应，如焰色反应，钠离子会呈现出特有的黄色火焰，现象明显且易于观察，能够快速、直观地判断样品中是否存在钠离子，从而辅助确定硫酸软骨素钠的存在，为鉴别提供明确的特征依据。

硫酸软骨素钠胶囊检查干燥失重是为了评估其水分含量和稳定性，确保产品质量符合标准。水分过多可能导致胶囊吸湿、结块、流动性变差，甚至引发微生物污染或加速药物降解，降低药物的有效性和安全性。硫酸软骨素钠作为一种多糖类物质，具有一定的吸湿性，水分含量过高还可能影响其分子结构和生物活性。通过干燥失重检查，可以控制胶囊的水分含量在合理范围内，确保其物理性质稳定、储存期延长，并满足药典或相关质量标准的要求。

硫酸软骨素钠胶囊的含量测定采用酶解后的高效液相色谱法。硫酸软骨素钠是一种大分子多糖，结构复杂，直接通过高效液相色谱分析难以实现对其的准确定量。通过酶解反应，将硫酸软骨素钠降解为软骨素二糖、6-硫酸化软骨素二糖、4-硫酸化软骨素二糖等特征性二糖单位，这些二糖单位结构简单、易于分离并具有特定的紫外吸收特性检测，可提高液相色谱分析的灵敏度和准确性。

实验材料

盐酸的试剂安全说明

（1）试药：硫酸软骨素钠胶囊、硫酸软骨素钠对照品、硫酸软骨素 ABC 酶、三羟甲基氨基甲烷、醋酸钠、氯化钠、盐酸* 等。

（2）仪器：高效液相色谱、离心机、水浴锅、分析天平、烘箱、升降式崩解仪等。

（3）其他：具塞管、量筒、容量瓶、铂丝、扁形称量瓶、滤纸等。

高效液相色谱仪使用视频

实验方法

（1）溶液的配制

稀盐酸：取盐酸 234mL，加水稀释至 1000mL。本液含 HCl 应为 9.5%～10.5%。

三羟甲基氨基甲烷缓冲液（pH 8.0）：取三羟甲基氨基甲烷 6.06g 与醋酸钠 8.17g，加水 900mL 使溶解，用稀盐酸调节 pH 值至 8.0，用水稀释至 1000mL。

硫酸软骨素 ABC 酶液：根据标示量，精确称取适量硫酸软骨素 ABC 酶，用三羟甲基氨基甲烷缓冲液溶解并稀释至每 100μL 含 0.1 单位的酶溶液。

供试品溶液：取 20 粒供试品的内容物充分混合（或取装量差异项下的内容物混匀），精确称取适量（约相当于硫酸软骨素钠 0.5g）供试品，加适量水振摇溶解后定容至 50mL，混匀后用干燥滤纸滤过，取续滤液，用 0.45μm 孔径滤膜滤过，精确量取 100μL 滤液置于具塞管中，加入 800μL 三羟甲基氨基甲烷缓冲液，充分混匀，再加入 100μL 硫酸软骨素 ABC 酶液，摇匀后于 37℃水浴中反应 1h，取出，在 100℃加热 5min，用冷水冷却。以 10000r/min 离心 20min，取上清液，用 0.45μm 滤膜滤过。

对照品溶液：精确称取硫酸软骨素钠对照品适量，加水振摇溶解后定容稀释制成每 1mL 中约含 10mg 硫酸软骨素钠的溶液，用 0.45μm 滤膜过滤，取滤液 100μL 置于具塞管中，加入 800μL 三羟甲基氨基甲烷缓冲液，充分混匀，再加入 100μL 硫酸软骨素 ABC 酶液，摇匀后于 37℃水浴中反应 1h，取出，在 100℃加热 5min，用冷水冷却。以 10000r/min 离心 20min，取上清液，用 0.45μm 滤膜滤过。

（2）硫酸软骨素钠胶囊的质量分析

1）鉴别

供试品的水溶液按照钠盐的鉴别方法（通则 0301），用盐酸湿润后的铂丝，蘸取少量供试品，在无色火焰中燃烧，火焰即显鲜黄色。

通则0301

在利用高效液相色谱法测定含量时，供试品溶液中三个主峰的保留时间应与对照品溶液中软骨素二糖、6-硫酸化软骨素二糖、4-硫酸化软骨素二糖的保留时间一致。

2）检查

① 干燥失重。参照通则 0831 测定。取供试品内容物约 1g 置于经 105℃干燥至恒重的扁形称量瓶（$m_{瓶}$）中，厚度不超过 5mm，精确称量供试品和称量瓶的总质量（$m_{总}$），置于烘箱内，半开瓶盖，在 105℃干燥 4h 后，盖上瓶盖，取出放于干燥器中放冷，然后称量干燥后的总质量（$m_{干}$），计算干燥失重量。干燥失重量应不超过 10.0%。

通则0831

$$干燥失重量=\frac{m_{总}-m_{干}}{m_{总}-m_{瓶}}\times 100\%$$

② 其他。应符合胶囊剂项下有关的各项规定（通则 0103）。

通则0103

(a) 装量差异。取供试品 20 粒，分别精确称量每一粒的质量，倾出内容物（不得损失囊壳），并用小刷或其他适宜的用具拭净，再分别精确称量每一粒对应囊壳的质量，求出每粒内容物的装量与平均装量。对照表 3-5，每粒装量与平均装量相比较（有标示装量的胶囊剂，每粒装量应与标示装量比较），超出装量差异限度的不得多于 2 粒，并不得有 1 粒超出限度 1 倍。

表 3-5 装量差异限度表

平均装量或标示装量	装量差异限度
0.3g 以下	±10%
0.3g 及 0.3g 以上	±7.5%

(b) 崩解时限。参照崩解时限检查法（通则 0921）检测。将升降式崩解仪吊篮通过上端的不锈钢轴悬挂于支架上，浸入 1000mL 烧杯中，并调节吊篮位置使其下降至低点时筛网距烧杯底部 25mm，烧杯内盛有预热至 37℃±2℃的水，调节水位高度使吊篮上升至高点时筛网在水面下 15mm 处，吊篮顶部不可浸没于溶液中。取供试品 6 粒，分别置上述吊篮的玻璃管中（胶囊如漂浮于液面，可加挡板），启动崩解仪进行检查。硬胶囊应在 30min 内全部崩解，软胶囊应在 1h 内全部崩解。如有 1 粒不能完全崩解，应另取 6 粒复试，均应符合规定。

通则0921

若是以明胶为基质的软胶囊可改在人工胃液中进行检查。若为肠溶胶囊，应先在盐酸溶液（9→1000）中不加挡板检查 2h，每粒的囊壳均不得有裂缝或崩解现象；然后，用少量水洗涤吊篮后，加入挡板，再在人工肠液中进行检查，1 小时内应全部崩解。

（c）微生物限度。参照非无菌产品微生物限度检查：微生物计数法（通则 1105）和控制菌检查法（通则 1106）检查。每 1g 供试品中需氧菌总数不得过 10^2cfu，霉菌和酵母菌总数不得过 10^2cfu，不得检出大肠埃希菌；每 10g 供试品中不得检出沙门菌。具体操作可参照实验 17。

通则1105

3）含量测定

通则1106

参照高效液相色谱法测定（通则 0512），避光操作。

色谱检测条件：强阴离子交换硅胶柱（HypersilSAX 柱，4.6mm×250mm，5μm 或效能相当的色谱柱）；用稀盐酸调至 pH 3.5 的水作为流动相 A，2mol/L 氯化钠溶液（用稀盐酸调至 pH 3.5）为流动相 B；线性梯度洗脱程序为：0～4min，流动相 A 占 100%；4～45min，流动相 A 由 100%降至 50%，流动相 B 由 0%升至 50%；检测波长 232nm；进样量 20μL。

通则0512

系统适用性要求：对照品溶液的高效液相色谱检测结果中，出峰顺序为软骨素二糖峰、6-硫酸化软骨素二糖峰和 4-硫酸化软骨素二糖峰，软骨素二糖峰、6-硫酸化软骨素二糖峰与 4-硫酸化软骨素二糖峰之间的分离度均应符合要求。

照上述高效液相色谱检测条件，分别对供试品溶液与对照品溶液进行检测，根据色谱图出峰顺序，分别测量软骨素二糖、6-硫酸化软骨素二糖和 4-硫酸化软骨素二糖三个主峰的面积。

含量计算：根据供试品溶液和对照品溶液的色谱图中三个主峰面积之和，按照外标法计算供试品的含量。应为标示量的 90.0%～110.0%。

计算公式详见实验 14。

（3）注意事项

硫酸软骨素钠主要是从动物软骨组织中提取的链状黏多糖钠盐，在供试品与对照品溶液进行酶解处理时，应当控制酶解温度的稳定和一致性，以防止因酶解愿产生的检测误差。在崩解时限检测时，崩解仪烧杯中的液面高度与吊篮高度应严格按照要求调整，以及烧杯中溶液需要先进行预热并稳定在 37℃±2℃后再开始崩解时限检测。

探索与研究

（1）中医有“食补”之说，在炖煮排骨汤时，会有一定量的软骨素溶解到汤中，基于本实验所学，查阅相关文献，设计一个检测排骨汤中软骨素含量的方法。

（2）在研究某生物组织提取物中的硫酸软骨素钠时，发现其中含有大量的蛋白质和其他多糖类物质。请简述如何对该提取物进行预处理，以提高硫酸软骨素钠质量分析的准确性。同时，比较不同预处理方法（如酶解法、沉淀法等）对硫酸软骨素钠回收率和纯度的影响。

课后自测题

不定项选择题

自测题
参考答案

（1）硫酸软骨素钠具有以下哪些性质？（　　）。

A. 为白色或类白色粉末，有臭味

B. 具有较强的吸湿性

C. 易溶于乙醇、丙酮等有机溶剂

D. 水溶液呈酸性，pH 值通常在 5.5～7.5 之间

（2）关于硫酸软骨素钠的结构与来源，下列说法正确的是（　　）。

A. 是由 *N*-乙酰半乳糖胺和 D-葡萄糖醛酸通过 α-1,3 糖苷键及 α-1,4 糖苷键交替连接的共聚物的硫酸酯钠盐

B. 主要由 *N*-乙酰半乳糖胺和 D-葡萄糖醛酸的共聚物的硫酸酯钠盐构成

C. 可从猪的喉骨、鼻中骨、气管等软骨组织中提取制得

D. 在猪的肌肉组织中含量丰富

（3）关于硫酸软骨素钠胶囊的鉴别方法，下列说法正确的是（　　）。

A. 只采用高效液相色谱法一种方法进行鉴别

B. 高效液相色谱法利用保留时间等特征鉴别硫酸软骨素钠

C. 钠盐鉴别反应中钠离子焰色反应呈紫色

D. 钠盐鉴别反应可辅助确定硫酸软骨素钠的存在

（4）硫酸软骨素钠胶囊水分含量过高不会导致以下哪种情况发生？（　　）。

A. 胶囊流动性变好　　B. 胶囊吸湿、结块

C. 引发微生物污染　　D. 影响硫酸软骨素钠的生物活性

（5）硫酸软骨素钠胶囊的含量测定采用酶解后的高效液相色谱法，主要是因为（　　）。

A. 硫酸软骨素钠是一种小分子物质，易于直接分析

B. 硫酸软骨素钠结构复杂，直接分析难以准确定量

C. 酶解反应可以提高硫酸软骨素钠的溶解度

D. 酶解反应可以增加硫酸软骨素钠的紫外吸收

知识拓展

知识拓展
参考资料

硫酸软骨素钠是从动物软骨组织中提取的天然酸性黏多糖，主要作为一种抗骨关节炎药品和保健食品在世界范围内被广泛应用。由于硫酸软骨素钠的结构、物理化学特征、生理活性会因动物种类、组织、提取工艺的不同而存在差异，使得硫酸软骨素钠的质量安全控制存在难度。国内外针对硫酸软骨素钠都制定有相应标准。有论文以中国药典、美国药典、日本药典、欧洲药典收载的硫酸软骨素钠原料标准为依据，进行分析、归纳和总结，综述了硫酸软骨素钠质量安全标准化发展现状和趋势。结合最新的研究成果，进一步提炼影响硫酸软骨素钠质量安全的关键控制点，对来源、潜在外源污染物、掺假等因素进行深入分析与探讨，有助于监管部门、生产企业准确把握影响硫酸软骨素钠质量安全的风险源。文中明确了未来硫酸软骨素钠质量安全标准化的工作需求，为硫酸软骨素钠质量安全标准体系的不断完善提供参考。

实验20 大豆磷脂的质量分析

引言

大豆磷脂是指从大豆中提取精制而得的磷脂混合物，主要由磷脂酰胆碱（卵磷脂，简称PC）、磷脂酰乙醇胺（脑磷脂，简称PE）、磷脂酰肌醇（肌醇磷脂，简称PI）、磷脂酰丝氨酸（丝氨酸磷脂，简称PS）等成分组成，其中最经典的是前三种。按无水物计算，大豆磷脂含氮（N）应为1.5%～2.0%，磷（P）不得少于2.7%，磷脂酰胆碱不得少于45.0%，磷脂酰乙醇胺不得超过30.0%，磷脂酰胆碱和磷脂酰乙醇胺总量不得少于70%。

大豆磷脂为黄色至棕色的半固体、块状体，在空气中易氧化而颜色变深。它具有两亲性，既亲水又亲油，能在水中形成胶体溶液，也能溶解于乙醚、氯仿等有机溶剂，但不溶于丙酮。大豆磷脂在酸性、碱性和高温条件下可能发生水解反应，水解程度和产物因条件而异，在高温下还可能发生氧化、聚合等反应。其具有优良的乳化性，能够降低油水界面的表面张力，使油滴均匀分散在水中形成稳定的乳液，还具有一定的抗氧化性。

大豆磷脂在医药领域具有多种药用功能。它作为药物载体，常用于脂质体药物递送系统，能够提高药物的靶向性和生物利用度，减少副作用。大豆磷脂富含磷脂酰胆碱，具有修复和保护细胞膜的作用，有助于维持细胞正常功能。它还被用于改善记忆力和认知功能，对神经系统健康有益。此外，大豆磷脂具有调节血脂的作用，能够降低胆固醇和甘油三酯水平，预防心血管疾病。其抗氧化特性也有助于减少自由基对细胞的损伤，延缓衰老。这些药用功能使大豆磷脂在医药和保健品领域得到广泛应用。

实验目的

（1）熟知大豆磷脂的成分、理化特征和功能。

（2）明确大豆磷脂的质量分析项目及原理。

（3）学习紫外-可见光分度计、气相色谱仪、高效液相色谱仪等精密分析仪器在大豆磷脂质量综合分析中的应用。

实验原理

实验原理PPT

大豆磷脂的性状需测定酸值、碘值和过氧化值，是为了评估其质量、稳定性和新鲜度。酸值用于检测大豆磷脂中游离脂肪酸的含量，反映其水解或变质的程度。酸值过高表明磷脂可能已分解，影响其功能和应用。用标准碱溶液（如氢氧化钾）滴定样品中的游离脂肪酸，通过消耗的碱量计算酸值。碘值用于测定大豆磷脂中不饱和脂肪酸的含量，反映其氧化稳定性。碘值高说明不饱和脂肪酸含量高，营养价值较高，但也更容易氧化。利用不饱和脂肪酸与碘的加成反应，通过消耗的碘量计算碘值，常用方法为韦氏法。过氧化值用于评估大豆磷脂的氧化程度，反映其新鲜度和稳定性。过氧化值高表明磷脂已氧化，可能产生不良风味和有害物质。利用氧化产物与碘化钾反应生成碘，通过滴定生成的碘量计算过氧化值。

采用高效液相色谱法和气相色谱法对大豆磷脂进行鉴别。比较供试品与对照品中大豆磷脂酰胆碱的色谱保留时间，利用色谱行为的一致性验证其关键功能成分的化学结构特征。通过气相色谱仪检测大豆磷脂水解后生成的脂肪酸种类及比例（如亚油酸、棕榈酸、油酸等），从组成层面确认其原料来源和工艺规范性。这两种方法的原理分别基于分子结构特征（磷脂极性头基）和组成特征（脂肪酸非极性尾链），形成互补验证体系，既能排除非磷脂类杂质干扰，又能识别掺假或替代油脂的异常脂肪酸谱，从而全面保证大豆磷脂的真实性与质量可控性。

大豆磷脂的检查项目包括溶液的颜色、非磷脂脂质、水分、重金属、微生物限度，这些检查从多方面保障了大豆磷脂的质量与安全性。①溶液的颜色检查。检查溶液颜色的变化可直观反映其纯度与氧化程度，若颜色异常，可能受杂质或氧化影响。通过分光光度法，与标准颜色对比，评估其质量。②非磷脂脂质检查。非磷脂脂质（如甘油三酯、游离脂肪酸等）是大豆磷脂提取过程中的副产物，过量存在可能影响磷脂的理化性质和药理作用。采用色谱法分离非磷脂成分，利用其极性差异检测含量。③水分检查。水分过高可能影响稳定性和保存，通过费休氏法测定水分含量。④重金属检查。铅等重金属超标会危害人体健康，采用炽灼后的硫代乙酰胺法检测。⑤微生物限度检查。确保产品无有害微生物污染，通过微生物培养法检测需氧菌、霉菌和酵母菌等。

高效液相色谱法测定大豆磷脂中磷脂酰胆碱和磷脂酰乙醇胺的含量是为了准确控制其主要活性成分的质量。磷脂酰胆碱具有重要的生理功能（如细胞膜结构、神经递质合成等），测定其含量可以评估大豆磷脂的功能性和营养价值。磷脂酰乙醇胺参与细胞膜结构和代谢调节，测定其含量有助于全面了解大豆磷脂的组成和质量。高效液相色谱法具有高分离度和灵敏度，能够有效区分磷脂酰胆碱、磷脂酰乙醇胺与其他磷脂或杂质，实现对不同磷脂组分的精准定量。

实验材料

（1）试药：大豆磷脂、费休氏试液、碘化钾、硫代硫酸钠、硝酸铅*、醋酸铵*、氢氧化钠*、酚酞、可溶性淀粉、磷脂酰乙醇胺对照品、大豆磷脂酰胆碱对照品等。

硝酸铅、醋酸铵、氢氧化钠的试剂安全说明

（2）仪器：卡尔费休水分测定仪、气相色谱仪、高效液相色谱仪、旋转蒸发仪等。

（3）其他：碘瓶、回流瓶、抽滤泵、通用型滴定管、量筒、容量瓶、试管等。

高效液相色谱仪使用视频

实验方法

（1）溶液的配制

氢氧化钠滴定液（0.1mol/L）：称取氢氧化钠颗粒 0.4g，加水约 80mL，溶解后再加水定容至 100mL。

硫代硫酸钠滴定液（0.1mol/L）：取硫代硫酸钠 26g 与无水碳酸钠 0.20g，加新沸过的冷水适量使溶解并稀释至 1000mL，摇匀，放置 1 个月后滤过。

气相色谱仪使用视频

碘化钾试液：取碘化钾 16.5g，加水溶解成 100mL，即得。本液应临用新制。

醋酸盐缓冲液（pH 3.5）：取醋酸铵 25g，加水 25mL 溶解后，加 7mol/L 盐酸溶液 38mL，用 2mol/L 盐酸溶液或 5mol/L 氨溶液准确调节 pH 值至 3.5（电位法指示），用水稀释至 100mL，即得。

酚酞指示液：称取酚酞 1g，加乙醇 100mL 溶解。

淀粉指示液：称取可溶性淀粉 0.5g，加水 5mL 搅匀后，缓缓加入到 100mL 沸水中，边加边搅拌，并继续加热煮沸 2 分钟，冷却后取上清。

标准铅溶液：称取硝酸铅 0.1599g，置于 1000mL 量瓶中，加硝酸 5mL 与水 50mL 溶解后，用水稀释至刻度线，摇匀，作为贮备液。精密量取贮备液 10mL，置于 100mL 量瓶中，加水稀释至刻度线，摇匀，即得（每 1mL 相当于 10μg 的 Pb）。本液仅供当日使用。

（2）大豆磷脂的质量分析

1）性状

取适量供试品置于白色底板上进行观察，应为黄色至棕色的半固体或块状体。取适量供试品检测其在乙醇、丙酮中的溶解度，应在乙醇中易溶，在丙酮中不溶。

参照通则 0713 进行酸值、碘值与过氧化值的测定。酸值应不大于 30，碱值应不小于 75，过氧化值应不大于 3.0。

通则0713

酸值是指中和 1g 供试品中含有的游离脂肪酸所需消耗的氢氧化钾的质量（mg），测定时可采用氢氧化钠滴定液（0.1mol/L）进行滴定。精确称取供试品 3.0g，置于 250mL 锥形瓶中，加入乙醇-乙醚（体积比 1∶1）混合液（临用前滴加酚酞指示剂 1.0mL，并用氢氧化钠滴定液调至微红色）50mL，振摇使其完全溶解，再用氢氧化钠滴定液滴定至微红色（摇动后 30s 内不褪色）。记录所消耗的氢氧化钠滴定液的体积为 V(mL)，供试品的质量为 W(g)，按照下式计算供试品酸值。

$$供试品的酸值=\frac{V\times 56.1\text{g/mol}}{W}\times 10^{-4}\text{mol/mL}\times 1000\text{mg/g}$$

碘值是指充分卤化 100g 供试品所需要的碘量（g）。精确称取 0.3g 供试品[称取质量（g）约相当于 25/供试品的最大碘值]，置于 250mL 的干燥碘瓶中，加三氯甲烷 10mL，振摇溶解，加入精密量取的溴化碘溶液 25mL，立即密封瓶塞摇匀，在暗处放置 30min。加入新制的碘化钾试液 10mL 与水 100mL，充分摇匀后用硫代硫酸钠滴定液（0.1mol/L）滴定剩余的碘，滴定时注意充分振摇，待混合液的棕色变为淡黄色，加淀粉指示液 1mL，继续滴定至蓝色消失；同时做空白试验。记录供试品消耗硫代硫酸钠滴定液（0.1mol/L）的体积 A(mL)，空白试验消耗的体积 B(mL)，供试品的质量 W(g)，按照下式计算碘值：

$$供试品的碘值=\frac{(B-A)\times 126.9\text{g/mol}\times 10^{-4}\text{mol/mL}}{W}\times 100\text{g/g}$$

过氧化值是指 1000g 供试品中含有的氧化力与一定量的氧相当的过氧化物量（mmol）。精确称取供试品 5g，置于 250mL 碘瓶中，加三氯甲烷-冰醋酸（体积比 2：3）混合液 30mL，振摇溶解后，加入碘化钾试液 0.5mL，准确振摇萃取 1 分钟，然后加水 30mL，用硫代硫酸钠滴定液（0.01mol/L）缓慢滴定，并充分振摇直至黄色几乎消失，加淀粉指示液 5mL，继续滴定并充分振摇至蓝色消失，同时做空白试验。空白试验中硫代硫酸钠滴定液（0.01mol/L）的消耗量不得超过 0.1mL。记录供试品消耗硫代硫酸钠滴定液（0.01mol/L）的体积 A（mL），空白试验消耗硫代硫酸钠滴定液（0.01mol/L）的体积 B(mL)，供试品的质量 W(g)，照下式计算过氧化值：

$$\text{供试品的过氧化值}=\frac{(A-B)\times 10^{-2}\,\text{mmol/mL}}{W}\times 1000\text{g}$$

2）鉴别

在含量测定项下记录的色谱图中，供试品溶液中大豆磷脂酰胆碱色谱峰的保留时间应与对照品溶液中对应色谱峰的保留时间一致。

照脂肪与脂肪油测定法（通则 0713）测定本品的脂肪酸组成，含棕榈酸应为 6.0%～25.0%，硬脂酸应为 2.0%～5.0%，油酸应为 6.0%～15.0%，亚油酸应为 49.0%～74.0%，亚麻酸应为 4.0%～9.0%。取供试品 0.1g，置于 50mL 回流瓶中，加 0.5mol/L 氢氧化钠甲醇溶液 4mL，在水浴中加热回流直至油滴消失（通常约 10 分钟），放冷，加 14%三氟化硼甲醇溶液 5mL，再在水浴中加热回流 2min，放冷，加正庚烷 4mL，继续在水浴中加热回流 1min 后，放冷，加饱和氯化钠溶液 10mL，摇匀，静置使分层，取上层液，经无水硫酸钠干燥，作为供试品溶液；分别取硬脂酸甲酯、棕榈酸甲酯和油酸甲酯适量，用正庚烷溶解并稀释制成每 1mL 中各约含 0.1mg 的溶液，作为系统适用性溶液。照气相色谱法试验，采用以聚乙二醇（或极性相近）为固定液的毛细管色谱柱（0.53mm×30m，1.0μm），起始温度为 70℃，维持 2min，以每分钟 5℃的速率升温至 240℃，维持 24min；进样口温度为 220℃；检测器温度为 260℃。取系统适用性溶液 1μL 注入气相色谱仪，记录色谱图，棕榈酸甲酯峰和硬脂酸甲酯峰相对于油酸甲酯峰的保留时间分别约为 0.87 和 0.99，理论板数按油酸甲酯峰计算不低于 10000，各色谱峰的分离度应符合要求。取供试品溶液 1μL，注入气相色谱仪，记录色谱图，按面积归一化法计算各脂肪酸甲酯的含量。

3）检查

① 溶液的颜色。精确称取供试品适量，加乙醇溶解制成每 1mL 中含 6mg 的溶液，利用紫外-可见分光光度计测定在 350nm 波长处的吸光度，不得超过 0.8。

② 非磷脂脂质。取本品500mg，加入50mL乙醚溶解，作为供试品溶液。称取1000g粒径50～200μm的硅胶，加蒸馏水150mL，摇匀，密封，静置24h备用。取上述硅胶15g，加乙醚50mL，填装入直径1～2cm的色谱柱中，排出多余乙醚至液面高于硅胶层上表面约1cm。将供试品溶液倒入色谱柱中，用乙醚洗涤2次，每次15mL（保证前一次冲洗的溶剂完全流出后再加入），再用105mL乙醚洗脱。收集乙醚洗脱液，转移至已称重（W_0）的圆底烧瓶中，置于旋转蒸发仪中蒸发干燥，并用氮气吹干，圆底烧瓶在105℃下干燥20min，在干燥器中冷却至室温，称重（W_1），按下式计算，应不得过4.0%。

$$\text{非磷脂脂质}=\frac{W_1-W_0}{\text{称样量}}\times 100\%$$

③ 水分。参照水分测定法（通则0832费休氏法）测定，供试品水分含量不得超过1.5%。

通则0832

试液标定：精确称取纯化水10～30mg，置于干燥的具塞锥形瓶中，在避免空气中水分侵入的条件下，加无水甲醇适量，并用费休氏试液滴定至溶液由浅黄色变为红棕色，另做空白试验，按照下式计算每1mL费休氏试液相当于水的质量（mg）。

$$F=\frac{W}{A-B}$$

式中 F——单位体积费休氏试液相当于水的质量，mg/mL；

W——称取纯化水的质量，mg；

A——纯化水滴定所消耗费休氏试液的体积，mL；

B——空白所消耗费休氏试液的体积，mL。

水分含量测定：精确称取供试品1g（约消耗费休氏试液1～5mL）置于干燥的具塞锥形瓶中，在避免空气中水分侵入的条件下，加无水甲醇溶剂适量，振摇（或搅拌）下用费休氏试液滴定至溶液由浅黄色变为红棕色；另做空白试验，按照下式计算供试品中水分含量。

$$\text{供试品中水分含量}=\frac{(C-B)\times F}{m}\times 100\%$$

式中 C——供试品所消耗费休氏试液的体积，mL；

B——空白所消耗费休氏试液的体积，mL；

F——单位体积费休氏试液相当于水的质量，mg/mL；

m——供试品的质量，mg。

④ 重金属。参照通则0821第二法，含重金属不得超过百万分之二十。

取供试品1.0g，炽灼处理后取遗留的残渣，加硝酸0.5mL，蒸干，至氧化氮蒸气除尽后，放冷，加盐酸 2mL，置水浴上蒸干后加水 15mL，滴加氨试液至酚酞指示液显微粉红色，再加醋酸盐缓冲液（pH 3.5）2mL，微热溶解后，移置纳氏比色管中，加水稀释成 25mL，作为乙管；另取配制供试品溶液的试剂，置瓷皿中蒸干后，加醋酸盐缓冲液（pH 3.5）2mL 与水 15mL，微热溶解后，移置纳氏比色管中，加标准铅溶液一定量，再用水稀释成 25mL，作为甲管；再在甲、乙两管中分别加硫代乙酰胺试液各 2mL，摇匀，放置 2 分钟，同置白纸上，自上向下透视，乙管中显出的颜色与甲管比较，不得更深。

通则0821

⑤ 微生物限度。参照非无菌产品微生物限度检查：微生物计数法（通则 1105）和控制菌检查法（通则 1106）检查。每 1g 供试品中需氧菌总数不得过 10^3 cfu，霉菌和酵母菌总数不得过 10^2 cfu，不得检出大肠埃希菌、沙门菌。具体操作可参照实验 17。

通则1105

4）含量测定

参照高效液相色谱法（通则 0512）。

通则1106

色谱检测条件：硅胶为填充剂（4.6mm×250mm，5μm 或效能相当的色谱柱），柱温为 40℃；以甲醇-水-冰醋酸-三乙胺（体积比 85∶15∶0.45∶0.05）为流动相 A，以正己烷-异丙醇-流动相 A（体积比 20∶48∶32）为流动相 B；流速为 1mL/min；梯度洗脱程序为流动相 A 于 0～20min 由 10%增至 30%，于 20～35min 增至 95%，于 35～36min 降至 10%，36～41min 稳定为 10%，流动相 A 与流动相 B 之和为 100%；检测器为蒸发光散射检测器（参考条件：漂移管温度为 72℃，载气流量为每分钟 2.0L）。

通则0512

系统适用性试验：精确称取磷脂酰乙醇胺、磷脂酰肌醇、溶血磷脂酰乙醇胺、磷脂酰胆碱、溶血磷脂酰胆碱对照品各适量，用二氯甲烷-甲醇（体积比 2∶1）溶解并稀释制成每 1mL 含上述对照品分别为 50μg、100μg、100μg、200μg、200μg 的混合溶液，取 20μL 注入液相色谱仪进行检测，各成分按上述顺序依次被洗脱（各成分分离度应符合要求，理论塔板数按磷脂酰胆碱峰、磷脂酰乙醇胺峰与磷脂酰肌醇峰计算均不低于 1500）。

按照上述液相色谱条件检测供试品中磷脂酰胆碱和磷脂酰乙醇胺的含量。精确称取磷脂酰乙醇胺和大豆磷脂酰胆碱对照品各适量，加二氯甲烷-甲醇（体积比 2∶1）溶解并定量稀释制成每 1mL 中含大豆磷脂酰胆碱分别为 50μg、100μg、150μg、200μg、300μg、400μg，含磷脂酰乙醇胺分别为 5μg、10μg、

25μg、50μg、100μg、150μg 的溶液，作为对照品溶液。精确称取供试品 15mg，加二氯甲烷-甲醇（体积比 2∶1）溶解并定容至 50mL，作为供试品溶液。精确量取上述磷脂酰乙醇胺对照品溶液、大豆磷脂酰胆碱对照品溶液和供试品溶液各 20μL 置于高效液相色谱仪检测。根据检测结果，分别记录对照品各浓度溶液检测峰面积，并根据磷脂酰乙醇胺和大豆磷脂酰胆碱对照品的出峰时间，记录供试品相应时间的物质峰面积。以对照品溶液浓度的对数值为横坐标，以峰面积对数值为纵坐标计算回归方程，利用回归方程计算磷脂酰胆碱、磷脂酰乙醇胺的含量。

（3）注意事项

大豆磷脂作为大豆加工过程中的精制磷脂混合物，在进行碘值、过氧化值测定时，应当注意避光操作，以防止光照对实验结果准确性的影响；在进行消化时，会有大量刺激性气体产生，该操作过程应在通风橱中完成。另外，在计算回归方程时，由于溶液浓度对数值与峰面积对数值之间具有较好的线性关系，所以应选用其对数值计算回归方程。

探索与研究

（1）结合本实验所学，并查阅相关文献，设计一套植物油脂中磷脂酰胆碱的提取与检测方案。

（2）在实验中我们检测了大豆磷脂的酸值、过氧化值等质量指标。若要进一步探究不同储存条件（如温度、湿度、光照）对大豆磷脂质量指标随时间变化的影响规律，你会如何设计实验？请阐述实验思路、变量控制以及预期的实验数据处理方法。

课后自测题

不定项选择题

自测题
参考答案

（1）大豆磷脂具有以下哪些理化性质（　　）。

A. 亲水亲油　　B. 可水解

C. 乳化性　　D. 抗氧化性

（2）在测定大豆磷脂的酸值时，以下描述正确的是（　　）。

A. 酸值是通过测定样品中游离脂肪酸与碘的反应来计算的

B. 酸值越高，表明大豆磷脂中游离脂肪酸含量越低，质量越好

C. 酸值的测定是通过用标准碱溶液滴定样品中的游离脂肪酸来完成的

D. 酸值的高低与大豆磷脂的水解或变质程度无关

(3) 下列有关大豆磷脂碘值和过氧化值的说法，正确的有（　　）。

A. 碘值高表明不饱和脂肪酸含量高，氧化稳定性好

B. 韦氏法是利用不饱和脂肪酸与碘的加成反应测定碘值

C. 过氧化值高说明磷脂新鲜度高，稳定性好

D. 过氧化值测定是利用氧化产物与碘化钾反应生成碘，再滴定碘量来计算

(4) 采用高效液相色谱法测定大豆磷脂中磷脂酰胆碱和磷脂酰乙醇胺的含量，其主要目的是（　　）。

A. 提高大豆磷脂的生产效率

B. 准确控制其主要活性成分的质量，确保功能性和安全性

C. 降低大豆磷脂的生产成本

D. 增加大豆磷脂的溶解度

(5) 大豆磷脂的检查项目包括（　　）。

A. 溶液的颜色　　B. 丙酮不溶物　　C. 残留溶剂　　D. 重金属

知识拓展

知识拓展
参考资料

该研究中，使用常规大豆卵磷脂和氢化大豆卵磷脂，结合蛋黄卵磷脂和胆固醇来制备脂质体，所有脂质体均用聚乙二醇(PEG)包被并负载长春新碱。用大豆卵磷脂制备的脂质体的粒径约为 340nm，而用氢化大豆卵磷脂制备的脂质体粒径约为 244nm。这些脂质体是通过脂质双分子层水合方法制备的。为了增加药物的包封量，将长春新碱掺入维生素 E（α-生育酚）水包油（O/W）乳液中。这种方法旨在优化长春新碱的包封效率，防止其在制备过程中降解，并延长药物在脂质体内的存留时间，从而有助于药物在靶位点实现可控的持续释放，同时还能提供抗氧化剂以辅助癌症治疗。众所周知，维生素 E 不稳定，而使用其酯化形式——醋酸 α-生育酚可以缓解这一问题。因此，基于乳液的递送系统可能为将脂溶性生物活性物质与水溶性化合物联合递送提供一种替代方法。两种配方的包封效率均超过了 50%，其中氢化大豆卵磷脂表现出更高的稳定性和更多的药物包封量。所采用的分析技术包括紫外-可见光谱法（UV-Vis）、傅里叶变换红外光谱法（FTIR）、光致发光光谱法(PL)、ζ 电位测量法和扫描电子显微镜（SEM）。

实验21 组氨酸的质量分析

引言

组氨酸，又名 L-2-氨基-3-（1*H*-咪唑-4）丙酸，其分子式为 $C_6H_9N_3O_2$，分子量为 155.16，为白色或类白色结晶或结晶状粉末，无臭；在水中溶解，在乙醇中极微溶，在乙醚中不溶；比旋度应为＋12.0°～＋12.8°。其稳定性高度依赖于溶液的 pH 等环境，易受酸、碱、光照、温度、金属离子等因素影响发生氧化或降解，在 pH 6.0～8.0 范围内稳定性最好。因此，组氨酸通常在低温、避光、密封的条件下保存。供试品中组氨酸含量应不少于标示量的 99.0%。

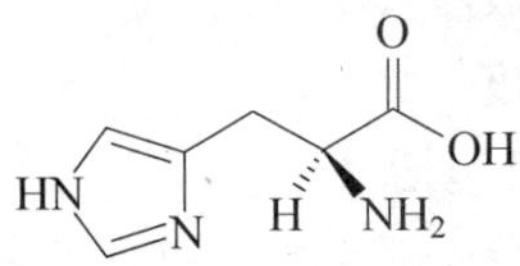

组氨酸化学结构式

组氨酸作为一种人体必需的碱性氨基酸，在人体的正常生理功能中扮演着重要角色，如参与蛋白质合成、维持生理平衡、促进神经系统功能、增强免疫系统、促进生长发育以及调节胃酸分泌等多种生理功能。此外，组氨酸还能够通过影响中枢神经系统神经递质的平衡状态，具有抗焦虑和抗抑郁的作用。在医药领域，组氨酸是氨基酸输液及综合氨基酸制剂的极重要成分，用于治疗胃溃疡、贫血、过敏症等。

实验目的

（1）熟知组氨酸的结构、理化特征和功能。

（2）明确组氨酸的质量分析项目及原理。

（3）学习薄层色谱法、红外分光光度法等光谱色谱分析法在组氨酸质量综合分析中的应用。

实验原理

组氨酸的鉴别采用薄层色谱法和红外光谱法。使用薄层色谱法鉴别的原因在于，组氨酸可能与其他氨基酸或杂质共存，该方法利用不同物质在固定相和流动相之间分配系数的差异，可有效分离组氨酸与其他物质，通过与对照品溶液主斑点的位

实验原理PPT

置和颜色对比，判断样品中是否含组氨酸。组氨酸特定的官能团和分子结构使其在红外光区有特征吸收峰，与对照图谱比对，即可准确鉴别。

组氨酸的检查项目包括酸碱度、溶液的透光率、氯化物、硫酸盐、铵盐、其他氨基酸、干燥失重、炽灼残渣、铁盐、重金属、砷盐、细菌内毒素。①酸碱度检查。组氨酸是一种氨基酸，其溶液的酸碱度可能影响其稳定性和药效，通过测定组氨酸溶液的 pH 值，确保其酸碱度在规定的范围内，通常使用 pH 计进行测定。②溶液的光率检查。溶液的透光率可以反映组氨酸溶液中是否存在不溶性杂质或悬浮物，使用分光光度计测定组氨酸溶液在特定波长下的透光率，透光率越高，说明溶液越澄清，杂质越少。③氯化物检查。氯化物是常见的无机杂质，可能来源于原料或生产过程。氯化物与硝酸银反应生成白色沉淀，通过比浊法测定氯化物含量。④硫酸盐检查。硫酸盐是另一种常见的无机杂质，可能影响组氨酸的质量。硫酸盐与氯化钡反应生成硫酸钡沉淀，通过比浊法测定硫酸盐含量。⑤铵盐检查。铵盐可能来源于原料或生产过程中的氨污染，铵盐与奈斯勒试剂反应生成黄色或棕色沉淀，通过比色法测定铵盐含量。⑥其他氨基酸检查。其他氨基酸的存在可能影响组氨酸的纯度和药效，采用薄层色谱法分离和检测其他氨基酸，确保组氨酸的纯度。⑦干燥失重检查。干燥失重反映组氨酸中水分或挥发性物质的含量，可将组氨酸样品在一定温度下干燥至恒重，计算失重百分比。⑧炽灼残渣检查。炽灼残渣反映组氨酸中无机杂质的含量，将组氨酸样品在高温下炽灼，残留的无机物质量即为炽灼残渣。⑨铁盐检查。铁盐可能来源于原料或生产设备，过量铁盐可能影响组氨酸的质量。铁盐与硫氰酸铵反应生成红色配合物，通过比色法测定铁盐含量。⑩重金属检查。重金属对人体有毒，必须严格控制其含量。在弱酸性条件下，重金属离子与硫代乙酰胺反应生成有色硫化物，与标准铅溶液比较颜色深浅来判断重金属含量。⑪砷盐检查。砷盐是剧毒物质，必须严格控制其含量。采用古蔡氏法检查砷盐，利用金属锌与酸作用产生新生态氢，与药物中砷盐反应生成砷化氢气体，遇溴化汞试纸产生黄色至棕色砷斑，与标准砷斑比较判断砷盐含量。⑫细菌内毒素检查。细菌内毒素可能引起发热反应，影响药品的安全性。采用鲎试剂法，细菌内毒素与鲎试剂反应生成凝胶，通过凝胶形成程度测定内毒素含量。

组氨酸含量测定采用电位滴定法。组氨酸结构中同时含有羧基和氨基，综合显示为弱碱性，在甲酸与冰醋酸的混合剂中，氨基能够显示出较强的碱性，可以和高氯酸定量反应，根据终点前后 pH 值（即 H^+ 浓度）的变化，用电位指示法确定滴定终点。每毫升高氯酸滴定液（0.1mol/L）相当于 15.52mg 的组氨酸，根据公式计算组氨酸的含量。

实验材料

（1）试药：组氨酸、组氨酸对照品、鲎试剂、细菌内毒素标准品、标准砷溶液、氯化钠、硝酸银*、二氯化汞*、氢氧化钾*、醋酸铵*、硫酸钾、氯化钡、氯化铵、碘化钾、硫代乙酰胺、氯化亚锡*等。

硝酸银、二氯化汞、氢氧化钾、醋酸铵、氯化亚锡的试剂安全说明

（2）仪器：傅里叶红外光谱仪、薄层色谱扫描仪、pH 计、紫外-可见分光光度计、烘箱、自动电位滴定仪、马弗炉、恒温箱、涡旋振荡仪、磁力搅拌器等。

（3）其他：硅胶 G 预制板、通用型滴定管、纳氏比色管、砷盐检查法第一法装置、容量瓶、试管、微量移液器等。

傅里叶红外光谱仪使用视频

实验方法

（1）溶液的配制

标准氯化钠溶液：精确称取氯化钠 0.165g，置于 1000mL 量瓶中，加水适量使溶解后定容，摇匀制成贮备液。临用前，精密量取贮备液 10mL，置于 100mL 量瓶中，加水定容，摇匀后制得（每 1mL 相当于 10μg 的 Cl）。

紫外-可见分光光度计使用视频

硝酸银滴定液（0.1mol/L）：精确称取硝酸银 16.99g，加水适量溶解后定容至 1000mL，摇匀制得。

标准硫酸钾溶液：精确称取硫酸钾 0.181g，置于 1000mL 量瓶中，加水适量使溶解后定容，摇匀后制得（每 1mL 相当于 100μg 的 SO_4^{2-}）。

氯化钡滴定液（0.1mol/L）：精确称取二水氯化钡 24.43g，加水适量溶解后定容至 1000mL，摇匀制得。

标准氯化铵溶液：精确称取氯化铵 29.7mg，置于 1000mL 量瓶中，加水适量溶剂后定容，摇匀后制得（每 1mL 相当于 10μg 的 NH_4^+）。

标准铁溶液：称取硫酸铁铵［$FeNH_4(SO_4)_2 \cdot 12H_2O$］0.863g，置于 1000mL 量瓶中，加水溶解后，加硫酸 2.5mL，用水稀释至刻度线，摇匀，作为贮备液。临用前，精密量取贮备液 10mL，置于 100mL 量瓶中，加水稀释至刻度线，摇匀，即得（每 1mL 相当于 10μg 的 Fe）。

标准铅溶液：称取硝酸铅 0.1599g，置于 1000mL 量瓶中，加硝酸 5mL 与水 50mL 溶解后，用水稀释至刻度线，摇匀，作为贮备液。精密量取贮备液 10mL，置于 100mL 量瓶中，加水稀释至刻度线，摇匀，即得（每 1mL 相当于 10μg 的 Pb）。本液仅供当日使用。

碱性碘化汞钾试液：称取碘化钾 10g，加水 10mL 溶解后，缓缓加入二氯化汞的饱和水溶液，边加边搅拌，至生成的红色沉淀不再溶解，加氢氧化钾 30g，溶解后，再加二氯化汞的饱和水溶液 1mL 或 1mL 以上，并用适量的水稀释使成 200mL，静置沉淀，使用时倾取上层的澄明液。

醋酸盐缓冲液（pH 3.5）：精确称取醋酸铵 25g，加水 25mL 溶解后，加 7mol/L 盐酸溶液 38mL，用 2mol/L 盐酸溶液或 5mol/L 氨溶液准确调节 pH 值至 3.5（电位法指示），再加水稀释至 100mL，摇匀制得。

硫代乙酰胺试液：称取硫代乙酰胺 4g，加水溶解成 100mL，置冰箱中保存。临用前取混合液（由 lmol/L 氢氧化钠溶液 15mL、水 5.0mL 及甘油 20mL 组成）5.0mL，加上述硫代乙酰胺溶液 1.0mL，置水浴上加热 20s，冷却后立即使用。

碘化钾试液：称取碘化钾 16.5g，加水溶解定容至 100mL，即得。本液应临用新制。

氯化亚锡试液：称取氯化亚锡 1.5g，加水 10mL 与少量的盐酸使其溶解，混匀后制得，临用前配制。

（2）组氨酸的质量分析

1）鉴别

① 薄层色谱法。参照通则 0502。分别称取供试品和组氨酸对照品适量，加水溶解制成每 1mL 中约含 0.4mg 的溶液，作为供试品溶液与对照品溶液。吸取 5μL 配制的供试品和对照品溶液，分别点于同一硅胶板（硅胶 G 预制板，临用前于 110℃ 活化 30 分钟）距离底边约 10mm 处的点样基线上（点样间距约 10mm）。将点样后的硅胶板放入色谱杠中，以正丙醇-浓氨溶液（体积比 67∶33）为展开剂，密闭进行展开（上行展开 8～15cm）至合适高度。取出完成展开的硅胶板，晾干后均匀喷洒茚三酮的丙酮溶液（1→50），于 80℃ 加热至斑点出现，立即扫描显色结果。供试品溶液所显主斑点的位置和颜色应与对照品溶液的主斑点相同。

通则0502

② 红外光谱法。称取供试品约 1mg，加入干燥的溴化钾约 200mg，于玛瑙研钵中充分研磨混匀，转移至直径 13mm 压模中均匀铺开，抽真空 2min 后加压至 0.8GPa，保持 2～5min，取出制成的供试品片，并以纯溴化钾压片制成空白片。利用傅里叶红外光谱仪扫描获得供试品的红外吸收光谱图。对比供试品与组氨酸的红外吸收光谱图（图 3-1），应与组氨酸对照的图谱一致。

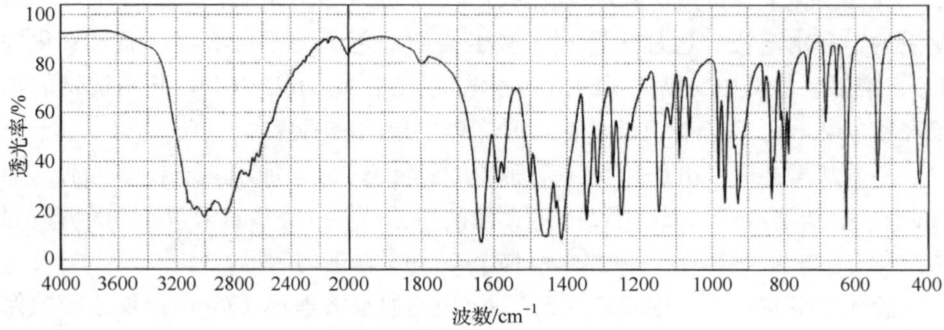

图 3-1 组氨酸红外吸收光谱图（光谱集 981）

2）检查

① 酸碱度。供试品 1.0g，加水溶解，参照通则 0631 测定，供试品溶液的 pH 值应为 7.0～8.5。

精确称取供试品 1.0g，加水 50mL 溶解后，水浴处理使温度稳定在 25℃；然后，将校正后的 pH 计电极浸入待测液中，轻轻搅动溶液，待 pH 计读数稳定后读取。

通则0631

② 溶液的透光率。取供试品 0.6g，加水 20mL 溶解后，照紫外-可见分光光度法（通则 0401），在 430nm 波长处的透光率，不得低于 98.0%。

通则0401

③ 干燥失重。称取供试品 1.0g，参照通则 0831 测定，干燥失重不得超过 0.2%。

精确称取供试品 1.0g，置于经 105℃干燥至恒重的扁形称量瓶中，厚度不超过 5mm，精确称量供试品和称量瓶的总质量，半开瓶盖置于烘箱内，于 105℃干燥 3h 后，盖上瓶盖，取出放于干燥器中放冷，然后称量干燥后的总质量，按照下式计算干燥失重。

通则0831

$$干燥失重=\frac{m_{总}-m_{干}}{m_{总}-m_{瓶}}\times 100\%$$

式中 $m_{总}$——干燥前称量瓶与供试品的总质量，g；

$m_{干}$——干燥后称量瓶与供试品的总质量，g；

$m_{瓶}$——干燥后称量瓶的质量，g。

④ 炽灼残渣。称取供试品 1～2g，参照通则 0841 检测，炽灼残渣不得超过 0.1%。

称取供试品 1～2g，置于已炽灼至恒重的坩埚中，精确称取总质量，缓缓炽灼至完全碳化；冷却后加硫酸 0.5～1mL 使湿润，低温加热至硫酸蒸气除尽后，在 700～800℃炽灼使完全灰化，于干燥器内冷却后精密称定，再在 700～800℃炽灼至恒重。按照下式计算炽灼残渣量。

通则0841

$$炽灼残渣=\frac{m_{恒重}-m_{坩埚}}{m_{供}}\times 100\%$$

式中　$m_{供}$——称取的供试品质量，g；

$m_{恒重}$——炽灼至恒重时坩埚与残渣的总质量，g；

$m_{坩埚}$——炽灼至恒重时坩埚的质量，g。

⑤ 其他氨基酸。取供试品适量，参照上述鉴别中的薄层色谱法进行检测，供试品溶液如显杂质斑点，其颜色不得比对照品溶液的主斑点更深（0.5%）。

精确称取供试品适量，加水溶解后分别制成 10mg/mL 的供试品溶液与 0.05mg/mL 的对照品溶液。精确称取组氨酸对照品和脯氨酸对照品各适量，置于同一瓶中，加水溶解并稀释制成每 1mL 中各约含 0.4mg 的系统适用性溶液。精确吸取上述三种溶液各 5μL，进行点样、展开与显色，对照品溶液应显一个清晰的斑点，系统适用性溶液应显两个完全分离的斑点，扫描记录显色结果，比较颜色深浅。

⑥ 氯化物。取供试品 0.25g，参照通则 0801 检测，与标准氯化钠溶液 5.0mL 制成的对照液比较，不得更浓（0.02%）。

通则0801

称取供试品 0.25g，加水 25mL 溶解后，再加稀硝酸 10mL（若溶液不澄清，需过滤后取滤液），转移至 50mL 纳氏比色管中，补加水至约 40mL，摇匀后制成供试品溶液。准确量取标准氯化钠溶液 5mL，置于 50mL 纳氏比色管中，加稀硝酸 10mL，补加水至约 40mL，摇匀后制成对照品溶液。分别于供试品与对照品溶液中加入硝酸银试液 1.0mL，并加水定容至 50mL，摇匀后置于暗处放置 5min。将两只比色管共同放置在黑色背景上，从比色管上方向下观察、比较。

⑦ 硫酸盐。取供试品 1.0g，参照通则 0802 检测，与标准硫酸钾溶液 2mL 制成的对照比较，不得更浓（0.02%）。

通则0802

称取供试品 1.0g，加水 40mL 溶解后（若溶液不澄清，需过滤后取滤液），转移至 50mL 纳氏比色管中，加稀盐酸 2mL，摇匀后制得供试品溶液。精准量取标准硫酸钾溶液 2mL，置于 50mL 纳氏比色管中，加水至约 40mL，再加入稀盐酸 2mL，摇匀后制得对照品溶液。分别于供试品溶液与对照品溶液中加入 25%氯化钡溶液 5mL，并补加水至 50mL，充分摇匀后放置 10min。将两只比色管共同放置在黑色背景上，从比色管上方向下观察、比较。

⑧ 铵盐。与标准氯化铵溶液 2.0mL 制成的对照液比较，不得更深（0.02%）。

精确称取供试品 0.10g 置于蒸馏瓶中，加无氨蒸馏水 200mL，加氧化镁 1g，加热蒸馏，馏出液导入装有稀盐酸 1 滴与无氨蒸馏水 5mL 的 50mL 纳氏比色管中，至馏出液达约 40mL，停止蒸馏，滴加氢氧化钠试液 5 滴，加无氨蒸馏水至 50mL，加碱性碘化汞钾试液 2mL，摇匀后放置 15min，即为供试品溶液。取标准氯化铵溶液 2mL，置于 50mL 纳氏比色管中，加入约 40mL 无氨蒸馏水，摇匀后滴加氢氧化钠试液 5 滴，加无氨蒸馏水至 50mL，加碱性碘化汞钾试液 2mL，摇匀后放置 15min，即为对照品溶液。将两根比色管共同置于白色背景，从比色管上方向下观察、比较，供试品溶液不得比对照品溶液更深。

⑨ 铁盐。与标准铁溶液 1.0mL 制成的对照液比较，不得更深（0.001%）。

精确称取供试品 1.0g，加水 25mL 溶解后移至 50mL 纳氏比色管中，加稀盐酸 4mL 与过硫酸铵 50mg，补加水至约 35mL，加 30%硫氰酸铵溶液 3mL，再加水定容至 50mL，摇匀；如显色，立即与标准铁溶液（10μg/mL）1mL 制成的对照品溶液（取标准铁溶液 1mL，置于 50mL 纳氏比色管中，加水使成 25mL，加稀盐酸 4mL 与过硫酸铵 50mg，用水稀释使成 35mL，加 30%硫氰酸铵溶液 3mL，再加水适量稀释成 50mL，摇匀）比较。

若供试管与对照管色调不一致时，分别将比色管中的液体转移至分液漏斗中，各加正丁醇 20mL 充分振荡提取，待分层后将正丁醇层移至 50mL 纳氏比色管中，再用正丁醇稀释至 25mL，混匀后比较供试管与对照管溶液的颜色。

⑩ 重金属。参照通则 0821 第一法测定，重金属不得超过百万分之十（0.001%）。

通则0821

精确称取供试品 1.0g，置于 25mL 纳氏比色管中（$1^{\#}$管），加水溶解并定容。精确吸取标准铅溶液（10μg/mL）1mL，置于 25mL 纳氏比色管中，加醋酸盐缓冲液（pH 3.5）2mL 后，加水定容至 25mL（$2^{\#}$管）。精确称取 1g 供试品置于 25mL 纳氏比色管中，加适量水溶解，精确加入标准铅溶液 1mL 与醋酸盐缓冲液 2mL，加水定容至 25mL（$3^{\#}$管）。在 $1^{\#}$、$2^{\#}$和 $3^{\#}$管中分别加硫代乙酰胺试液各 2mL，摇匀，放置 2min 后，同置白纸上，自上向下透视。当 $3^{\#}$管颜色不浅于 $2^{\#}$管时，$1^{\#}$管中颜色不得深于 $2^{\#}$管。若供试品溶液带颜色，可用稀焦糖溶液或其他无干扰的有色溶液对 $2^{\#}$管进行调色后再加硫代乙酰胺试液显色。

⑪ 砷盐。参照通则 0822（第一法，即古蔡氏法）检测，砷含量不得超过百万分之一（0.0001%）。

通则0822

精确称取供试品 2.0g，置于第一法装置的磨口锥形瓶 A 中，加盐酸 5mL 与水 21mL，再加碘化钾试液 5mL 与酸性氯化亚锡试液 5 滴，在室温放置 10min 后加锌粒 2g，立即将安装好的导气管 C 密封于 A 瓶上，并将 A 瓶置于 25～40℃水浴中反应 45min，取出溴化汞试纸，观察并记录颜色深浅。精密量取标准砷溶液 2mL，置于第一法装置的磨口锥形瓶 A 中，参照上述操作，观察溴化汞试纸上的标准砷斑颜色。供试品溴化汞试纸上的砷斑与标准砷斑比较，不得更深。

⑫ 细菌内毒素。取供试品 1g，参照通则 1143 检测，每 1g 组氨酸中含内毒素量应小于 6.0EU。具体操作详见实验 16。

通则1143

3）含量测定

参照通则 0701（电位滴定法），按干燥品计算，供试品中组氨酸的含量不得少于 99.0%。

通则0701

精确称取供试品 0.15g，加无水甲酸 2mL 进行溶解，加冰醋酸 50mL，混匀后制成供试品溶液。将盛有供试品溶液的烧杯置于磁力搅拌器上，浸入电极，启动搅拌器，利用装有高氯酸滴定液（0.1mol/L）的滴定管分次向供试品溶液中滴加滴定液（开始时可每次加入较多的量），记录每次滴加滴定液的体积与对应电位值。至将近终点前，应每次加入少量滴定液，搅拌均匀后记录电位值和滴加体积，至突跃点已过，仍应继续滴加几次滴定液，搅拌均匀后记录电位。以电位值为纵坐标，以滴定液体积为横坐标，绘制滴定曲线，以滴定曲线的陡然上升或下降部分的中点或曲线的拐点为滴定终点，并将滴定的结果用空白试验校正。按照每 1mL 高氯酸滴定液（0.1mol/L）相当于 15.52mg 的组氨酸计算供试品的含量。

$$\text{组氨酸含量}=\frac{(V-V_0)\times T\times F}{W}\times 100\%$$

式中　V——供试品溶液滴定消耗的高氯酸滴定液体积，mL；

V_0——空白溶液滴定消耗的高氯酸滴定液体积，mL；

F——高氯酸滴定液校正因数，F=实际浓度/规定浓度；

W——称取供试品的质量（按干品计），mg；

T——滴定度，15.52mg/mL。

（3）注意事项

在进行红外光谱鉴别时，应先对溴化钾与供试品进行干燥处理，以减少水分对其检查结果的影响；在进行干燥失重与炽灼残渣检查时，加热后应立即放入干燥器中冷却，以防止空气中水分的影响；在进行砷盐检测时，导气管中应塞入足够的醋酸铅棉花（60～80mm），用于吸收硫化氢，以防止对"砷斑"的干扰。在进行细菌内毒素检测时，首先需要确定鲎试剂的灵敏度，根据鲎试剂的灵敏度与供试品内毒素限度，选用无细菌内毒素水溶解供试品制成两倍鲎试剂灵敏度的溶液；在进行加热时，应严格按照鲎试剂说明书要求操作，且避免任何振荡和加热不均匀等因素引起的假阴性结果。

探索与研究

（1）在组氨酸的质量分析中，我们对细菌内毒素进行了检测。假设你正在开发一种新的组氨酸生产工艺，为了降低产品中细菌内毒素的含量，你会从哪些方面对生产过程进行优化？请结合细菌内毒素的来源、传播途径以及鲎试剂法检测细菌内毒素的原理进行阐述，并设计一个简单的实验方案来验证你所提出的优化措施的有效性。

（2）在组氨酸的质量分析实验中，采用了电位滴定法测定其含量。如果采用高效液相色谱法（HPLC）测定组氨酸含量，请简述其原理，并比较 HPLC 与电位滴定法的优缺点。

课后自测题

不定项选择题

自测题
参考答案

（1）组氨酸稳定性最好的 pH 范围是（　　）。

A. 4.0～6.0　　B. 6.0～8.0

C. 8.0～10.0　　D. 10.0～12.0

（2）以下哪些检查项目是通过生成沉淀来进行含量测定或判断的？（　　）。

A. 氯化物检查　　B. 硫酸盐检查

C. 铵盐检查　　D. 铁盐检查

（3）以下哪些检查项目是为了检测组氨酸中的无机杂质？（　　）。

A. 炽灼残渣检查　　B. 硫酸盐检查

C. 氯化物检查　　D. 细菌内毒素检查

（4）下面关于薄层色谱的说法中，错误的是（　　）。

A. 供试品、对照品点在同一薄层板上，展开显色后，供试品、对照品比移值一致，可认为供试品与对照品是同一物质

B. 如果没有对照品，可采用供试品溶液自身稀释法进行杂质限量检查

C. 配制好的展开剂倒入色谱缸后可立即用于薄层板的展开

D. 应根据供试品的性质选取不同种类的薄层板

(5) 电位滴定法测定组氨酸含量时，用（　　）作为滴定液。

A. 高氯酸　　B. 盐酸　　C. 硫酸　　D. 氢氧化钠

知识拓展

知识拓展参考资料

要使上市的以蛋白质为基础的生物制药配方能够承受生产前后过程中可能产生的各种应力，充分的稳定性至关重要。因此，选择合适的辅料是生产此类精细产品的重要步骤。组氨酸是一种必需氨基酸，已被广泛应用于以蛋白质为基础的生物制药配方中。组氨酸在氨基酸中具有独特的理化特性，可为基于蛋白质的生物制药配方带来多方面的益处。组氨酸侧链的 pK_a 值约为 6.0，主要用作缓冲剂，尤其在 pH 值为 5.5～6.5 时。此外，组氨酸还表现出与碳水化合物（如蔗糖和海藻糖）相似的一些特性，因此可被视为基于蛋白质的既定制剂策略的替代方法。

组氨酸可用作缓冲剂、稳定剂、低温/溶解保护剂、抗氧化剂、降黏剂和增溶剂，此论文介绍了组氨酸的一般理化性质，列出了所有含组氨酸的商用蛋白质生物制药产品，并简要讨论了现有研究的重点，即组氨酸的多种应用。此外，还讨论了组氨酸与蛋白质在以蛋白质为基础的生物制药配方中的相互作用，如单克隆抗体溶液在重滤过程中的唐南效应，以及聚山梨醇酯在组氨酸缓冲液中的降解。这是首篇关于组氨酸在蛋白质生物制药中应用的综述，有助于理解组氨酸作为基于蛋白质的生物制药制剂辅料所带来的机遇和挑战。

实验22　肝素钙的质量分析

引言

本品是从猪肠黏膜中提取的硫酸氨基葡聚糖的钙盐，是由不同分子量的糖链组成的混合物，主要是 α-D-氨基葡萄糖（*N*-硫酸化，*O*-硫酸化或 *N*-乙酰化）和 *O*-硫酸化糖醛酸（α-L-艾杜糖醛酸或 β-D-葡萄糖醛酸）交替连接形成聚合物，具有延长血凝时间的作用。按干燥品计算，本品每 1mg 抗Ⅱa 因子的效价不得少于 180IU；抗Ⅹa 因子效价与抗Ⅱa 因子的效价比应为 0.9～1.1。本品为白色或类白色的粉末；极具引湿性。本品在水中易溶。取本品，精密称定，加水溶解并定量稀释制成每 1mL 中约含 40mg 的溶液，依法测定（通则 0621），比旋度应不小于＋50°。

肝素钙在临床上的应用非常广泛，主要用于预防和治疗血栓性疾病。它常用于预防深静脉血栓和肺栓塞，特别是在手术后或长期卧床的患者中，通过抑制血液凝固来降低血栓形成的风险。对于已经形成的血栓，肝素钙可以用于急性治疗，防止血栓进一步扩大或脱落。在心血管手术、血液透析和体外循环等过程中，肝素钙也被用来防止血液在体外凝固，确保手术或治疗的顺利进行。此外，肝素钙还用于治疗急性冠脉综合征，如不稳定性心绞痛和心肌梗死，通过抗凝血作用减少心肌缺血和梗死范围。在某些情况下，肝素钙还被用于治疗弥散性血管内凝血，帮助控制凝血功能的紊乱。尽管肝素钙在临床上非常有效，但使用时需要密切监测，以避免出血等副作用，通常需要在医生的指导下进行剂量调整和监控。

实验目的

（1）熟知肝素钙的结构、理化特征和临床应用。

（2）明确肝素钙的质量分析项目及原理。

（3）学习肝素钙的效价测定方法。

实验原理

实验原理PPT

肝素钙的鉴别项目包括抗Ⅹa因子效价与抗Ⅱa因子效价比测定、高效液相色谱法、钙盐鉴别。肝素钙的抗凝作用主要是通过与抗凝血酶Ⅲ结合，进而抑制凝血因子Ⅹa和Ⅱa等实现的。不同来源或不同制备工艺得到的肝素钙，其抗Ⅹa因子和抗Ⅱa因子的活性比例可能存在差异，通过测定两者的效价比，可以反映肝素钙的分子结构特征和抗凝活性特点，是鉴别肝素钙及其质量控制的重要指标。利用特定的凝血试验方法，分别测定肝素钙对Ⅹa因子和Ⅱa因子的抑制能力，以国际标准品为对照，计算出供试品中抗Ⅹa因子和抗Ⅱa因子的效价，进而得出两者的比值。肝素钙是一种多糖，其分子量和硫酸化程度会影响其在色谱柱中的保留时间和分离效果。高效液相色谱法可以分离和检测肝素钙的组分，并与标准品比较保留时间和峰面积等信息，确保产品的均一性和一致性。肝素钙是由肝素的钠盐经过钙盐置换得到的，在制备过程中可能含有少量钠盐。钠盐的鉴别通常通过火焰光度法或原子吸收光谱法进行。这些方法基于钠离子在特定波长下的特征吸收或发射光谱。肝素钙是以钙盐形式存在的，钙盐鉴别的目的是确认其钙离子的存在，并确保其含量符合药典要求。常用的方法是焰色反应和化学沉淀反应。焰色反应中，钙元素在火焰中受热激发，电子跃迁后发射出特定波长的光，使火焰呈现砖红色。化学沉淀反应如加入草酸铵试液，与钙离子反应生成白色的草酸钙沉淀，草酸钙难溶于水和醋酸，但可溶于盐酸和硝酸，通过沉淀的生成和溶解特性进一步确认钙盐。

肝素钙的检查项目有分子量与分子量分布、酸碱度、蛋白质、有关物质、残留溶剂、钙、钠、重金属、总氮量、溶液的澄清度与颜色、核酸、干燥失重与炽灼残渣、细菌内毒素。①分子量与分子量分布。肝素钙是一种多糖类物质，其分子量及分布对药物的活性和稳定性有重要影响。采用分子排阻色谱法，根据不同分子量的肝素钙分子在凝胶柱中的渗透和扩散速度不同进行分离。②酸碱度。肝素钙的酸碱度影响其稳定性和溶解性，pH 值过高或过低可能导致其降解或影响药效。使用 pH 计测定肝素钙溶液的 pH 值。③蛋白质。肝素钙在制备过程中可能残留少量蛋白质杂质，蛋白质的存在可能引起过敏反应或影响产品质量。基于蛋白质与特定试剂的显色反应，采用比色法（如福林酚法）进行测定。④有关物质。有关物质主要是指肝素钙在生产过程中可能产生的杂质或降解产物，采用高效液相色谱法，根据不同物质在固定相和流动相之间的分配系数不同进行分离和检测。⑤残留溶剂。在肝素钙的生产过程中可能使用到一些有机溶剂，如甲醇、乙醇等，残留溶剂可能对人体有害。采用气相色谱法，利用不同溶剂在气相和固定相之间的分配系数差异进行分离和定量分析。⑥钙。肝素钙中钙含量是其质量控制的重要指标之一。采用络合滴定法，利用钙与乙二胺四乙酸二钠（EDTA-2Na）形成稳定的配合物的性质进行测定。⑦钠。肝素钙生产过程中可能残留少量钠盐，采用原子吸收分光光度法，根据钠元素在原子化器中被激发后发射或吸收特定波长光的特性进行测定。⑧重金属。重金属如铅、汞、镉等可能对人体造成危害，采用硫代乙酰胺法，重金属离子与硫代乙酰胺反应生成有色物质，与标准铅溶液制成的对照液进行比较。⑨总氮量。肝素钙中含有氮元素，总氮量的测定可以反映药物中含氮成分的含量，采用凯氏定氮法，将样品中的有机氮转化为无机铵盐，通过蒸馏、滴定等步骤测定氮的含量。⑩溶液的澄清度和颜色。溶液的澄清度和颜色可以直观反映肝素钙的纯度和是否存在杂质。采用目视法或分光光度法进行测定。目视法通过观察溶液是否澄清、有无悬浮物或颜色异常，分光光度法通过测定溶液在特定波长下的吸光度来评估其澄清度和颜色。⑪核酸。肝素钙在制备过程中可能残留核酸杂质，会影响产品质量。采用紫外分光光度法测量核酸在 260nm 处的特征吸收进行定量。⑫干燥失重与炽灼残渣。干燥失重反映样品中的水分和挥发性物质含量，测量方法是将样品在特定温度下干燥至恒重，计算失重百分比。炽灼残渣反映样品中的无机盐含量，测量方法是将样品在高温下炽灼至恒重，计算残渣百分比。⑬细菌内毒素。细菌内毒素是革兰氏阴性菌细胞壁中的脂多糖成分，可引起发热等不良反应。采用鲎试剂法，利用鲎试剂与细菌内毒素发生凝集反应的特性进行检测。

肝素钙需对抗Ⅹa因子、抗Ⅱa因子进行效价测定。其原因是，肝素钙通过与抗凝血酶Ⅲ（ATⅢ）结合，增强ATⅢ对凝血因子Ⅹa的抑制作用，从而阻断凝血级联反应的外源性途径，抑制血栓形成。抗Ⅹa因子效价反映了肝素钙抑制Ⅹa因子的能力。肝素钙还可以通过ATⅢ抑制凝血因子Ⅱa（凝血酶），阻断凝血级联反应的内源性途径。抗Ⅱa因子效价反映了肝素钙抑制凝血酶的能力。普通肝素的抗Ⅹa/抗Ⅱa比值接近1∶1，而低分子肝素钙的抗Ⅹa/抗Ⅱa比值通常为2∶1至4∶1。肝素钙的抗Ⅹa/抗Ⅱa比值是其重要指标，反映了肝素钙的抗凝血特性，直接影响其临床应用（如预防血栓、治疗深静脉血栓等）。

抗Ⅹa、抗Ⅱa因子的测定原理是利用肝素与ATⅢ结合，形成复合物后抑制Ⅹa/Ⅱa因子的活性。通过添加过量Ⅹa/Ⅱa因子和特定底物，肝素-ATⅢ复合物抑制Ⅹa/Ⅱa因子，剩余的Ⅹa/Ⅱa因子催化底物产生显色或荧光产物，其强度与肝素浓度成反比，从而计算效价。

实验材料

（1）试药：肝素钙、肝素对照品、硫酸皮肤素对照品、多硫酸软骨素对照品、牛血清白蛋白对照品、磷酸二氢钠、高氯酸钠*、磷酸*、钙紫红素、无水硫酸钠、浓氨*、乙二胺四乙酸二钠、醋酸铵*、盐酸*、硝酸铅*、氢氧化钠*、硫代乙酰胺、碳酸钠、酒石酸钾、硫酸铜、钨酸钠、钼酸钠、硫酸锂等。

高氯酸钠、磷酸、浓氨、醋酸铵、盐酸、硝酸铅、氢氧化钠的试剂安全说明

（2）仪器：高效液相色谱仪、分子排阻色谱仪、气相色谱仪、原子吸收分光光度计、紫外-可见分光光度计、马弗炉等。

（3）其他：凯氏定氮蒸馏装置、酒精灯、铂金丝、量筒、烧杯、微量移液器、纳氏比色管、小试管等。

紫外-可见分光光度计使用视频

实验方法

（1）溶液的配制

0.04%磷酸二氢钠溶液（流动相A）：精确称取无水磷酸氢二钠40g，加水适量溶解，用磷酸调至pH 3.0，加水定容至1000mL，0.45μm滤膜过滤，用前脱气。

高效液相色谱仪使用视频

高氯酸钠-磷酸盐溶液（流动相B）：精确量取高氯酸钠140g，用0.04%磷酸二氢钠溶液溶解并稀释至1000mL，用磷酸调至pH 3.0，0.45μm滤膜过滤，临用前脱气。

乙二胺四乙酸二钠滴定液（0.05mol/L）：精确称取乙二胺四乙酸二钠19g，加适量水溶解后定容至1000mL，摇匀后制得。

气相色谱仪使用视频

钙紫红素指示液：取钙紫红素0.1g，加无水硫酸钠10g，研磨均匀制得。

氨试液：量取浓氨溶液400mL，加水稀释至1000mL，摇匀后制得。

醋酸盐缓冲液（pH 3.5）：取醋酸铵25g，加水25mL溶解后，加7mol/L盐酸溶液38mL，用2mol/L盐酸溶液或5mol/L氨溶液准确调节pH值至3.5（电位法指示），再加水稀释至100mL，摇匀制得。

标准铅溶液：精确称取硝酸铅0.1599g，置于1000mL容量瓶中，加硝酸5mL与水50mL溶解后定容，摇匀后精确吸取10mL，置于100mL容量瓶中，加水定容，摇匀后制得（每1mL相当于10μg的Pb）。使用当日配制。

硫代乙酰胺试液：称取硫代乙酰胺4g，加水溶解成100mL，置冰箱中保存。临用前取混合液（由1mol/L氢氧化钠溶液15mL、水5.0mL及甘油20mL组成）5.0mL，加上述硫代乙酰胺溶液1.0mL，置水浴上加热20s，冷却后立即使用。

碱性铜试液：取氢氧化钠10g，碳酸钠50g，加水400mL使溶解，作为甲液；取酒石酸钾0.5g，加水50mL使溶解，另取硫酸铜0.25g，加水30mL使溶解，将两液混合作为乙液。临用前，合并甲、乙液，并加水至500mL。

福林试液：取钨酸钠10g与钼酸钠2.5g，加水70mL、85%磷酸5mL与盐酸10mL，置于200mL烧瓶中，缓缓加热回流10h，放冷，再加硫酸锂15g、水5mL与溴滴定液1滴煮沸约15min，至溴除尽，放冷至室温，加水使成100mL。过滤，滤液作为贮备液。置棕色瓶中，于冰箱中保存。临用前，取贮备液2.5mL，加水稀释至10mL，摇匀，即得。

（2）肝素钙的质量分析

1）鉴别

① Ⅹa因子效价与抗Ⅱa因子效价比。取本品，照效价测定项下的方法测定，抗Ⅹa因子效价与抗Ⅱa因子效价比应为0.9～1.1。

② 高效液相色谱法。取供试品适量，加水溶解后，稀释制成浓度为10mg/mL的供试液。照有关物质项下的方法测定，对照品溶液C色谱图中，硫酸皮肤素峰高与肝素和硫酸皮肤素峰之间谷高之比不得少于1.3，供试品溶液色谱图中，供试品溶液主峰的保留时间应与对照品溶液C主峰的保留时间一致，保留时间相对偏差不得过5.0%。

③ 钙盐。取供试品适量，参照通则 0301 鉴别。

通则0301

火焰灼烧法：取洁净的铂丝，用盐酸湿润后，蘸取供试品，在无色火焰中燃烧，火焰即显砖红色。

草酸钙沉淀法：称取供试品 1g，加水溶解，稀释至 20mL，滴加甲基红指示液 2 滴，用氨试液中和后，再滴加盐酸至恰呈酸性，滴加草酸铵试液数滴，即生成白色沉淀；分离收集沉淀，沉淀不溶于醋酸，但可溶于稀盐酸。

2）检查

① 分子量与分子量分布。取供试品适量，参照通则 0514（分子排阻色谱法）检测。重均分子量应为 15000～19000，分子量大于 24000 的级分不得大于 20%，分子量 8000～16000 的级分与分子量 16000～24000 的级分比应不小于 1.0。

通则0514

供试品溶液与对照品溶液制备：分别精确称取供试品与肝素分子量对照品适量，加适量流动相溶解并稀释制成 5mg/mL 浓度的供试品溶液与对照品溶液。

色谱条件：以亲水改性键合硅胶为填充剂（TSK 预柱，6mm×40mm，TSKgel G4000SWXL，7.8mm×300mm，TSKgel G3000SWXL，7.8mm×300mm，串联使用）；以 0.1mol/L 醋酸铵溶液为流动相；流速为每分钟 0.6mL；柱温为 30℃；示差折光检测器；进样体积 25μL。

系统适用性要求：对照品溶液色谱图中，主峰与溶剂峰能够彻底洗脱，重均分子量应在标示值±500 范围内。

测定法：按色谱条件，取对照品溶液注入液相色谱仪进行检测，记录色谱图，并准确计算对照品溶液色谱图中肝素峰的总面积（不包括盐峰）及每个点的累积峰面积百分比，与肝素分子量对照品附带的宽分布标样表中累积峰面积百分比相比较，确定与其最接近点的保留时间及对应的分子量，以保留时间为横坐标，分子量的对数值为纵坐标，使用色谱操作系统自带 GPC 软件，拟合三次方程，建立校正曲线，相关系数应不小于 0.990。另取供试品溶液注入液相色谱仪进行检测，记录色谱图，按下式计算供试品的重均分子量。

$$M_W = \sum (RI_i \times M_i) / \sum RI_i$$

式中 M_W——供试品的重均分子量；

RI_i——洗脱的 i 级分的物质量，即示差色谱图的峰高；

M_i——由校正曲线计算得出的 i 级分的分子量。

② 酸碱度。依法测定（通则 0631），pH 值应为 5.5～8.0。取供试品 0.10g，加水 10mL 溶解后，水浴处理使供试品水溶液温度稳定在 25℃；将校

正后的pH计电极浸入待测液中，轻轻搅动溶液，待pH计读数稳定后读取。

通则0631

③ 蛋白质。照蛋白质含量测定法（通则0731第二法）测定。按干燥品计算，含蛋白质不得超过0.5%。

供试品溶液制备：取本品适量，精密称定，加水溶解并定量稀释制成每1mL中约含30mg供试品的溶液。

对照品溶液制备：取牛血清白蛋白对照品适量，精密称定，分别加水溶解并定量稀释制成每1mL中各约含0μg、10μg、20μg、30μg、40μg与50μg供试品的溶液。

通则0731

测定法：精密量取对照品溶液0.0mL、0.2mL、0.4mL、0.6mL、0.8mL、1.0mL（对照品溶液取用量可在本法测定范围内进行适当调整），分别置具塞试管中，各加水至1.0mL，再分别加入碱性铜试液1.0mL，摇匀，室温放置10min，各加入福林酚试液［取福林试剂中的贮备液（2mol/L酸浓度）1→16］4.0mL，立即混匀，室温放置30min，用紫外-可见分光光度计在650nm的波长处测定吸光度；同时以0号管作为空白。以对照品溶液浓度与其相对应的吸光度计算线性回归方程。另精密量取供试品溶液适量，同法测定。从线性回归方程计算供试品溶液中的蛋白质浓度，并乘以稀释倍数，即得。

④ 有关物质检查。参照高效液相色谱法（通则0512）检测。供试品溶液色谱图中硫酸皮肤素的峰面积不得大于对照品溶液E中硫酸皮肤素的峰面积（2.0%）；如有其他杂质峰，扣除初始等度洗脱出的色谱峰，单个杂质峰面积不得大于对照品溶液E中硫酸皮肤素峰面积的0.01倍。

通则0512

供试品检测液：取供试品适量，加水溶解并稀释制成100mg/mL的母液，精确吸取0.5mL，加1mol/L盐酸溶液0.25mL，加亚硝酸钠溶液0.05mL，充分混匀后反应40min，加1mol/L氢氧化钠溶液0.2mL终止反应。

对照品溶液A：精确称取肝素对照品0.25g，精确加水2mL，涡旋混匀至完全溶解。

对照品溶液B：精确量取对照品溶液A 1.2mL，加2%硫酸皮肤素对照品0.15mL与2%多硫酸软骨素对照品0.15mL。

对照品溶液C：精确量取对照品溶液B 0.1mL，用水稀释至1mL。

对照品溶液D：精确量取对照品溶液A 0.4mL，加水0.1mL，混匀，加1mol/L盐酸溶液0.25mL与25%亚硝酸钠溶液0.05mL，振摇混匀，反应40min，加1mol/L氢氧化钠溶液0.2mL终止反应。

对照品溶液 E：精确量取对照品溶液 B 0.5mL，加 1mol/L 盐酸溶液 0.25mL 和 25%亚硝酸钠溶液 0.05mL，振摇混匀，反应 40min，加 1mol/L 氢氧化钠溶液 0.2mL 终止反应。

色谱条件：以烷醇季铵为功能基的乙基乙烯基苯-二乙烯基苯聚合物树脂为填充剂（AS11-HC 阴离子交换柱，2mm×250mm，与 AG11-HC 保护柱，2mm×50mm，或其他适宜的色谱柱）；以 0.04%磷酸二氢钠溶液（pH 3.0）为流动相 A，以高氯酸钠-磷酸盐溶液（pH 3.0）为流动相 B；按照线性梯度洗脱（洗脱程序见表 3-6）；流速为每分钟 0.22mL；检测波长为 202nm；进样体积 20μL。

表 3-6 线性梯度洗脱程序

时间/min	流动相 A/%	流动相 B/%
0～10	75	25
10～35	75 减至 0	25 增至 100
35～40	0	100

按上述参数，分别取供试品检测液、对照品溶液 D 与对照品溶液 E，注入高效液相色谱仪进行检测，并记录色谱图结果。

系统适用性要求：对照品溶液 D 色谱图中应不出现肝素峰，对照品溶液 E 色谱图中硫酸皮肤素与多硫酸软骨素色谱峰的分离度不得小于 3.0。

⑤ 残留溶剂检查。参照通则 0861（第二法），按内标法以峰面积计算供试品中溶解残留。甲醇残留不得超过 0.3%，乙醇与丙酮残留均不得超过 0.5%。

通则0861

内标溶液配制：称取正丙醇适量，用水定量稀释制成每 1mL 中约含 80μg 的内标溶液。

供试品溶液配制：精确称取供试品 2.0g，置于 10mL 容量瓶中，加内标溶液溶解并定容，摇匀后，精确量取 3mL，置于预先加有氯化钠 0.5g 的顶空瓶中，密封。

对照品溶液配制：分别精确称取甲醇、乙醇、丙酮适量，用内标溶液定量稀释制成每 1mL 中约含甲醇 400μg、乙醇 400μg 与丙酮 80μg 的混合溶液，摇匀后，精密量取 3mL，置于预先加有氯化钠 0.5g 的顶空瓶中，密封。

色谱条件：选用 6%氰丙基苯基-94%二甲基聚硅氧烷（或极性相似）为固定液的毛细管柱为色谱柱；起始温度为 40℃，维持 4min，以每分钟 3℃的速率升温至 58℃，再以每分钟 20℃的速率升温至 160℃；进样口温度为 160℃；检测器温度为 250℃；顶空瓶平衡温度为 90℃，平衡时间为 20min。

系统适用性要求：对照品溶液色谱图中，出峰顺序依次为甲醇、乙醇、丙酮、正丙醇，相邻各色谱峰间分离度均应符合规定。

取对照品溶液顶空进样，记录对照品溶液图谱中对照品（甲醇、乙醇和丙酮）与内标物质（正丙醇）的峰面积或峰高，校正因子的计算详见实验 15。

再取供试品溶液顶空进样，记录供试品溶液中各残留溶剂与内标物质（正丙醇）的峰面积或峰高，供试品溶液中某种残留溶剂的浓度计算详见实验 15。

⑥ 钙检查。精确称取干燥后的供试品 0.2g，置于 500mL 锥形瓶中，加水 300mL 溶解，加 10mol/L 氢氧化钠溶液 6.3mL 与钙紫红素指示剂 15mg，用乙二胺四乙酸二钠滴定液（0.05mol/L）滴定至溶液由紫色转变为纯蓝色。每 1mL 乙二胺四乙酸二钠滴定液（0.05mol/L）相当于 2.004mg 的钙。按干燥品计算，供试品钙含量应为 9.5%～11.5%。

⑦ 钠检查。参照通则 0406（第一法）标准曲线法，利用原子吸收分光光度计，在 589nm 的波长处测定吸收峰，按干燥品计算，钠含量不得超过 0.15%。

通则0406

精确称取供试品 1.0g，加水适量，溶解后定容至 100mL，摇匀制得供试品溶液。根据仪器推荐的浓度范围，精确称取氯化钠（140℃烘 1～2h）适量，溶解后，稀释制成系列梯度浓度的标准溶液。以配制上述溶液的水为空白溶剂，按照仪器规定，依次分别测定空白溶剂、系列梯度浓度标准溶液与供试品溶液，记录读数，每一浓度溶液测定 3 次吸光度读数，以系列梯度浓度标准溶液 3 次读数的平均值为纵坐标、相应浓度为横坐标，绘制标准曲线。根据标准曲线回归方程与供试品溶液读数，计算供试品中钠含量。

⑧ 重金属检查。称取供试品适量，按照炽灼残渣项检查法进行炽灼处理，取遗留的残渣（或直接取炽灼残渣项下的残渣），参照通则 0821（第二法）测定，重金属含量不得超过百万分之三十。

通则0821

供试品溶液制备：精确称取供试品 0.5g，炽灼处理后取残渣。加硝酸 0.5mL，蒸干，至氧化氮蒸气除尽，放冷，加盐酸 2mL，并置于水浴上蒸干后加水 15mL，滴加氨试液至对酚酞指示液显微粉红色，加入冰醋酸调至无色，再加入 0.5mL 冰醋酸。过滤并收集滤液至纳氏比色管中，加醋酸盐缓冲液（pH 3.5）2mL，加水稀释成 25mL，作为乙管。

对照品溶液制备：取配制供试品溶液的试剂，置瓷皿中蒸干后，加醋酸盐缓冲液（pH 3.5）2mL 与水 15mL，微热溶解后转移至纳氏比色管中，精确加入标准铅溶液（10μg/mL）1.5mL，再用水稀释成 25mL，作为甲管。

在供试品溶液管（乙管）与对照品溶液管（甲管）中分别加硫代乙酰胺试液各 2mL，摇匀，放置 2min，置于同一白纸上，自上向下透视观测，乙管中显出的颜色与甲管比较，不得更深。

⑨ 干燥失重。取本品，置五氧化二磷干燥器内，在 60℃减压干燥至恒重，减失质量不得过 5.0%（通则 0831）。

通则0831

⑩ 炽灼残渣检查。取供试品适量，参照通则 0841 检测，遗留残渣应为 28.0%～41.0%。

精确称取供试品 0.5g，置于已炽灼至恒重的坩埚中，精确称取总质量，缓缓炽灼至完全碳化；冷却后加硫酸 0.5～1mL 使湿润，低温加热至硫酸蒸气除尽后，在 700～800℃炽灼使完全灰化，于干燥器内冷却后精密称定，再在 700～800℃炽灼至恒重。按照下式计算炽灼残渣量。

通则0841

$$炽灼残渣=\frac{m_{恒重}-m_{坩埚}}{m_{供}}\times 100\%$$

式中 $m_{供}$——称取的供试品质量；

$m_{恒重}$——炽灼至恒重时坩埚与残渣的总质量；

$m_{坩埚}$——炽灼至恒重时坩埚的质量。

⑪ 核酸。精确称取供试品适量，加水适量溶解后稀释制成 4mg/mL 浓度的供试品溶液，利用紫外-可见光分光光度计在 260nm 波长处测定吸光度，不得超过 0.10。

⑫ 总氮量。取本品，照氮测定法（通则 0704 第二法）测定，按干燥品计算，本品总氮（N）含量应为 1.3%～2.5%。

取供试品适量（相当于含氮量 1.0～2.0mg），精密称定，置于干燥的 30～50mL 凯氏烧瓶中，加硫酸钾（或无水硫酸钠）0.3g 与 30%硫酸铜溶液 5 滴，再沿瓶壁滴加硫酸 2.0mL；在凯氏烧瓶口放一小漏斗，并使烧瓶成 45°斜置，用小火缓缓加热使溶液保持在沸点以下，等泡沸停止，逐步加大火力，沸腾至溶液成澄明的绿色后，除另有规定外，继续加热 10min，放冷，加水 2mL。

通则0704

取 2%硼酸溶液 10mL，置于 100mL 锥形瓶中，加甲基红-溴甲酚绿混合指示液 5 滴，将冷凝管尖端插入液面下。然后，将凯氏烧瓶中内容物经由蒸馏装置 D 漏斗转入 C 蒸馏瓶中，用水少量淋洗凯氏烧瓶及漏斗数次，再加入 40%氢氧化钠溶液 10mL，用少量水再洗漏斗数次，关 G 夹，加热 A 瓶进行蒸气蒸馏，至硼酸液开始由酒红色变为蓝绿色时起，继续蒸馏约 10min 后，将冷凝管尖端提出液面，使蒸气继续冲洗约 1min，用水淋洗尖端后停止蒸馏。

馏出液用硫酸滴定液（0.005mol/L）滴定至溶液由蓝绿色变为灰紫色，并将滴定的结果用空白（空白和供试品所得馏出液的容积应基本相同，70～75mL）试验校正。每 1mL 硫酸滴定液（0.005mol/L）相当于 0.1401mg 的 N。

取用的供试品如在 0.1g 以上时，应适当增加硫酸的用量，使消解作用完全，并相应地增加 40%氢氧化钠溶液的用量。

⑬ 溶液澄清度与颜色。取本品 0.50g，加水 10mL 溶解后，溶液应澄清无色；如显浑浊，利用紫外-可见分光光度计在 640nm 的波长处测定吸光度，不得超过 0.018；如显色，与黄色 1 号标准比色液（通则 0901 第一法）比较，不得更深。

通则0901

⑭ 细菌内毒素。取本品，依法检查（通则 1143），每 1 单位肝素中含内毒素的量应小于 0.010EU。具体操作详见实验 16。

通则1143

3）效价测定

参照通则 1208 测定供试品抗Ⅱa 因子/抗Ⅹa 因子效价。

① 抗Ⅱa 因子效价测定

三羟甲基氨基甲烷-聚乙二醇 6000 缓冲液（pH 8.4）：称取三羟甲基氨基甲烷 6.06g，氯化钠 10.23g，乙二胺四乙酸二钠 2.8g，聚乙二醇 6000 1.0g，加水 800mL 溶解后，用盐酸调节 pH 至 8.4，最后用水定容至 1000mL，摇匀制得。

通则1208

50%醋酸溶液：取冰醋酸 50mL，加水稀释至 100mL，混匀制得。

抗凝血酶溶液（0.25IU/mL）：取抗凝血酶（ATⅢ），加三羟甲基氨基甲烷-聚乙二醇 6000 缓冲液（pH 8.4）溶解并稀释制成 0.25IU/mL 的抗凝血酶溶液。

凝血酶溶液：取凝血酶（FⅡa），加三羟甲基氨基甲烷-聚乙二醇 6000 缓冲液（pH 8.4）溶解并稀释制成 5IU/mL 的凝血酶溶液。如实验中空白管（B1、B2）的吸光度不在 0.8～1.0 范围内，则调整凝血酶溶液浓度使其达到该范围内。

发色底物溶液（S-2238）：取发色底物 S-2238（或其他 FⅡa 特异性发色底物），加水制成 0.003mol/L 的溶液，临用前用水稀释至 0.625mmol/L。

标准品释液配制：试验当日，取肝素标准品（S），复溶后制成标准品溶液。取标准品溶液适量，加三羟甲基氨基甲烷-聚乙二醇 6000 缓冲液（pH 8.4）分别稀释制成 4 个不同浓度的溶液［该浓度应在 log 剂量（$\log_{10}$ 剂量）—

反应的线性范围内，一般为每 1mL 中含 0.0085～0.0350IU，且相邻两浓度之比（r）应相等，一般 r 用（1∶0.8）～（1∶0.5）]。

供试品溶液配制：按供试品（T）的标示量或估计效价（A_T），用三羟甲基氨基甲烷-聚乙二醇 6000 缓冲液（pH 8.4），照标准品溶液的制备法制成 4 个不同浓度的溶液，相邻两浓度之比（r）应与标准品相等［一般 r 用（1∶0.8）～（1∶0.5）］，且供试品与标准品各剂量组的反应值应相近。

测定法：取不同浓度的标准品（S）系列溶液、供试品（T）系列溶液，以及三羟甲基氨基甲烷-聚乙二醇 6000 缓冲液（pH 8.4）（B），按 B_1、S_1、S_2、S_3、S_4、T_1、T_2、T_3、T_4、T_1、T_2、T_3、T_4、S_1、S_2、S_3、S_4、B_2 的顺序依次向各试管中分别精密加入 50μL 的上述溶液；每管分别精密加入 50μL 的抗凝血酶（0.25IU/mL）溶液，混匀后 37℃平衡 2min；再每管分别精密加入凝血酶溶液 100μL，混匀后 37℃平衡 2min；再每管分别精密加入发色底物溶液（S-2238）100μL，混匀后 37℃准确保温 2min 后，再精密加入 50%醋酸溶液 100μL 终止反应后，迅速冷却至室温。利用紫外-可见分光光度计，在 405nm 波长处测定各管吸光度。B1、B2 两管的吸光度不得有显著性差异。以吸光度为纵坐标，标准品系列溶液（或供试品系列溶液）浓度的对数值为横坐标分别作线性回归，按生物检定统计法（通则 1431）中的量反应平行线原理 4.4 法实验设计，计算效价及实验误差。

通则1431

本法的可信限率（FL%）不得大于 10%。

② 抗Ⅹa 因子效价测定

抗凝血酶溶液（1IU/mL）：取抗凝血酶（ATⅢ），加三羟甲基氨基甲烷-聚乙二醇 6000 缓冲液（pH 8.4）溶解并稀释制成 1IU/mL 的抗凝血酶溶液。

Ⅹa 因子溶液：取Ⅹa 因子（FⅩa），加三羟甲基氨基甲烷-聚乙二醇 6000 缓冲液（pH 8.4）溶解并稀释制成 0.4IU/mL（或 7 nKat/mL）的Ⅹa 因子溶液。如实验中空白管（B1、B2）的吸光度不在 0.8～1.0 范围内，则调整Ⅹa 因子溶液浓度使其达到该范围内。

发色底物溶液（S-2765）：取发色底物 S-2765（或其他 FⅩa 特异性发色底物），加水制成 0.003mol/L 的溶液，临用前用水稀释至 1mmol/L。

标准品稀释液配制：试验当日，取肝素标准品（S），复溶后制成标准品溶液。取标准品溶液适量，加三羟甲基氨基甲烷-聚乙二醇 6000 缓冲液（pH 8.4）分别稀释制成 4 个不同浓度的溶液［该浓度应在 $\log_{10}$ 剂量-反应的线性范围内，一般为每 1mL 中含 0.035～0.15IU，且相邻两浓度之比（r）应相等，一般 r 用（1∶0.8）～（1∶0.5）］。

供试品溶液配制：按供试品（T）的标示量或估计效价（A_T），用三羟甲基氨基甲烷-聚乙二醇 6000 缓冲液（pH 8.4），照标准品溶液的制备法制成 4 个不同浓度的溶液，相邻两浓度之比（r）应与标准品相等［一般 r 用（1∶0.8）～（1∶0.5）］，且供试品与标准品各剂量组的反应值应相近。

测定法：取不同浓度的标准品（S）系列溶液、供试品（T）系列溶液，以及三羟甲基氨基甲烷-聚乙二醇 6000 缓冲液（pH 8.4）（B），按 B_1、S_1、S_2、S_3、S_4、T_1、T_2、T_3、T_4、T_1、T_2、T_3、T_4、S_1、S_2、S_3、S_4、B_2 的顺序依次向各试管中分别精确加入 50μL 的上述溶液；每管分别精确加入 50μL 的抗凝血酶（1IU/mL）溶液，混匀后 37℃平衡 2min；再精确加入Ⅹa 因子溶液 100μL，混匀后 37℃平衡 2min；再每管分别精确加入发色底物溶液（S-2765）100μL，混匀后 37℃准确保温 2min 后，再精密加入 50％醋酸溶液 100μL 终止反应后，迅速冷却至室温。利用紫外-可见分光光度计，在 405nm 波长处测定各管吸光度。B1、B2 两管的吸光度不得有显著性差异。以吸光度为纵坐标，标准品系列溶液（或供试品系列溶液）浓度的对数值为横坐标分别作线性回归，按生物检定统计法（通则 1431）中的量反应平行线原理 4.4 法实验设计，计算效价及实验误差。

本法的可信限率（FL％）不得大于 10％。

探索与研究

（1）肝素钙的残留溶剂检查，为什么选择气相色谱法？如果某批次样品的残留溶剂超标，可能对药品质量产生什么影响？

（2）肝素钙的效价测定是评价其抗凝血活性的关键指标，请简述凝血时间法测定肝素钙效价的原理，并设计一个实验方案。

课后自测题

自测题
参考答案

不定项选择题

（1）关于肝素钙的理化性质，以下描述正确的是（　　）。

A. 肝素钙是一种单分子化合物，分子量固定

B. 肝素钙易溶于乙醇和丙酮等有机溶剂

C. 肝素钙为白色至类白色粉末，极具引湿性，易溶于水

D. 肝素钙的比旋度应小于＋50°

（2）肝素钙的抗凝作用主要是通过以下哪种机制实现的？（　　）。

A. 直接抑制凝血因子Ⅹa 和Ⅱa 的活性

B. 与抗凝血酶Ⅲ结合，间接抑制凝血因子Ⅹa 和Ⅱa 的活性

C. 通过激活血小板来促进凝血

D. 通过与钙离子结合，阻断凝血级联反应

（3）关于肝素钙的钠盐和钙盐鉴别，以下描述正确的是（　　）。

A. 钠盐的鉴别可以通过火焰光度法或原子吸收光谱法进行

B. 钙盐的焰色反应中，钙离子使火焰呈现砖红色

C. 化学沉淀反应中，草酸钙沉淀可溶于醋酸

D. 钠盐和钙盐的鉴别均可以通过高效液相色谱法完成

（4）在肝素钙检查中，涉及利用物质对特定波长光的吸收或发射特性进行测定的项目有（　　）。

A. 钠　　　　B. 细菌内毒素

C. 核酸　　　　D. 溶液的澄清度与颜色

（5）关于肝素钙的抗Ⅹa因子和抗Ⅱa因子效价测定，以下描述正确的是（　　）。

A. 抗Ⅹa因子效价反映了肝素钙抑制凝血因子Ⅹa的能力

B. 抗Ⅱa因子效价反映了肝素钙抑制凝血酶的能力

C. 肝素钙通过抗凝血酶Ⅲ抑制凝血因子Ⅹa和Ⅱa，从而阻断凝血级联反应

D. 肝素钙的抗Ⅹa/抗Ⅱa比值与其临床应用无关

知识拓展

知识拓展参考资料

研究建立了测定达肝素钠、依诺肝素钠、那屈肝素钙3种低分子量肝素中残留溶剂乙醇含量的定量质子核磁共振法（quantitative proton nuclear magnetic resonance，qHNMR）。采用Bruker AVANCE NEO 600 MHz核磁共振波谱仪，采集3种低分子量肝素的核磁共振氢谱（^{1}H-NMR），以2,2,3,3-d4-3-（三甲基硅基）丙酸钠盐（TSP-d4）作为内标物，重水（D_2O）为溶剂，90°脉冲，采样次数（NS）为32次，测试温度25℃采样时间（AQ）为4.59s，弛豫延迟时间（D1）为40s，对3种低分子量肝素中的残留溶剂乙醇进行定性和定量分析。结果发现，样品的^{1}H-NMR谱在化学位移δ1.18和δ3.65分别出现甲基和亚甲基质子信号，结合耦合常数可以确定样品中含有残留溶剂乙醇。同时，乙醇和TSP-d4定量峰信号在^{1}H-NMR谱上分离度良好，乙醇在线性范围内线性关系良好（$r>0.9999$），方法精密度和重复性良好，平均回收率（$n=9$）为101.55%，3种低分子量肝素中的乙醇含量为0.025%～0.493%，测定结果与顶空气相色谱法测定结果基本一致。建立的qHNMR方法可以准确识别低分子量肝素样品中是否含有乙醇，同时可以对其

进行准确定量，相比于经典的气相色谱方法更加简便快速，并且不破坏样品，拓宽了残留溶剂的检测手段，可为不同低分子量肝素产品中残留溶剂乙醇测定提供参考。

实验 23　伤寒疫苗的成品检定

引言

伤寒疫苗是一种用于预防伤寒的疫苗，主要分为两种类型：口服活疫苗和注射用多糖疫苗。口服活疫苗通常由减毒的伤寒沙门氏菌（Ty21a 株）制成，而注射用多糖疫苗则是由伤寒沙门氏菌的纯化荚膜多糖（Vi 抗原）制成。

从结构上看，口服活疫苗 Ty21a 株是通过基因工程手段减毒的活菌，保留了免疫原性但失去了致病性。注射用多糖疫苗的 Vi 抗原是伤寒沙门氏菌荚膜多糖的主要成分，是一种高分子量的多糖，具有免疫原性。在理化性质方面，口服活疫苗需要在低温下保存以保持菌株的活性，通常以肠溶胶囊的形式给药。注射用多糖疫苗则是无色透明的液体，稳定性较好，可在 2～8℃下保存。

伤寒疫苗主要用于伤寒高发地区人员、前往伤寒多发地旅行的人群、与伤寒携带者近距离接触者以及经常接触伤寒沙门菌的实验室工作人员等。口服活疫苗通常需要间隔服用多剂次，适用于 6 岁以上的儿童和成人。注射用多糖疫苗则适用于 2 岁以上的儿童和成人，单次注射即可提供保护。两种疫苗都能有效诱导免疫反应，降低伤寒感染的风险，但保护效果并非终身，需根据情况定期加强接种。

实验目的

（1）熟知伤寒疫苗的类型和应用。

（2）明确伤寒疫苗成品的质量分析项目及原理。

（3）学习玻片凝集试验鉴别伤寒疫苗成品。

实验原理

实验原理PPT

伤寒疫苗成品的鉴别项目为玻片凝集试验。该方法能够特异性检测疫苗中是否含有伤寒沙门氏菌的抗原成分，从而确认疫苗的有效性和真实性。玻片凝集试验的原理是基于抗原-抗体特异性结合的反应。伤寒疫苗中的有效成分（如 Vi 多糖抗原或减毒活菌）会与已知的特异性抗伤寒抗体发生反应，形成肉眼可见的凝集现象。这种凝集反应具有高度特异性，能够准确区分伤寒疫苗与其他疫苗或非特异性物质。通过观察凝集现象的有无，可以判断疫苗中是否含有目标抗原，从而确保疫苗的质量和有效性。这种方法操作简便、结果直观，是疫苗鉴别中常用的经典技术。

伤寒疫苗成品的检查项目包括物理检查（外观、装量）和化学检定（pH值、苯酚含量、游离甲醛含量）。外观检查主要通过目视观察疫苗的颜色、澄清度和是否存在菌块或异物，确保疫苗无异常变色、浑浊或颗粒物，符合质量标准。装量检查则通过称重或体积测量，确认每支疫苗的装量是否符合规定，保证剂量准确。适宜的pH值有助于维持疫苗的稳定性和有效性，同时保证疫苗在注射时对人体组织的刺激性较小。利用pH计对疫苗溶液中的氢离子浓度进行测定，以确定疫苗的酸碱度。苯酚作为疫苗中的防腐剂，其含量需要控制在一定范围内，以保证疫苗的安全性和有效性。苯酚的测定采用溴量法，溴遇苯酚生成三溴苯酚，过量的溴与碘化钾反应释出碘，析出的碘用硫代硫酸钠滴定液滴定，根据硫代硫酸钠滴定液的消耗量，计算供试品中苯酚的含量。甲醛在疫苗生产中常被用作灭活剂或防腐剂，用于灭活病原微生物或防止疫苗被污染，确保疫苗的安全性和稳定性。然而，甲醛具有一定的毒性和刺激性，过量残留可能对人体产生不良反应。游离甲醛含量的测定采用乙酰丙酮比色法，甲醛与乙酰丙酮反应生成黄色化合物，通过比色法测定吸光度，确保甲醛残留量低于安全限值。

伤寒疫苗成品还需进行菌形及纯菌、无菌和异常毒性检查。菌形及纯菌检查的目的是确认疫苗中是否存在目标菌株（如减毒的伤寒沙门氏菌Ty21a株）以及是否被其他微生物污染。将供试品染色后镜检，观察菌株的形态特征和纯度。无菌检查的目的是确认疫苗中是否存在任何微生物污染，包括细菌、真菌等。通过培养法检测疫苗中是否含有活菌生长。异常毒性检查的目的是检测疫苗中是否存在异常毒性物质，确保疫苗对接种者无毒性反应。通过动物实验观察疫苗是否引起异常毒性反应。

实验材料

（1）试药：市售伤寒疫苗（灭活疫苗）、抗Vi因子血清、抗H-d血清、抗O-9血清、盐酸*、溴酸钾*、溴化钾、硫代硫酸钠、碳酸钠、碘化钾、硫酸*、可溶性淀粉、氢氧化钠*、溴麝香草酚蓝、碱性品红、亚硫酸钠等。

盐酸、硫酸、氢氧化钠、溴酸钾的试剂安全说明

（2）仪器：pH计、光学显微镜、紫外-可见分光光度计等。

（3）其他：载玻片、碘瓶、锥形瓶、量筒、烧杯、注射

器等。

紫外-可见分光光度计的使用视频

实验方法

(1) 溶液的配制

溴溶液（0.02mol/L）：精确称取溴酸钾 0.56g，加溴化钾 3g，加水溶解并定容至 1000mL。

硫代硫酸钠滴定液（0.1mol/L）：称取硫代硫酸钠 26g 与无水碳酸钠 0.20g，加新沸过的冷水适量溶解并稀释至 1000mL，摇匀，放置 1 个月后滤过。取在 120℃干燥至恒重的基准重铬酸钾 0.15g，精密称定，置碘瓶中，加水 50mL 溶解，加碘化钾 2.0g，轻轻振摇使溶解，加稀硫酸（5.7→100）40mL，摇匀，密封瓶塞；在暗处放置 10min 后，加水 250mL 稀释，用本液滴定至近终点时，加淀粉指示液 3mL，继续滴定至蓝色消失而显亮绿色，并将滴定的结果用空白试验校正。每 1mL 硫代硫酸钠滴定液（0.1mol/L）相当于 4.903mg 重铬酸钾。根据本液的消耗量与重铬酸钾的取用量，计算出硫代硫酸钠滴定液浓度。

硫代硫酸钠滴定液（0.02mol/L）：精确量取硫代硫酸钠滴定液（0.1mol/L）100mL，加水准确稀释至 500mL，摇匀。

淀粉指示液：称取可溶性淀粉 0.5g，加水 5mL 搅匀后，缓缓加入到 100mL 沸水中，边加边搅拌，并继续加热煮沸 2min，冷却后取上清液。

氢氧化钠滴定液（1mol/L）：量取澄清的氢氧化钠饱和溶液 56mL，加新沸过的冷水稀释成 1000mL，摇匀后进行标定。

盐酸溶液（1mol/L）：量取盐酸 90mL，加水适量稀释成 1000mL，摇匀后进行标定。

溴麝香草酚蓝指示液：称取溴麝香草酚蓝 0.1g，先加 0.05mol/L 氢氧化钠溶液 3.2mL 使溶解，再加水稀释定容至 200mL，混匀即得。

品红亚硫酸溶液：称取碱性品红 4.5g，置于 3000mL 的锥形瓶中，加水 1500mL，充分振摇或加温使品红溶解，冷却后，加亚硫酸钠 10g，摇匀后静置 5～10min，再加入 3mol/L 硫酸溶液 40mL，摇匀后，立即用橡皮塞塞紧瓶口，放置过夜（如有颜色，加骨炭 5～10g 迅速摇匀，以布氏漏斗快速抽滤），即得品红亚硫酸溶液。品红亚硫酸溶液中的 SO_2 含量可控制在 28～48mmol/L（SO_2 含量过多可通空气驱除，过少可通入 SO_2。

混合酸溶液：量取水 783mL，置于烧杯内，缓缓注入盐酸 42mL、硫酸 175mL，混匀后制得。

（2）伤寒疫苗的成品检定

1）鉴别（玻片凝集试验）

在洁净载玻片上，自左向右，间隔 2cm 依次滴加生理盐水、抗 Vi 因子血清、抗 H-d 血清与抗 O-9 血清；在四滴液滴上分别滴加一滴供试品疫苗悬液；轻轻晃动玻片 1min 使液滴混匀，在黑色背景下观察反应结果。供试品疫苗悬液与生理盐水混合后应不发生自凝现象（液滴呈均匀浑浊状），与抗 Vi 因子血清和抗 H-d 血清混合后均发生明显凝集现状（“+++”以上，即液体大部分澄清），与抗 O-9 血清混合不产生凝集反应或仅有较弱凝集。

2）物理检查

① 外观。取供试品疫苗，摇动后应呈现乳白色悬液，且无摇不散的菌块或异物。

② 装量。参照通则 0102 注射剂装量要求检查。取供试品疫苗 3 支，开启时注意避免损失，开启时注意避免损失，将内容物分别用干燥注射器（体积不大于供试品体积的 3 倍）及 21G 注射针头（不短于 2.5cm）抽尽，排尽气泡，然后缓慢连续地注入经标化的量入式量筒内（使待测体积至少占量筒额定体积的 40%，不排出针头中的液体），在室温下检视。每支装量均应不得少于其标示装量。

通则0102

装量测定也可采用质量除以相对密度计算。准确量取供试品，精密称定，求出每 1mL 供试品的质量（即供试品的相对密度）。精密称定用干燥注射器及注射针头抽出或直接缓慢倾出供试品内容物的质量，再除以供试品相对密度，得出相应的装量。

3）化学检查

① pH。参照通则 0631（pH 值测定法）检查。取供试品置于 25℃水浴中进行温度平衡；将校正后的 pH 计电极浸入供试品疫苗悬液中，轻轻搅动溶液，待 pH 计读数稳定后读取。供试品疫苗悬液 pH 应为 6.8～7.4。

通则0631

② 苯酚含量。参照通则 3113（苯酚测定法）检查，供试品疫苗悬液中苯酚含量应不高于 3.0g/L。

通则3113

精确量取供试品 1mL，置具塞锥形瓶中，加水 50mL，精密量取并加入 0.02mol/L 溴溶液 15mL（供试品含苯酚量 0.3%～0.5%时加 25mL，小于 0.3%则加 15mL），沿瓶壁加入 6mol/L 盐酸溶液 10mL，立即密封瓶塞，摇匀，在暗处放置 30min 后，加 25%碘化钾溶液 2mL 于具塞锥形瓶颈口（稍启瓶塞，使流下，立即密封瓶塞），摇匀。用少量水洗瓶颈，用硫代硫酸钠滴定液（0.02mol/L）滴定至近终点时（充分振摇后黄色几乎消失），加淀粉指示液约0.5mL，滴定至蓝色消失，并将滴定的结果用空白试验校正。按下式计算供试品中苯酚含量：

$$苯酚含量=\frac{(V_0-V_1)\times c\times 15.69\text{g/mol}}{1\text{mL}\times 1000\text{mL/L}}\times 100\%$$

式中　V_0——空白试验消耗硫代硫酸钠滴定液的体积，mL；

V_1——供试品消耗硫代硫酸钠滴定液的体积，mL；

c——硫代硫酸钠滴定液的浓度，mol/L；

15.69g/mol——苯酚摩尔质量的1/6，反应中，苯酚消耗的溴相当于6倍硫代硫酸钠消耗的溴。

③ 游离甲醛含量。参照通则3207（游离甲醛测定法第一法）检查，供试品疫苗悬液游离甲醛含量应不高于0.2g/L。

通则3207

甲醛溶液标定：精确量取甲醛溶液1.5mL，置于锥形瓶中，加水10mL、过氧化氢溶液25mL与溴麝香草酚蓝指示液2滴，滴加氢氧化钠滴定液（1mol/L）至溶液显蓝色；再精密量取并加入氢氧化钠滴定液（1mol/L）25mL，瓶口置一玻璃小漏斗，水浴加热15min，不时振摇，冷却，用水洗涤漏斗，加溴麝香草酚蓝指示液2滴，用盐酸滴定液（1mol/L）滴定至溶液显黄色，并将滴定的结果用空白试验校正。每1mL氢氧化钠滴定液（1mol/L）相当于30.03mg的甲醛。

甲醛对照品溶液：精确量取已标定的甲醛溶液适量，置于500mL容量瓶中，加水稀释定容至刻度线，摇匀后制成0.05%的甲醛对照品贮备液。使用前，再精确量取贮备液10mL，加水稀释定容至100mL，摇匀制得甲醛对照品溶液（0.005%）。

标准曲线绘制：精确量取0.005%甲醛对照品溶液0.5mL、1.0mL、1.5mL、2.0mL，分别置于50mL具塞试管中，分别加水至5mL，加品红亚硫酸溶液10mL、混合酸溶液10mL，摇匀后于25℃放置3h，用紫外-可见分光光度计，在波长590nm处测定吸光度，以吸光度为纵坐标，各试管中甲醛浓度为横坐标，绘制直线回归方程。

测定法：精确量取供试品疫苗悬液2.5mL，加水稀释定容至10mL（甲醛含量约为0.005%），混匀后制成供试品溶液；精确量取供试品溶液1mL，置于50mL具塞试管中，加水4mL，加品红亚硫酸溶液10mL、混合酸溶液10mL，摇匀后于25℃放置3h，用紫外-可见分光光度计，在波长590nm处测定吸光度。利用甲醛对照品溶液的直线回归方程计算供试品中的游离甲醛含量。

4）菌形及纯菌检查

取供试品疫苗悬液，利用革兰氏染色法，镜检观察至少 10 个视野，应为革兰氏阴性杆菌，且平均每个视野内不得有 10 个以上非典型菌（线状、粗大或染色可疑杆菌），并不应有杂菌。

5）无菌检查

参照通则 1101（无菌检查法）中直接接种法检查，应符合规定。具体操作详见实验 16。

通则1101

6）异常毒性检查

依法检查（通则 1141）应符合规定。

取体重在 250～350g 的健康豚鼠 2 只，每只豚鼠腹腔注射供试品溶液 0.5mL，观察 7 天。观察期内，豚鼠应全部健存，且无异常反应，到期时每只豚鼠体重应有所增加，判定供试品符合规定。如不符合上述要求，应另取 4 只豚鼠复试 1 次，判定标准同前。试验中设置同批豚鼠空白对照。

通则1141

取体重在 18～22g 的健康小鼠 5 只，每只小鼠腹腔注射供试品溶液 0.5mL，观察 7 天。观察期内，小鼠应全部健存，且无异常反应，到期时每只小鼠体重应增加，判定供试品符合规定。如不符合上述要求，应另取体重 19～21g 的小鼠 10 只复试 1 次，判定标准同前。试验中设置同批小鼠空白对照。

探索与研究

（1）伤寒疫苗的苯酚含量测定通常采用溴量法，但在实际检测中可能会遇到干扰物质（如其他酚类化合物）。请查阅文献，找出至少两种其他测定苯酚含量的方法（如高效液相色谱法或分光光度法），比较这些方法与溴量法的优缺点，并讨论在实际应用中如何选择最合适的检测方法。

（2）已知伤寒疫苗在不同人群中（如儿童、免疫受损个体等）的免疫效果存在差异。请结合伤寒疫苗成品质量分析实验中的相关指标（如菌形及纯菌、无菌、异常毒性等），探讨这些差异可能与疫苗质量的哪些方面相关，如何通过优化疫苗质量及接种方案来提高不同人群的免疫效果。

课后自测题

不定项选择题

（1）关于伤寒疫苗的理化性质和给药方式，以下说法正确的是（　　）。

A. 口服活疫苗以肠溶胶囊形式给药，注射用多糖疫苗以口服液形式给药

B. 口服活疫苗需要在低温下保存，注射用多糖疫苗可在常温下保存

C. 口服活疫苗是无色透明的液体，注射用多糖疫苗是肠溶胶囊形式

D. 口服活疫苗以肠溶胶囊形式给药，注射用多糖疫苗是无色透明的液体

自测题
参考答案

(2) 玻片凝集试验能够确认伤寒疫苗的有效性和真实性，关键原因是（　　）。

A. 操作简便　　B. 基于抗原-抗体特异性结合反应

C. 结果直观　　D. 是疫苗鉴别中常用的经典技术

(3) 伤寒疫苗成品的化学检定项目包括（　　）。

A. 外观检查　　B. 游离甲醛含量测定

C. pH 值测定　　D. 苯酚含量测定

(4) 关于伤寒疫苗成品的物理检查，下列说法正确的是（　　）。

A. 外观检查通过目视观察疫苗的颜色、澄清度和是否存在菌块或异物

B. 外观检查需确保疫苗无异常变色、浑浊或颗粒物

C. 装量检查通过称重或体积测量来确认每支疫苗的装量

D. 装量检查是为了保证剂量准确

(5) 关于伤寒疫苗成品的无菌检查和异常毒性检查，以下说法正确的是（　　）。

A. 无菌检查的目的是确认疫苗中是否存在任何微生物污染，包括细菌、真菌等

B. 无菌检查通过培养法检测疫苗中是否含有活菌生长

C. 异常毒性检查的目的是检测疫苗中是否存在异常毒性物质，确保疫苗对接种者无毒性反应

D. 异常毒性检查通过动物实验观察疫苗是否引起异常毒性反应

知识拓展

肠热病是由革兰氏阴性菌肠炎沙门氏菌（*Salmonella enterica* serovar *typhi*）和副伤寒沙门氏菌（*S. paratyphi*）A、B 和 C 通过受污染的食物和水感染引起的。这种疾病几乎只影响中低收入国家的人口，世界卫生组织指出东南亚地区的流行率最高。尽管人类是唯一的传染源，而且抗生素和疫苗也

知识拓展
参考资料

已上市，但由于一些生物学和技术方面的原因，包括缺乏准确的、针对特定地区的疾病监测数据，对急性感染的实时诊断不准确，难以确定作为主要传染源的慢性无症状携带者等，直到最近才着手消灭该疾病。然而，现在人们重新开始关注并努力在疾病流行地区控制这种疾病，借助更好的监测工具来监测疾病负担，更广泛地提供更准确的血液培养诊断方法，最重要的是，成本效益高的伤寒结合疫苗（TCVs）可以提供高水平的持久保护，特别是针对耐多药菌株和最常感染这种疾病的年龄组。尽管有几种伤寒结合疫苗已投入商业使用，但它们仍处于开发阶段。在印度等国家将其纳入常规免疫接种之前，有几个问题需要得到解答。此外，若能有覆盖范围更广的伤寒疫苗会更为理想，这类疫苗应具备对甲型副伤寒沙门氏菌和乙型副伤寒沙门氏菌额外的免疫效力，并且最好还能针对目前尚无可用疫苗的非伤寒沙门氏菌（NTS）血清型发挥作用。目前已经研发出了几种亚单位候选疫苗，这些疫苗含有伤寒和非伤寒沙门氏菌表面多糖的糖结合物，以及一种本身兼具抗原和佐剂功能的沙门氏菌内源性蛋白。此外，还建立了一种新型的口服感染伤寒沙门氏菌的小鼠模型，用于测试候选疫苗。该模型通过诱导体液免疫、细胞免疫以及记忆免疫反应，展现出了对多种沙门氏菌属的广泛保护效力。

实验24 冻干人用狂犬病疫苗（Vero细胞）的成品检定

引言

冻干人用狂犬病疫苗是一种用于预防狂犬病的生物制品，主要通过冻干技术制备，以延长保存期限并保持疫苗的稳定性。其种类主要包括 Vero 细胞狂犬病疫苗、人二倍体细胞狂犬病疫苗和鸡胚细胞狂犬病疫苗等。该疫苗通常由狂犬病病毒固定毒株接种到相应的细胞基质中培养，收获病毒液，经过灭活、纯化等工艺制成，成分包括能够诱导机体产生免疫反应的狂犬病病毒抗原、稳定剂（如明胶、蔗糖等）和缓冲剂（如磷酸盐），这些成分共同维持疫苗的稳定性和免疫原性。冻干人用狂犬病疫苗通常为白色或微黄色疏松体，复溶后为澄明液体，无异物。在保存和运输过程中，需要严格按照要求的冷链条件进行，一般要求在 2～8℃避光保存和运输，以保证疫苗的稳定性和有效性。

冻干人用狂犬病疫苗主要用于被动物咬伤、抓伤后预防狂犬病的发生，也可用于有感染狂犬病风险的高危人群的预防接种，如兽医、动物饲养员、狂犬病研究人员等。接种后可刺激机体产生抗狂犬病病毒的免疫力，从而预防狂犬病的发生。接种程序一般根据暴露情况分为暴露前预防和暴露后预防，暴露前预防通常采用 0 天、7 天、21 天（或 28 天）各接种 1 剂的程序；暴露后预防则需在咬伤后0天、3天、7天、14天、28天各接种1剂，严重咬伤者还需联合使用狂犬病免疫球蛋白。

实验目的

（1）熟知冻干人用狂犬病疫苗的成分、理化特征和应用。

（2）明确冻干人用狂犬病疫苗成品的检定项目及原理。

（3）学习酶联免疫吸附法在冻干人用狂犬病疫苗成品检定中的应用。

实验原理

实验原理PPT

冻干人用狂犬病疫苗（Vero细胞）采用酶联免疫吸附法进行鉴别。原因在于该方法具有高灵敏度、高特异性和可定量分析的优点，能够准确检测疫苗中的狂犬病病毒抗原，确保疫苗的质量和有效性。鉴别原理基于抗原与抗体的特异性结合，通过酶标记的二抗与抗原-抗体复合物结合，加入底物后产生显色反应，显色强度与抗原含量成正比，从而实现对疫苗中狂犬病病毒抗原的定性和定量检测。

冻干人用狂犬病疫苗（Vero细胞）成品需利用渗透压摩尔浓度测定仪检测渗透压摩尔浓度，以确保疫苗在制备、储存和使用过程中维持适宜的渗透环境，保障其稳定性和免疫原性。检测原理基于溶液的渗透压与其溶质浓度成正比的关系，通过测量溶液的冰点下降或蒸气压变化来间接计算渗透压摩尔浓度。

冻干人用狂犬病疫苗（Vero细胞）成品的化学检定包括pH值、水分。pH值是衡量疫苗溶液酸碱度的重要参数，适宜的pH值能够维持疫苗成分的稳定性，避免蛋白质变性或降解，同时确保疫苗在接种时的安全性，减少对机体的刺激。水分检测则是为了控制冻干疫苗的残余水分含量，过高的水分可能导致疫苗稳定性下降，甚至影响其保存期限，而过低的水分可能影响疫苗复溶后的效果。pH值的检测原理是基于电位法，使用pH计进行测量。水分检测通常采用卡尔费休法，其原理是基于碘与二氧化硫在水分存在下的定量反应，通过滴定法测定样品中的水分含量。

效价是衡量疫苗免疫原性和有效性的关键指标，能直接反映疫苗诱导机体产生保护性免疫反应的能力。冻干人用狂犬病疫苗（Vero细胞）成品的效价测定采用NIH法（美国国家卫生研究院法），其原理是基于疫苗中狂犬病病毒抗原能够诱导机体产生特异性中和抗体的特性，通过动物实验评估疫苗的免疫原性和有效性。

冻干人用狂犬病疫苗（Vero 细胞）成品需进行热稳定性试验，通过模拟高温条件，加速疫苗中活性成分的降解过程，从而预测疫苗在长期储存中的稳定性。目的在于评估疫苗在高温条件下的稳定性，确保其在不同环境条件下仍能保持免疫原性和有效性，从而保障疫苗的质量和安全性。具体方法是在该疫苗入库前取样，于 37℃放置 28 天后测定效价，并与未经过高温处理的对照组进行比较。

冻干人用狂犬病疫苗（Vero 细胞）成品需检测牛血清白蛋白、抗生素、Vero 细胞蛋白质残留量，原因在于这些残留物质可能来源于疫苗生产过程中使用的培养基或添加剂，其残留量过高可能引发接种者的不良反应或影响疫苗的安全性。牛血清白蛋白、抗生素、Vero 细胞蛋白质残留量的检测均采用酶联免疫吸附法。

冻干人用狂犬病疫苗（Vero 细胞）还需进行无菌、异常毒性、细菌内毒素等安全性检查，原因在于这些检查项目能够全面评估疫苗的安全性，确保其在生产过程中未被微生物污染、不含有害毒性物质以及内毒素含量在安全范围内，从而保障接种者的健康和安全。无菌检查通常采用直接接种法或薄膜过滤法。异常毒性检查通常采用动物实验法。细菌内毒素检查通常采用鲎试剂法。

实验材料

（1）试药：冻干人用狂犬病疫苗（Vero 细胞）、狂犬病病毒酶联免疫检测试剂盒、人用狂犬病疫苗效力试验用国家标准品、Vero 细胞蛋白质残留检测试剂盒（ELISA 法）、抗生素残留量检测试剂盒（ELISA 法）、细菌内毒素检测试剂盒（鲎试剂）等。

（2）仪器：渗透压摩尔浓度测定仪、pH 计、酶标仪、水分测定仪、无菌操作台、恒温培养箱等。

（3）其他：移液器、烧杯、量筒、容量瓶、玻璃试管、干燥器（硅胶）、具塞锥形瓶等。

实验方法

（1）溶液的配制

PBS 稀释液：精确量取 0.9%磷酸二氢钾溶液 75mL、2.4%磷酸氢二钠（$Na_2HPO_4 \cdot 12H_2O$）溶液 425mL、8.5%氯化钠溶液 500mL，混合后加水至 5000mL，调 pH 值至 7.2～8.0。

（2）冻干人用狂犬病疫苗（Vero 细胞）的成品检定

1）鉴别

参照通则 3429（免疫化学法——酶联免疫吸附法），供试品悬液应与狂犬病病毒特异性免疫抗体产生特异性免疫结合，证明供试品中含有狂犬病病毒抗原。

通则3429

按照标示量将供试品用附带的灭菌注射用水复溶，并用适宜缓冲液（磷酸盐缓冲液、Tris-HCl 缓冲液等）稀释 100 倍制成供试品溶液。取 100μL 供试品溶液，按照狂犬病病毒酶联免疫检测试剂盒的说明书操作，显色后，与阴性对照组比较，供试品显色应明显较深。

2）外观

取供试品，置于适宜颜色背景和光照强度下观察，应为白色疏松体；用附带的灭菌注射用水复溶后，后应为澄明液体，无异物。

3）渗透压摩尔浓度检查

参照通则 0632（渗透压摩尔浓度测定法）检查，供试品复溶液的渗透压摩尔浓度应符合批准的要求（280～320 mOsmol/kg 之间）。

通则0632

渗透压摩尔浓度测定仪校正用标准溶液的制备：取基准氯化钠试剂，于 500～650℃干燥 40～50min，置于干燥器（硅胶）中放冷至室温。根据需要，按表 3-7 中相关数据，精密称取适量，溶于 1kg 水中，摇匀即得。

表 3-7　渗透压摩尔浓度测定仪校正用标准溶液

每 1kg 水中 NaCl 的质量/g	毫渗透压摩尔浓度/(mOsmol/kg)	冰点下降温度 ΔT/℃
3.087	100	0.186
6.260	200	0.372
9.463	300	0.558
12.684	400	0.744
15.916	500	0.930
19.147	600	1.116
22.380	700	1.302

供试品溶液的制备：按标示量加入所附灭菌注射用水，复溶后制备供试品溶液，并使其摩尔浓度处于测定范围内。

测定法：按仪器说明书操作，首先取适量新沸放冷的水调节仪器零点，然后由表中选择两种标准溶液（供试品溶液的渗透压摩尔浓度应介于两者之间）校正仪器，再测定供试品溶液的渗透压摩尔浓度或冰点下降值。

4）化学检定

① pH 检查。参照通则 0631（pH 值测定法）检查。按供试品标示量，用附带的灭菌注射用水复溶，置于 25℃水浴中进行温度平衡。将校正后的 pH 计电极浸入供试品溶液中，轻轻搅动溶液，待 pH 计读数稳定后读取。供试品复溶液的 pH 应为 7.2～8.0。

通则0631

② 水分检查。参照通则 0832（水分测定法费休氏法），供试品水分含量应不高于 3.0%。具体操作详见实验 20。

通则0832

5）效价测定

参照通则 3503（人用狂犬病疫苗效价测定法 NIH 法）检测，应不低于 2.5IU/剂。

用 PBS 稀释液将供试品复溶液（按标示量用注射用水复溶）与参考疫苗（人用狂犬病疫苗效力试验用国家标准品）复溶液进行 5 倍系列稀释（1∶5、1∶25、1∶125、1∶625 等稀释度）。用不同稀释度的供试品与参考疫苗分别免疫质量为 12～14g 的小鼠 16 只，以 PBS 稀释液作为安慰剂设定阴性对照组，每只小鼠腹腔注射 0.5mL，间隔 1 周再用对应疫苗稀释度溶液免疫 1 次。小鼠于第一次免疫后 14 天，用经预先测定的含 5～100 半致死量 LD_{50} 的病毒量（攻击毒株 CVS）进行脑内攻击，每只 0.03mL。同时将攻击毒株稀释成 10^0、10^{-1}、10^{-2} 和 10^{-3} 倍进行毒力滴定，每个稀释度均不少于 8 只小鼠。小鼠攻击后逐日观察 14 天，并记录死亡情况，统计第 5 天后死亡和呈典型狂犬病脑症状的小鼠，确定不同剂量下的死亡率，从而计算攻击毒株的 LD_{50}。

通则3503

根据供试品与参考疫苗免疫试验结果，使用 Sigmoid Emax 模型拟合存活率与剂量的关系（绘制剂量-效应曲线），从而计算出供试品和参考疫苗半数有效剂量（ED_{50}）。按照下式计算供试品的相对效价：

$$P=\frac{T}{S}\times\frac{d_{\mathrm{T}}}{d_{\mathrm{S}}}\times D$$

式中 P——供试品效价，IU/mL；

T——供试品 ED_{50} 的倒数；

S——参考疫苗 ED_{50} 的倒数；

d_{T}——供试品的 1 次人用剂量，mL；

d_{S}——参考疫苗的 1 次人用剂量，mL；

D——参考疫苗的效价，IU/mL。

6）热稳定性试验

应由生产单位在成品入库前取样检查。于 37℃放置 28 天后，测定其效价（参照效价测定），应不低于 2.5IU/剂。

7）牛血清白蛋白残留量检查

按照通则 3411（牛血清白蛋白残留量测定法）酶联免疫吸附法检查，供试品中牛血清白蛋白（BSA）残留量应不高于 50ng/剂。首次使用该法检测的供试品应进行干扰试验，以排除供试品对该检测法产生的干扰作用。

通则3411

干扰试验：制备溶液Ⅰ（供试品倍比稀释）、溶液Ⅱ（供试品和 30ng/mL 的内控标准品等量混合）和溶液Ⅲ（30ng/mL 的内控标准品倍比稀释）。当供试品溶液 BSA 含量高于试剂盒测定范围中点时，则 2 倍稀释后制备溶液Ⅰ和溶液Ⅱ。溶液Ⅰ、溶液Ⅱ可倍比稀释测定，溶液Ⅲ应多孔测定（至少 10 孔以上），并在试验间均匀添加。按试剂盒说明书操作，分别测定溶液Ⅰ、溶液Ⅱ、溶液Ⅲ的 BSA 含量。溶液Ⅰ与溶液Ⅱ的含量之差应在溶液Ⅲ含量测定值的 95%可信区间内，表明供试品不会对该检测法产生干扰作用。

BSA 含量测定：用试剂盒提供的稀释液对供试品进行稀释，供试品应至少进行 2 个稀释度测定（每个稀释度 2 孔平行）。以标准品溶液的浓度对其相应的吸光度作直线回归，将供试品的吸光度代入直线回归方程，再乘以稀释倍数，计算出供试品中 BSA 含量。

8）抗生素残留量检查

若供试品在生产过程中加入过抗生素，则需进行此项检查。参照通则 3429（免疫化学法——酶联免疫吸附法）检查，抗生素残留应不高于 50ng/剂。具体按照抗生素残留量检测试剂盒的说明书操作，计算出样品中抗生素残留量。

通则3429

9）Vero 细胞蛋白质残留量检查

参照通则 3429（免疫化学法——酶联免疫吸附法）检查，Vero 细胞蛋白质残留量应不高于 6.0μg/剂。

在进行 Vero 细胞蛋白质残留量检查时，检测试剂盒应先进行验证。以系列稀释的 Vero 细胞蛋白质国家标准品制备标准曲线，将供试品稀释至适宜稀释度，按照 Vero 细胞蛋白质残留检测试剂盒的说明书操作，计算出样品中 Vero 细胞蛋白质残留量。

10）无菌检查

依法检查（通则 1101），应符合规定。具体操作详见实

通则1101

验 16。

11）异常毒性检查

参照通则 1141（异常毒性检查法）检查，应符合规定。

通则1141

取体重在 18～22g 的健康小鼠 5 只，每只小鼠腹腔注射供试品溶液 0.5mL，观察 7 天。观察期内，小鼠应全部健存，且无异常反应，到期时每只小鼠体重应有所增加，判定供试品符合规定。如不符合上述要求，应另取体重 19～21g 的小鼠 10 只复试 1 次，判定标准同前。试验中设置同批小鼠空白对照。

取体重在 250～350g 的健康豚鼠 2 只，每只豚鼠腹腔注射供试品溶液 5.0mL，观察 7 天。观察期内，豚鼠应全部健存，且无异常反应，到期时每只豚鼠体重应有所增加，判定供试品符合规定。如不符合上述要求，应另取 4 只豚鼠复试 1 次，判定标准同前。试验中设置同批豚鼠空白对照。

12）细菌内毒素检查

参照通则 1143（细菌内毒素检查法——凝胶限度法）检测，供试品细菌内毒素应不高于 25EU/剂。具体操作详见实验 16。

通则1143

探索与研究

（1）冻干人用狂犬病疫苗（Vero 细胞）成品的效价测定通常采用 NIH 法，但该方法依赖动物实验，存在伦理和成本问题。请设计一种基于体外细胞培养的替代方法，用于评估疫苗的效价，并说明其原理、步骤及优势。

（2）随着生物技术的发展，新型疫苗检测技术（如基于 CRISPR 的核酸检测、质谱分析等）逐渐应用于疫苗质量控制。请选择一种新技术，探讨其在冻干人用狂犬病疫苗（Vero 细胞）成品检定中的应用潜力，并分析其与传统方法相比的优势和挑战。

课后自测题

不定项选择题

自测题
参考答案

（1）冻干人用狂犬病疫苗的成分包括以下哪些？（　　）。

A. 狂犬病病毒抗原

B. 稳定剂（如明胶、蔗糖）

C. 抗生素

D. 缓冲剂（如磷酸盐）

（2）冻干人用狂犬病疫苗（Vero 细胞）采用酶联免疫吸附法鉴别时，最终通过什么来实现对狂犬病病毒抗原的定性和定量检测？（　　）。

A. 抗原与抗体的特异性结合

B. 酶标记的二抗与抗原-抗体复合物结合

C. 加入底物后的显色强度

D. 溶液的渗透压变化

（3）冻干人用狂犬病疫苗（Vero 细胞）成品需检测渗透压摩尔浓度的原因包括以下哪些？（　　）。

A. 确保疫苗在制备、储存和使用过程中维持适宜的渗透环境

B. 检测疫苗中狂犬病病毒抗原的含量

C. 保障疫苗的稳定性和免疫原性

D. 评估疫苗的颜色和外观

（4）冻干人用狂犬病疫苗（Vero 细胞）成品的化学检定包括以下哪些项目？（　　）。

A. pH 值　　　　B. 水分

C. 效价　　　　D. 细菌内毒素

（5）关于冻干人用狂犬病疫苗（Vero 细胞）成品的热稳定性试验和残留物质检测，下列说法正确的是（　　）。

A. 热稳定性试验目的是评估疫苗在低温条件下的稳定性

B. 热稳定性试验通过比较高温处理后供试品与对照组的效价来判断供试品的稳定性

C. 检测牛血清白蛋白等残留量是因为其可能影响疫苗安全性

D. 残留物质主要来源于疫苗的活性成分

知识拓展

20 世纪 20 年代，法国科学家巴斯德发明了狂犬病疫苗后约 40 年，人用狂犬病疫苗开始进入中国。随着时间的推移，人用狂犬病疫苗的生产工艺在中国逐渐完善，也是其质量控制体系逐步成熟的过程。1951 年以来，历经 70 余年的发展，《中国生物制品规程》历经 6 个版本的更迭，以及《中华人民共和国药典》（三部）的 5 个版本的颁布，中国人用狂犬病疫苗的生产工艺和质量控制体系日趋成熟和完善。

知识拓展
参考资料

实验25 重组乙型肝炎疫苗（汉逊酵母）的成品检定

引言

重组乙型肝炎疫苗是利用基因重组技术，将乙型肝炎病毒表面抗原（HBsAg）基因插入酵母细胞或哺乳动物细胞中，使其表达HBsAg蛋白，再经纯化、灭活及加入佐剂吸附制成。国内按照基因重组表达的载体可分为中国仓鼠卵巢（CHO）细胞疫苗、汉逊酵母疫苗和酿酒酵母疫苗。酵母表达系统疫苗较为常见，因其生产成本较低且易于大规模生产；哺乳动物细胞表达系统疫苗则更接近天然HBsAg的结构，免疫原性可能更强。重组乙型肝炎疫苗主要成分包括乙型肝炎表面抗原、佐剂（如氢氧化铝）、防腐剂（如硫柳汞，部分疫苗不含）等。乙型肝炎表面抗原为颗粒状，具有良好的免疫原性，能诱导机体产生特异性抗体；疫苗中的佐剂能增强抗原的免疫原性，使机体产生更强的免疫反应；防腐剂则用于防止疫苗在保存过程中被微生物污染。

重组乙型肝炎疫苗通常为白色混悬液体，静置后可能分层，但摇匀后应恢复均匀状态。疫苗对温度敏感，需在2～8℃条件下储存，避免冻结和高温，以保持其稳定性。

重组乙型肝炎疫苗广泛应用于全球，主要用于预防乙型肝炎病毒感染。接种对象包括新生儿、未接种或未完成接种的儿童和成人，以及高风险人群（如医护人员、乙肝患者家属等）。接种程序通常为三剂，分别在0、1、6个月接种，新生儿需在出生后24小时内接种第一剂。疫苗具有较高的安全性和有效性，接种后可诱导机体产生抗-HBs抗体，提供长期保护。世界卫生组织推荐将重组乙型肝炎疫苗纳入国家免疫规划，许多国家已实施这一政策，显著降低了乙型肝炎的发病率。

重组乙型肝炎疫苗（汉逊酵母）系由重组汉逊酵母表达的HBsAg经纯化后，加入铝佐剂制成。作为下一代疫苗平台，汉逊酵母疫苗凭借其天然抗原结构和代谢灵活性，有望在慢性乙肝治疗和特殊人群免疫中实现突破。尽管面临生产效率和遗传工具的瓶颈，但通过合成生物学改造和智能化生产工艺优化，汉逊酵母疫苗或将在未来5～10年内成为乙肝防控体系的重要补充，推动全球“消除乙肝”目标的实现。

实验目的

（1）熟知重组乙型肝炎疫苗的种类、理化特征和应用。

（2）明确重组乙型肝炎疫苗（汉逊酵母）成品的检定项目及原理。

（3）学习酶联免疫吸附法测定重组乙型肝炎疫苗（汉逊酵母）的体外相对效力。

实验原理

实验原理(PPT)

重组乙型肝炎疫苗（汉逊酵母）的鉴别采用酶联免疫吸附法，主要是因为该方法具有高灵敏度、高特异性和操作简便的特点，能够准确检测疫苗中的乙型肝炎病毒表面抗原。该方法的原理基于抗原与抗体的特异性结合，通过酶标记的抗体与抗原反应后，加入底物产生显色反应，从而实现对目标抗原的定性和定量检测。

重组乙型肝炎疫苗（汉逊酵母）需检测装量和摩尔渗透压，以确保疫苗的剂量准确性和理化性质的稳定性。装量检测是为了确认每支疫苗的实际容量是否符合规定，避免因装量不足或过多影响接种效果。检测方法通常采用质量法或体积法，通过称量或测量疫苗的净重或体积来判断装量是否符合标准。摩尔渗透压检测则是为了评估疫苗溶液的渗透压是否与人体生理环境相近，避免因渗透压过高或过低引起接种部位的不适或组织损伤。检测原理基于溶液的渗透压与溶质浓度的关系，通常采用冰点下降法进行测定。

重组乙型肝炎疫苗（汉逊酵母）的化学检定包括 pH 值、铝含量、游离甲醛含量、聚乙二醇 6000 残留量。pH 值的检测是为了确认疫苗溶液的酸碱度是否适宜，以保证疫苗的稳定性和接种后的相容性，采用 pH 计直接测定。铝含量的检测是为了控制佐剂氢氧化铝的用量，避免过量引起不良反应，采用间接配位滴定法测定。其原理是利用乙二胺四乙酸二钠（EDTA）与铝离子（Al^{3+}）形成稳定的配合物，通过测定剩余 EDTA 的量来间接计算铝离子的含量。游离甲醛含量的检测是为了确保疫苗中甲醛残留量在安全范围内，甲醛用于灭活病毒或细菌，但过量可能对人体有害，采用乙酰丙酮显色法检测，通过比色定量。聚乙二醇 6000 残留量的检测是为了确认纯化过程中使用的聚乙二醇是否完全去除，避免残留物影响疫苗安全性，通常采用比色法进行定量分析。

重组乙型肝炎疫苗（汉逊酵母）还需进行体外相对效力测定、无菌检查、异常毒性检查、细菌内毒素检查。体外相对效力测定是为了评估疫苗诱导免疫反应的能力，采用酶联免疫吸附法（ELISA），通过检测疫苗中乙型肝炎表面抗原（HBsAg）的含量，计算相对效力。无菌检查是为了确认疫苗中是否存在微生物污染，采用直接接种法或薄膜过滤法，将疫苗样品接种于培养基中，观察是否有微生物生长，确保疫苗的无菌性。异常毒性检查是为了检测疫苗中是否存在异常毒性物质，通常采用小鼠试验法，将疫苗注射到小鼠体内，观察其是否出现毒性反应，以评估疫苗的安全性。细菌内毒素检查是为了检测疫苗中是否存在细菌内毒素（如脂多糖），采用鲎试剂法（LAL 法），通过鲎试剂与内毒素反应产生凝胶或显色反应，定量测定内毒素含量，确保疫苗无热原污染。

实验材料

（1）试药：重组乙型肝炎疫苗（汉逊酵母）、细菌内毒素检测试剂盒（鲎试剂）、乙型肝炎病毒表面抗原 ELISA 试剂盒、乙二胺四乙酸二钠、氧化锌、盐酸*、醋酸铵、冰醋酸、硫酸锌、甲醛*等。

盐酸、甲醛的试剂安全说明

（2）仪器：渗透压摩尔浓度测定仪、pH 计、紫外-可见分光光度计、酶标仪、无菌操作台、恒温培养箱等。

（3）其他：烧杯、量筒、微量移液器、无菌注射器等。

紫外-可见分光光度计的使用视频

实验方法

（1）溶液的配制

乙二胺四乙酸二钠滴定液（0.05mol/L）：称取乙二胺四乙酸二钠 19g，加适量的水溶解后稀释至 1000mL，摇匀备用。精确称取于约 800℃灼烧至恒重的标准氧化锌 0.12g，加稀盐酸（23.4→100）3mL 使溶解，加水 25mL，加 0.025%甲基红的乙醇溶液 1 滴，滴加氨试液至溶液显微黄色，加水 25mL 与氨-氯化铵缓冲液（pH 10.0）10mL，再加铬黑 T 指示剂少量。用上述配制的乙二胺四乙酸二钠滴定液滴定至溶液由紫色变为纯蓝色，并将滴定的结果用空白试验校正，每 1mL 乙二胺四乙酸二钠滴定液（0.05mol/L）相当于 4.069mg 的氧化锌。根据本液的消耗量与氧化锌的取用量，计算出乙二胺四乙酸二钠滴定液的浓度。

通则1141

醋酸-醋酸铵缓冲液（pH 4.5）：称取醋酸铵 7.7g，加水 50mL 溶解后，加冰醋酸 6mL，补加适量水稀释至 100mL，摇匀后制得。

锌滴定液（0.025mol/L）：称取硫酸锌 15g（相当于锌约 3.3g），加稀盐酸（23.4→100）10mL，加适量水溶解后定容至 1000mL，摇匀制成 0.05mol/L 的储备液。精确量取本液 25mL，加 0.025%甲基红的乙醇溶液 1 滴，滴加氨试液至溶液显微黄色，加水 25mL、氨-氯化铵缓冲液（pH 10.0）10mL 与铬黑 T 指示剂少量，用乙二胺四乙酸二钠滴定液（0.05mol/L）滴定至溶液由紫色变为纯蓝色，并将滴定的结果用空白试验校正，根据乙二胺四乙酸二钠滴定液（0.05mol/L）的消耗量，计算出本液的浓度，即得。精确量取锌滴定液（0.05mol/L）100mL，加水准确稀释至 200mL，摇匀后制得。

二甲酚橙指示液（新鲜配制）：称取二甲酚橙 0.2g，加水 100mL 使其溶解，混匀后制得。

乙酰丙酮显色液：称取乙酸铵 150g，加入适量水溶解，再加入乙酸 3mL、乙酰丙酮 2mL，摇匀，定容至 1000mL 室温避光贮存，在规定的时间内使用。

标准甲醛溶液：精确量取已标定的甲醛溶液适量，置于 500mL 量瓶中，定容，摇匀制成 0.5g/mL 甲醛标准溶液贮备液。临用前，再精确量取贮备液 20mL，置于 100mL 量瓶中，加水定容，摇匀后制成 100μg/mL 的标准甲醛溶液。

PBS 缓冲液（pH 7.2）：称取氯化钠 8.85g，二水磷酸二氢钠 0.226g，十二水磷酸氢二钠 1.698g，加水适量溶解后调 pH 至 7.2，定容至 1000mL，混匀制得。

氯化钡溶液：称取氯化钡 5g，加水溶解至 100mL。

0.1mol/L 碘溶液：称取碘化钾 2.0g，加少量水溶解，然后加碘 1.3g，再加水至 50mL，摇匀。

（2）重组乙型肝炎疫苗（汉逊酵母）的成品检定

1）鉴别

参照通则 3429（免疫化学法——酶联免疫吸附法），供试品悬液应与乙肝表面抗原 HBsAg 的特异性免疫抗体产生特异性免疫结合，证明供试品中含有 HBsAg。

通则3429

按照标示量将供试品悬液用适宜缓冲液（磷酸盐缓冲液、Tris-HCl 缓冲液等）稀释 10～100 倍制成供试品检测液。取 100μL 供试品检测液，按照乙肝表面抗原 HBsAg 的酶联免疫检测试剂盒的说明书操作，显色后，与阴性对照组比较，供试品显色应明显较深。

2）外观

取供试品，置于黑色背景下观察，应为白色混悬液体；可能因沉淀而出现分层，沉淀容易摇散，且不应有摇不散的块状物。

3）装量

参照通则 0102（注射剂）中装量检查要求进行检测，供试品装量应不低于标示量。取供试品疫苗 5 支，开启时注意避免损失，将内容物分别用干燥注射器（体积不大于供试品体积的 3 倍）及 21G 注射针头（不短于 2.5cm）抽尽，排尽气泡，然后缓慢连续地注入经标化的量入式量筒内（使待测体积至少占量筒额定体积的40%，不排出针头中的液体），在室温下检视。每支装量均应不得少于其标示装量。

通则0102

4）渗透压摩尔浓度

参照通则0632（渗透压摩尔浓度测定法）检查，供试品混悬液的渗透压摩尔浓度符合批准的要求（280～320 mOsmol/kg之间）。具体操作详见实验24。

通则0632

5）化学检定

① pH值。参照通则0631（pH值测定法）检查。取供试品置于25℃水浴中进行温度平衡；将校正后的pH计电极浸入供试品疫苗悬液中，轻轻搅动溶液，待pH计读数稳定后读取。pH应为5.5～7.0。

通则0631

② 铝含量。参照通则3106（氢氧化铝（或磷酸铝）测定法）检查，供试品悬液中铝含量应不高于0.62mg/mL。

通则3106

精确量取供试品混悬液适量（相当于含铝1～10mg），置于250mL锥形瓶中，加磷酸溶液（6→100）1.5mL，使完全溶解（必要时于水浴中加温，难于溶解时尚可适当增加磷酸量）。精确加入乙二胺四乙酸二钠滴定液（0.05mol/L）10mL、醋酸-醋酸铵缓冲液（pH 4.5）10mL，并置于沸水浴上加热10min，取出冷却至室温，再加二甲酚橙指示液1mL，用锌滴定液（0.025mol/L）进行滴定，滴定至溶液由亮黄色变为橙色，即达到滴定终点。将滴定的结果用空白试验校正，按照下式计算供试品中铝含量（单位mg/mL）：

$$铝含量=\frac{(V_0-V_1)c\times 26.98\text{g/mol}}{V_2}$$

式中 V_0——空白试验消耗锌滴定液的体积，mL；

V_1——供试品消耗锌滴定液的体积，mL；

c——锌滴定液的浓度，mol/L；

V_2——供试品的体积，mL；

26.98g/mol——铝的摩尔质量。

③ 游离甲醛含量。若供试品在生产过程中使用了甲醛，需进行该项检查。参照通则3207（游离甲醛测定法第二法）检查，供试品中游离甲醛含量应不高于15μg/mL。

精确量取一定体积供试品（含游离甲醛约50μg）置于试管中，加水至

5mL，加乙酰丙酮显色液 5mL，摇匀后于 40℃ 水浴加热 40min，取出冷却至室温（约 10 分钟），利用紫外-可见分光光度计，在波长 412nm 处测定吸光度（若显色后发现溶液浑浊，于 3000r/min 的转速下离心 15min，取上清液测定）。精确量取标准甲醛溶液适量，用水稀释制成 0.25μg/mL、0.5μg/mL、1μg/mL、5μg/mL、25μg/mL、50μg/mL、75μg/mL、100μg/mL 的标准品系列浓度梯度溶液，精确量取上述标准品系列浓度梯度溶液各 1mL，按照上述样品处理步骤（“加水至 5mL”起），测定标准品系列浓度梯度溶液对应的吸光度。以 5mL 水同法操作作为空白对照，以标准品溶液的甲醛浓度对其吸光度绘制线性回归方程，将扣除空白对照后供试品的吸光度代入回归方程，计算供试品的游离甲醛含量。

通则3207

④ 聚乙二醇 6000 残留量。若供试品在生产过程中使用了聚乙二醇 6000，需要进行该项检查。参照通则 3202（聚乙二醇残留量测定法）检查，供试品中聚乙二醇残留量应小于 200μg/mL。

通则3202

取供试品适量，用水稀释，使供试品中蛋白质浓度不高于 1%，即为供试品溶液。精确量取 1mL 供试品溶液，加入 0.5mol/L 高氯酸溶液 5.0mL，混匀后室温放置 15min，于 4000r/min 的转速下离心 10min。取上清液 4mL，加入 5%氯化钡溶液 1.0mL 和 0.1mol/L 碘溶液 0.5mL，混匀后，于室温反应 15min，利用紫外-可见分光光度计，在波长 535nm 处测定吸光度。另精确称取聚乙二醇 6000 对照品 0.1g，加水溶解后定容至 1000mL，摇匀后制成 100μg/mL 的聚乙二醇对照品贮备液，按照表 3-8 配制每 1mL 含 10～50μg 的聚乙二醇对照品系列浓度梯度溶液 1mL，加入 0.5mol/L 高氯酸溶液 5.0mL，混匀后，于室温反应 15min，利用紫外-可见分光光度计，在波长 535nm 处测定吸光度；同时以 1mL 水替代供试品溶液，同法操作作为空白对照。

表 3-8　聚乙二醇对照品浓度梯度溶液的配制

聚乙二醇含量/（μg/mL）	10	20	30	40	50
聚乙二醇对照品贮备液/mL	0.2	0.4	0.6	0.8	1.0
约 1%蛋白质溶液/mL	0.2	0.2	0.2	0.2	0.2
水/mL	1.6	1.4	1.2	1.0	0.8

以聚乙二醇对照品溶液的浓度（μg/mL）对其相应的吸光度作直线回归，将供试品溶液吸光度代入直线回归方程，根据稀释倍数计算出供试品测定溶液

中聚乙二醇浓度 F（μg/mL）。

将计算所得的 F 值代入下式，计算原始供试品浓度：

$$原始供试品聚乙二醇浓度(g/L)=F\times n\times 10^{-3}$$

式中 F——供试品测定溶液中聚乙二醇浓度，μg/mL；

n——供试品稀释倍数。

6）体外相对效力测定

参照通则 3501［重组乙型肝炎疫苗（酵母）体外相对效力检查法］检测，应不低于 1.0。

通则3501

供试品处理液制备：量取 20%二乙醇胺 1.25mL 和 10% Triton X-100 0.20mL，加 PBS 缓冲液 8.55mL，混匀制得，备用。

供试品稀释液制备：精确称取牛血清白蛋白 1.0g，加 PBS 溶解后定容至 100mL，混匀制得，备用。

疫苗参考品溶液及供试品溶液的制备：精确量取疫苗参考品溶液和供试品溶液各 0.1mL，分别加入供试品处理液 0.1mL，混匀后于 20～28℃静置 30～35min。用供试品稀释液分别将上述处理后的标准品与供试品溶液进行适当稀释，制成 1∶2000、1∶4000、1∶8000、1∶16000、1∶32000 及其他适宜稀释度进行测定，每个稀释度做 3 份平行，并以供试品稀释液作为阴性对照，阴性对照和阳性对照均不需稀释。

测定法：按照试剂盒使用说明书操作（试剂盒阴性和阳性对照得到的吸光度均值应在试剂盒要求范围内，试验有效），3 次测定的数据均用量反应平行线测定法（通则 1431）计算相对效力，以 3 次相对效力的几何平均值为其体外相对效力，以疫苗参考品为标准，供试品相对效力应不小于 0.5，判为合格。

通则1431

7）无菌检查

依法检查（通则 1101），应符合规定。具体操作详见实验 16。

8）异常毒性检查

参照通则 1141（异常毒性检查法）检查，应符合规定。

通则1101

取体重在 18～22g 的健康小鼠 5 只，每只小鼠腹腔注射供试品溶液 0.5mL，观察 7 天。观察期内，小鼠应全部健存，且无异常反应，到期时每只小鼠体重应增加，判定供试品符合规定。如不符合上述要求，应另取体重 19～21g 的小鼠 10 只复试 1 次，判定标准同前。试验中设置同批小鼠空白对照。

取体重在 250～350g 的健康豚鼠 2 只，每只豚鼠腹腔注射供试品溶液 5.0mL，观察 7 天。观察期内，豚鼠应全部健存，且无异常反应，到期时每只豚鼠体重应有所增加，判定供试品符合规定。如不符合上述要求，应另取 4 只豚鼠复试 1 次，判定标准同前。试验中设置同批豚鼠空白对照。

通则1141

9）细菌内毒素检查

参照通则 1143（细菌内毒素检查法——凝胶限度法）检测，供试品细菌内毒素应小于 5EU/mL。具体操作详见实验 16。

通则1143

探索与研究

（1）在重组乙型肝炎疫苗（汉逊酵母）的成品检定中，体外相对效力测定是一个关键步骤。请设计一个实验方案，用于评估疫苗的免疫原性。

（2）重组乙型肝炎疫苗（汉逊酵母）的异常毒性检查通常采用小鼠试验法。请从科学性和伦理角度探讨这种方法的优缺点，并提出可能的替代方案。

课后自测题

不定项选择题

（1）关于重组乙型肝炎疫苗的描述，以下哪些选项是正确的？（　　）。

A. 重组乙型肝炎疫苗是通过将 HBsAg 基因插入酵母或哺乳动物细胞中表达并纯化制成的

B. 酵母表达系统疫苗的免疫原性通常比哺乳动物细胞表达系统疫苗更强

自测题
参考答案

C. 重组乙型肝炎疫苗的主要成分包括 HBsAg、佐剂（如氢氧化铝）和防腐剂（如硫柳汞）

D. 重组乙型肝炎疫苗应储存在−20℃以下以保持其稳定性

（2）关于重组乙型肝炎疫苗的理化性质及储存条件，以下表述正确的是（　　）。

A. 重组乙型肝炎疫苗通常为白色混悬液体，静置后可能分层，但摇匀后应恢复均匀状态

B. 疫苗中的 HBsAg 为颗粒状，具有良好的免疫原性，能诱导机体产生特异性抗体

C. 重组乙型肝炎疫苗对温度不敏感，可在室温下长期储存

D. 疫苗中的防腐剂（如硫柳汞）主要用于增强抗原的免疫原性

(3) 重组乙型肝炎疫苗（汉逊酵母）的化学检定不包括以下哪些项目（　　）。

A. pH 值　　B. 水分　　C. 铝含量　　D. 蛋白质含量

(4) 关于重组乙型肝炎疫苗（汉逊酵母）化学检定的意义，以下哪些选项是正确的？（　　）。

A. 铝含量的检测是为了避免佐剂氢氧化铝过量引起不良反应

B. 游离甲醛含量的检测是为了确保疫苗中甲醛残留量在安全范围内

C. 聚乙二醇 6000 残留量的检测是为了确认疫苗的免疫原性

D. pH 值的检测是为了保证疫苗的稳定性和接种后的相容性

(5) 重组乙型肝炎疫苗（汉逊酵母）的体外相对效力测定采用哪种方法？（　　）。

A. 高效液相色谱法（HPLC）　　B. 酶联免疫吸附法（ELISA）

C. 鲎试剂法（LAL 法）　　D. 间接配位滴定法

知识拓展

知识拓展
参考资料

乙型病毒性肝炎（viral hepatitis type B，简称乙肝）是一个严重的世界性公共卫生问题，该疾病在健康人群中发病率极高，同时也在慢性乙肝患者中引起极高的死亡率。乙肝是一种可预防的疾病，用于预防的乙肝疫苗经过三代发展，已有安全、有效的疫苗上市，该疫苗的使用使慢性乙肝患者（包括肝细胞性肝癌患者）的发病率急剧下降。但目前尚无清除乙肝患者体内病毒的特效药物，增强机体免疫反应的治疗性疫苗可能是抗病毒药物的替代品。针对乙肝患者的治疗性疫苗正被广泛研究，包含重组蛋白疫苗、DNA 疫苗和脂肽疫苗等。此论文就国内外预防性及治疗性乙肝疫苗的研究进展作一概述。

实验 26　冻干静注人免疫球蛋白的成品检定

引言

人免疫球蛋白（immunoglobulins，简称 Ig）是一种免疫系统产生的具有抗体活性或化学结构与抗体相似的大分子球蛋白，基本结构是由两条相同的重链和两条相同的轻链通过二硫键连接而成的“Y”字形分子。重链和轻链都包

含可变区和恒定区，可变区负责识别和结合抗原，恒定区则介导免疫效应功能。根据重链的不同，人免疫球蛋白可分为五大类：IgG、IgA、IgM、IgD 和 IgE，每一类在免疫应答中发挥不同的作用。人免疫球蛋白是高分子质量的蛋白质，通常在 150kDa（IgG）到 900kDa（IgM）之间。它们具有良好的水溶性，在生理 pH 条件下带负电荷。免疫球蛋白对热相对稳定，但极端 pH、有机溶剂或蛋白酶会使其变性或降解。IgG 是最稳定的免疫球蛋白，可以在血液中循环数周，而 IgE 则半衰期较短。

人免疫球蛋白主要用于免疫缺陷病的替代治疗、自身免疫性疾病的免疫调节以及某些感染性疾病的预防和治疗。例如，静脉注射免疫球蛋白（IVIG）可以用于治疗原发性免疫缺陷病、慢性淋巴细胞白血病、特发性血小板减少性紫癜等疾病。此外，特异性免疫球蛋白如抗破伤风免疫球蛋白、抗狂犬病免疫球蛋白等，可以提供被动免疫保护，用于暴露后的紧急预防。

冻干静注人免疫球蛋白由健康人血浆，经低温乙醇蛋白分离法或经批准的其他分离法分离纯化，去除抗补体活性并经病毒去除和灭活处理、冻干制成。含适宜稳定剂，不含抑菌剂和抗生素。

实验目的

（1）熟知人免疫球蛋白的结构、理化特征和功能。

（2）明确人免疫球蛋白成品的质量分析项目及原理。

（3）学习免疫特异性鉴别法、抗体效价测定在人免疫球蛋白质量分析中的应用。

实验原理

实验原理(PPT)

人免疫球蛋白成品的鉴别试验包括免疫双扩散法和免疫电泳法。这两种方法的选择和应用基于其能够特异性地识别和验证免疫球蛋白的存在和特性。免疫双扩散法，是一种在凝胶介质中进行的抗原-抗体反应检测技术。其原理是利用抗原和抗体在凝胶中的自由扩散，当两者相遇时，若存在特异性结合，则会在凝胶中形成可见的沉淀线。这种方法适用于检测免疫球蛋白的类别和亚类，因为它可以显示出不同免疫球蛋白与特异性抗体之间的反应模式。免疫电泳法则是结合了电泳分离和免疫沉淀的技术，其原理是首先通过电泳将样品中的蛋白质根据其电荷和大小进行分离，然后在凝胶中加入特异性抗体，使得特定的免疫球蛋白与抗体结合形成沉淀弧。这种方法不仅能够鉴别免疫球蛋白的存在，还能够提供关于其电荷异质性和分子大小分布的信息。

人免疫球蛋白成品的检查项包括物理检查（外观、真空度、复溶时间、可见异物、不溶性微粒、渗透压摩尔浓度、装量差异）和化学检定（水分、pH值、蛋白质含量、纯度、糖及糖醇含量、分子大小分布等）。

各物理检查项的实验原理如下。①外观。目视观察确保产品无异常颜色、浑浊或沉淀，保证其视觉上的正常状态。②真空度。采用高频火花真空测定，避免冻干制剂因真空度不足，导致残留水分过高或氧气渗入，引发蛋白质氧化、聚合或降解。③复溶时间。将冻干制剂加入适量溶剂并计时，评估其溶解性能，确保使用时的快速溶解。④可见异物。目视观察排除产品中的颗粒或杂质，保证纯净度。⑤不溶性微粒。采用光阻法或显微计数法，检测≥10μm和≥25μm的粒子数量，确保微粒水平符合静脉给药要求。⑥渗透压摩尔浓度。通过冰点下降法测定，依据溶液依数性原理计算溶质浓度，确保复溶液体的渗透压与生理条件匹配。⑦装量差异。通过称量每瓶或每支制剂的重量，确保装量符合规定，保证剂量准确性。

各化学检定项的实验原理如下。①水分。采用卡尔费休法，控制产品中的水分含量可防止因水分过高影响稳定性和保存。②pH值。使用pH计测量，确保产品的酸碱度在适宜范围内，保证生物相容性和稳定性。③蛋白质含量。采用凯氏定氮法检测免疫球蛋白的浓度，以保证疗效。④纯度。通过电泳法评估目标蛋白的纯度，排除其他蛋白质或杂质的干扰。⑤糖及糖醇含量。采用高效液相色谱法检测，避免过量糖及糖醇导致渗透压异常或不良反应，防止储存过程中糖类降解影响药物pH值或产生褐变。⑥分子大小分布。采用分子排阻色谱法，评估免疫球蛋白的聚合状态和完整性，确保分子大小分布符合规定，保证产品质量和疗效。这些检查项通过多种方法共同确保人免疫球蛋白成品的质量、安全性和有效性。

人免疫球蛋白成品的效价测定需开展抗-HBs（乙型肝炎表面抗体）、白喉抗体的效价测定。这些抗体的效价测定是为了评估免疫球蛋白制剂的免疫保护效果，确保其能够提供针对特定病原体的被动免疫保护。抗-HBs用于预防乙型肝炎病毒感染，采用经验证的酶联免疫或放射免疫方法进行检测。白喉抗体用于预防白喉毒素的中毒作用，采用酶联免疫吸附技术，利用白喉毒素与样品中的白喉抗体结合，产生特异性凝集，通过比较凝集反应终点来测定供试品中白喉抗体效价。

此外，人免疫球蛋白成品还需进行激肽释放酶原激活剂，抗补体活性，抗A、抗B血凝素，无菌，异常毒性，热原，病毒灭活方法相应的检定项目，IgA残留量等安全性检查，原理如下。①激肽释放酶原激活剂。该物质可能激活激肽系统，导致患者输注后出现低血压、过敏样反应，采用发色底物法检测。②抗补体活性。IgG 聚集体或免疫复合物可能激活补体系统，引发炎症反应，采用补体消耗试验测定抗补体活性。③抗 A、抗 B 血凝素。人免疫球蛋白原料血浆含天然抗 A/抗 B 血型抗体，若效价过高，可能引发溶血反应，采用血凝试验检测。④无菌。目的在于确认产品中无微生物污染，避免引发感染，采用直接接种法或薄膜过滤法检测。⑤异常毒性。目的在于排除产品中可能存在的有毒物质，防止对患者产生毒性反应，采用小鼠试验法检测。⑥热原。目的在于检测产品中是否存在热原物质，避免引发发热反应，采用鲎试剂法检测。⑦病毒灭活方法相应的检定项目。目的在于确保生产工艺能有效灭活/去除潜在病毒，通过模拟病毒验证进行检测。⑧IgA 残留量。IgA 缺乏症患者输注含 IgA 的冻干静注人免疫球蛋白可能引发过敏反应，采用酶联免疫吸附法检测。

实验材料

（1）试药：冻干人免疫球蛋白、人血清对照品、巴比妥缓冲液、氨基黑染色液、溴酚蓝指示液、琼脂糖、氯化钠、硫酸钾、硫酸铜、硫酸*、乙醇*、冰醋酸、费休氏试液、乙型肝炎表面抗体（HBs）ELISA 检测试剂盒、甲型肝炎抗体 ELISA 检测试剂盒、5%羊红细胞悬液、人 IgA ELISA 检测试剂盒等。

硫酸、乙醇的试剂安全说明

（2）仪器：高效液相色谱仪、电泳槽、电泳仪、水浴锅、pH 计、薄层色谱扫描仪、酶标仪等。

（3）其他：半微量法蒸馏装置、凯氏定氮消化-蒸馏-滴定装置、烧杯、锥形瓶、载玻片、滤纸、醋酸纤维素膜、无菌注射器等。

高效液相色谱仪的使用视频

实验方法

（1）溶液的配制

1.5%琼脂糖溶液：称取琼脂糖 1.5g，加水 50mL 与巴比妥缓冲液 50mL，加热使溶胀完全。

0.5%氨基黑染色剂：称取氨基黑 10B 0.5g，加甲醇 50mL、冰醋酸 10mL 与水 40mL 的混合液，溶解，即得。

脱色液：量取乙醇 45mL、冰醋酸 5mL 与水 50mL，充分混匀。

透明液：取冰醋酸 25mL，加无水乙醇 75mL，混匀。

溴酚蓝指示液：取溴酚蓝 50mg，加水 100mL 使溶解。

磷酸盐缓冲液（pH 8.6）：取磷酸氢二钠 35.8g，加水溶解，并稀释至

1000mL；乙液：取磷酸二氢钠 1.38g，加水溶解，并稀释至 100mL。取上述甲液 1000mL 与乙液 15mL，混匀，调节 pH 值至 8.6。

巴比妥缓冲液（pH 8.6）：取巴比妥 2.76g、巴比妥钠 15.45g，加水溶解使成 1000mL。

1%兔血清生理氯化钠溶液：无菌采集兔全血，分离血清，置于 56℃、30min 灭活。取 0.5mL 兔血清加 49.5mL 生理氯化钠溶液，混匀。

白喉抗体诊断红细胞悬液：用 1%兔血清生理氯化钠溶液复溶冻干白喉抗体诊断红细胞至 5%悬液。

0.05mol/L 三羟甲基氨基甲烷-盐酸（Tris-HCl）缓冲液（含 0.15mol/L 氯化钠溶液，简称 TNB）：称取 6.06g 三羟甲基氨基甲烷（Tris，分子量为 121.14）及 8.77g 氯化钠，加适量水溶解后，用 1mol/L 盐酸调 pH 值至 8.0，补加水至 1000mL。

2mmol/L 激肽释放酶显色底物（S-2302）溶液：称取 S-2302 12.5mg，加 10mL 水溶解。

镁-钙贮备液：称取氯化钙 1.103g、氯化镁（$MgCl_2 \cdot 6H_2O$）5.083g，加水溶解并稀释至 25mL。

巴比妥缓冲液贮备液：称取氯化钠 41.5g、巴比妥钠 5.1g，加水 800mL 溶解。用 1mol/L 盐酸溶液调 pH 值至 7.3，加镁-钙贮备液 2.5mL，加水稀释至 1000mL，用 0.22μm 膜滤过，4℃保存备用。

明胶巴比妥缓冲液（GVB）：称取明胶 0.625g，加水 30mL 煮沸使溶解，加巴比妥缓冲液贮备液 100mL，再加水稀释至 500mL，新鲜制备，当天使用。

红细胞悬液：取 A 型、B 型及 RhD 阳性的 O 型红细胞各 3 例，分别混合，用适量 0.9%氯化钠溶液洗涤 3 次，最后以每分钟 2000 转离心 5 分钟，吸取沉淀红细胞适量，用 0.9%氯化钠溶液分别制成 5%（mL/mL）红细胞悬液。自红细胞采集之日起 1 周内使用。

（2）冻干人免疫球蛋白的成品检定

1）鉴别

① 免疫双扩散法。依法测定（通则 3403），应仅与抗人血清或血浆产生沉淀线，与抗马、抗牛、抗猪、抗羊血清或血浆不产生沉淀线。

通则3403

供试品溶液的制备：用 0.9%氯化钠溶液稀释供试品的蛋白质浓度至 0.5%。

检查法：将完全溶化的 1.5%琼脂糖溶液倾倒于水平玻璃板上（每平方厘米加 0.19mL 琼脂糖），凝固后进行打孔（孔径 3mm，孔距 3mm，如图 3-2 所示)。中央孔加入供试品溶液，周边孔加入抗人、抗马、抗牛、抗猪、抗羊血清和阳性对照血清，每孔加样 20μL，37℃水平扩散 24h。用 0.9%氯化钠溶液充分浸泡琼脂糖凝胶板，以除去未结合蛋白质。将浸泡好的琼脂糖凝胶板放入 0.5%氨基黑溶液中染色 30min，再用脱色液脱色至背景无色，沉淀线呈清晰蓝色为止，用适当方法保存或复制图谱。

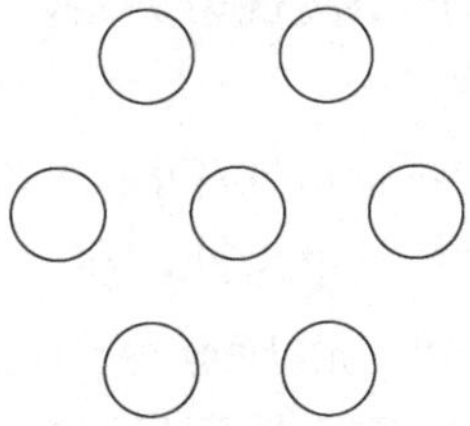

图 3-2　免疫双扩散法打孔方阵图

结果判定：各阳性对照出现相应的沉淀线则试验成立；供试品与人血清（血浆）抗体之间应出现相应的沉淀线，表示两者具有同源性。

② 免疫电泳法。依法测定（通则 3404），与正常人血清或血浆比较，主要沉淀线应为 IgG。

供试品溶液的制备：用 0.9%氯化钠溶液将供试品蛋白质浓度稀释成 0.5%。

通则3404

检查法：将 1.5%琼脂糖溶液倾倒于大小适宜的水平玻板上，厚度约 3mm，静置，待凝胶凝固成无气泡的均匀薄层后，于琼脂糖凝胶板负极 1/3 处的上下各打 1 孔，孔径 3mm，孔距 10～15mm。测定孔加供试品溶液 10μL 和溴酚蓝指示液 1 滴，对照孔加正常人血清 10μL 和溴酚蓝指示液 1 滴。用 3 层滤纸搭桥和磷酸盐缓冲液（pH 8.6）接触，80～100V 恒压电泳当溴酚蓝指示液迁移至琼脂糖板前沿时，关闭电源。电泳结束后，在两孔之间距离两端 3～5mm 处挖宽 3mm 槽，向槽中加入血清抗体或人血浆抗体，槽满但不溢出。放湿盒中 37℃扩散 24h。扩散完毕后，用 0.9%氯化钠溶液充分浸泡琼脂糖凝胶板，以除去未结合的蛋白质。将浸泡好的琼脂糖凝胶板放入 0.5%氨基黑溶液染色，再用脱色液脱色至背景基本无色。用适当方法保存或复制图谱。与对照品比较，供试品的主要沉淀线应为待测蛋白质。

2）物理检查

① 外观。仔细观察供试品外观，应为白色或灰白色的疏松体，无熔化迹象。复溶后应为无色或淡黄色澄明液体，可带乳光，不应出现浑浊。

② 复溶时间。按标示量加入 20～25℃灭菌注射用水，轻轻摇动，应于 15 分钟内完全溶解。

③ 可见异物。依法检查（通则 0904）。除允许有可摇散的沉淀外，其余应符合规定。

通则0904

检查装置：带有遮光板的日光灯光源（光照度可在 1000～4000lx 范围内调节）；不反光的黑色背景；不反光的白色背景和底部（供检查有色异物）；反光的白色背景（指遮光板内侧）。

检查人员条件：远距离和近距离视力测验，均应为 4.9 及以上（矫正后视力应为 5.0 及以上），应无色盲。

检查步骤：取供试品 5 支（瓶），按标示量加入 20～25℃灭菌注射用水使药粉完全溶解。将供试品置遮光板边缘处，在明视距离（通常为 25cm），手持容器颈部，轻轻旋转和翻转容器（但应避免产生气泡），使药液中可能存在的可见异物悬浮，分别在黑色和白色背景下目视检查，重复观察，总检查时限为 20 秒。供试品装量每支在 10mL 及 10mL 以下的，每次检查可手持 2 支。供试品溶液中有大量气泡产生影响观察时，需静置足够时间至气泡消失后检查。无色透明容器包装的无色供试品溶液，光照度应为 1000～1500lx；用透明塑料容器包装、棕色透明容器包装的供试品或有色供试品溶液，光照度应为 2000～3000lx。

结果判定：供试品中不得检出金属屑、玻璃屑、长度超过 2mm 的纤维、最大粒径超过 2mm 的块状物以及静置一定时间后轻轻旋转时肉眼可见的烟雾状微粒沉积物、无法计数的微粒群或摇不散的沉淀，以及在规定时间内较难计数的蛋白质絮状物等明显可见异物。

供试品中如检出点状物、2mm 以下的短纤维和块状物等微细可见异物，生化药品或生物制品若检出半透明的小于约 1mm 的细小蛋白质絮状物或蛋白质颗粒等微细可见异物，每支（瓶）中微细可见异物不得超过 3 个。如仅有 1 支（瓶）超出，符合规定；如检出 2 支（瓶）超出，再取 20 瓶复试；如检出 3 支（瓶）及以上超出，不符合规定；初、复试 40 支（瓶），2 支（瓶）以上超出，不符合规定。

④ 装量差异。依法检查（通则 0102），应符合规定。取供试品 5 瓶（支），除去标签、铝盖，容器外壁用乙醇擦净，干燥，开启时注意避免玻璃屑等异物落入容器中，分别迅速精密称定（若容器为玻璃瓶的注射用无菌粉末，首先小心开启内塞，使容器内外气压平衡，盖紧后精密称定）。倾出内容物，容器用水或乙醇洗净，在适宜条件下干燥后，分别精密称定每一容器的质量，求出每瓶（支）的装量与平均装量。每瓶（支）装量与平均装量相比较（如有标示装量，则与标示装量相比较），应符合表 3-9 规定，如有 1 瓶（支）不符合规定，

通则0102

应另取10瓶（支）复试，应符合规定。

表3-9 装量差异限度表

标示装量或平均装量	装量差异限度
0.05g及0.05g以下	±15%
0.05g以上至0.15g	±10%
0.15g以上至0.50g	±7%
0.50g以上	±5%

⑤ 真空度。用高频火花真空测定器测定，瓶内应出现蓝紫色辉光。

⑥ 不溶性微粒。依法检查（通则0903第一法），每个供试品容器中含10μm及10μm以上的微粒数不得过6000粒，含25μm及25μm以上的微粒数不得过600粒。

通则0903

取供试品至少4个，用水将容器外壁洗净，小心开启瓶盖，精密加入适量微粒检查用水，使总体积不少于25mL，小心盖上瓶盖，缓缓振摇使内容物溶解，静置2分钟或适当时间脱气泡，小心开启容器，直接将供试品容器置于取样器上，开启搅拌或以手缓缓转动，使溶液混匀（避免产生气泡），由仪器直接抽取适量溶液（以不吸入气泡为限），测定并记录数据；弃第一次测定数据，取后续测定数据的平均值作为测定结果。

⑦ 渗透压摩尔浓度。参照通则0632（渗透压摩尔浓度测定法）检查，供试品混悬液的渗透压摩尔浓度符合批准的要求（280～320 mOsmol/kg之间）。具体操作详见实验24。

通则0632

3）化学检定

① 水分。参照水分测定法（通则0832费休氏法）测定，含量应不高于3.0%。具体操作详见实验20。

通则0832

② pH值。依法测定（通则0631），pH值应为6.4～7.4。用0.90%氯化钠溶液将供试品蛋白质含量稀释成10g/L的溶液，制成供试品待测液，水浴处理使待测液温度稳定在25℃。将校正后的pH计电极浸入待测液中，轻轻搅动溶液，待pH计读数稳定后读取。

通则0631

③ 蛋白质含量。应不低于50 g/L（通则0731第一法）。按标示量计算，每瓶蛋白质总量应不低于标示量。

取供试品适量，加入20～25℃灭菌注射用水使药粉完全溶解。用0.9%氯化钠溶液定量稀释，制成每1mL中含氮量约

1mg 的溶液。精密量取 1mL，置于干燥的 30～50mL 凯氏烧瓶中，加硫酸钾（或无水硫酸钠）0.3g 与 30%硫酸铜溶液 5 滴，再沿瓶壁滴加硫酸 2.0mL。在凯氏烧瓶口放一小漏斗，并使烧瓶成 45°斜置，用小火缓缓加热使溶液保持在沸点以下，等泡沸停止，逐步加大火力，沸腾至溶液成澄明的绿色后，继续加热 10min，放冷，加水 2mL。

通则0731

取 2%硼酸溶液 10mL，置于 100mL 锥形瓶中，加甲基红-溴甲酚绿混合指示液 5 滴，将冷凝管尖端插入液面下。然后，将凯氏烧瓶中内容物经由半微量法蒸馏装置 D 漏斗转入 C 蒸馏瓶中，用水少量淋洗凯氏烧瓶及漏斗数次，再加入 40%氢氧化钠溶液 10mL，用少量水再洗漏斗数次，关 G 夹，加热 A 瓶进行蒸气蒸馏，至硼酸液开始由酒红色变为蓝绿色时起，继续蒸馏约 10min 后，将冷凝管尖端提出液面，使蒸气继续冲洗约 1 分钟，用水淋洗尖端后停止蒸馏。

馏出液用硫酸滴定液（0.005mol/L）滴定至溶液由蓝绿色变为灰紫色，并将滴定的结果用空白（空白和供试品所得馏出液的容积应基本相同，70～75mL）试验校正。每 1mL 硫酸滴定液（0.005mol/L）相当于 0.1401mg 的 N。以总氮量减去非蛋白氮量即为供试品溶液中蛋白氮量。氮转换为蛋白质的换算系数为 6.25。

④ 纯度。用 0.9%氯化钠溶液制备成供试品蛋白质浓度为 5%的溶液，按通则 0541 第二法进行试验，纯度应不低于 95%。

通则0541

将醋酸纤维素薄膜裁成 2cm×8cm 的膜条，浸入巴比妥缓冲液中约 20min，取出膜条夹于滤纸中吸去多余的缓冲液，将膜条无光泽面向上，置电泳槽架上，并经滤纸桥浸入巴比妥缓冲液中。于膜条负极端 2cm 处条状滴加供试品溶液 2～3μL，取新鲜人血清作对照，于 0.4～0.6mA/cm 稳流条件下电泳，电泳时间以免疫球蛋白展开距离约 2cm 为宜。将膜条取下浸于氨基黑染色液中 2～3min，用脱色液浸洗数次至脱去底色，再将洗净并完全干燥后的膜条于透明液中浸泡 10～15min，待全部浸透后，取出平铺于洁净的玻璃板上干燥。将干燥的醋酸纤维素薄膜用薄层色谱扫描仪扫描，自动绘出各蛋白质组分曲线图，以人血清作为对照，按峰面积计算各蛋白质组分的含量（%）。

⑤ 分子大小分布。采用分子排阻色谱法测定，IgG 单体与二聚体含量之和应不低于 95.0%。

色谱条件与系统适用性试验：用亲水硅胶高效体积排阻色谱柱（SEC，排阻极限 300kD，粒度 10μm），柱直径 7.5mm、长 60cm；以含 1%异丙醇的 pH 7.0、0.2mol/L 磷酸盐缓冲液（量取 0.5mol/L 磷酸二氢钠 200mL、0.5mol/L 磷酸氢二钠 420mL、异丙醇 15.5mL 及水 914.5mL，混匀）为流动相；检测波长为 280nm；流速为每分钟 0.6mL。分别取每 1mL 含蛋白质 12mg 的人免疫球蛋白、人血白蛋白溶液各 20μL，分别注入色谱柱，记录色谱图。人免疫球蛋白对照品单体峰与裂解体峰间的分离度应大于 1.5，人血白蛋白对照品单体峰与二聚体峰间的分离度应大于 1.5，拖尾因子按人血白蛋白单体峰计算应为 0.95～1.40（图 3-3）。

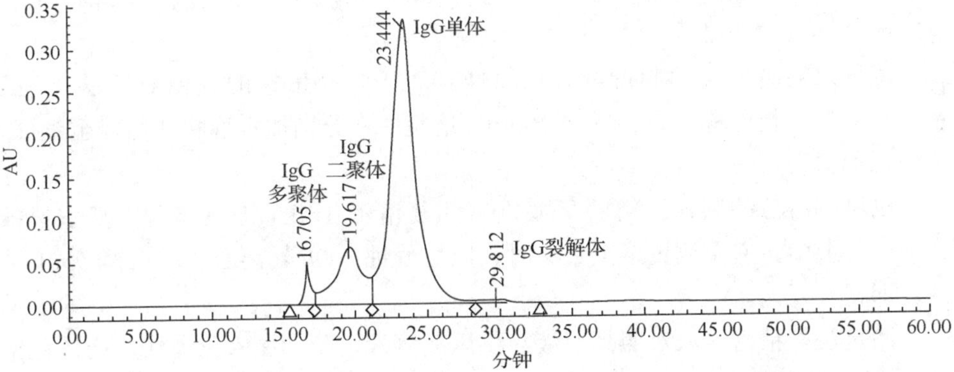

图 3-3　人免疫球蛋白 IgG 标准图谱

测定法：取供试品适量，用流动相稀释成每 1mL 约含蛋白质 12mg 的溶液，取 20μL，注入色谱柱，记录色谱图 60min。按面积归一化法（测量各峰的面积和色谱图上除溶剂峰以外的总色谱峰面积，计算各峰面积占总峰面积的百分率）计算，色谱图中单体峰加二聚体峰的含量，即为 IgG 单体加二聚体含量。图谱各峰的界限为两峰间最低点到基线的垂直线。主峰为 IgG 单体；相对保留时间约 0.85 的峰为二聚体。

⑥ 糖及糖醇含量。采用高效液相色谱法测定，如制品中加麦芽糖或蔗糖，应为 90～110g/L；如加山梨醇或葡萄糖，则应为 40～60g/L（通则 3120）。

通则3120

色谱条件与系统适用性试验：用苯乙烯-二乙烯基苯共聚物为基质的阳离子交换色谱柱（H^+）（7.8mm×300mm，9μm 或 8μm）；柱温 50℃（测定蔗糖含量时，柱温为 20～30℃）；流动相为 0.004mol/L 硫酸溶液，流速为每分钟 0.8mL；示差折光检测器。取 2%麦芽糖 1mL 和 1.5%磺基水杨酸 1mL 的混合物 20μL，注入色谱柱，记录色谱图，麦芽糖与磺基水杨酸两峰间的分离度应大于 1.5，拖尾因子按麦芽糖峰计算应为0.95～1.50。

麦芽糖对照品溶液的制备：分别取经减压干燥至恒重的麦芽糖对照品1.0g、2.0g、3.0g，精密称定，各置于100mL量瓶中，分别加水溶解并稀释至刻度，摇匀，即得。

葡萄糖对照品溶液的制备：分别取经减压干燥至恒重的葡萄糖对照品0.5g、1.0g、1.5g，精密称定，各置于100mL量瓶中，分别加水溶解并稀释至刻度，摇匀，即得。

山梨醇对照品溶液的制备：分别取经减压干燥至恒重的山梨醇对照品0.5g、1.0g、1.5g，精密称定，各置于100mL量瓶中，分别加水溶解并稀释至刻度，摇匀，即得。

蔗糖对照品溶液的制备：分别取经减压干燥至恒重的蔗糖对照品1.0g、2.0g、3.0g，精密称定，各置于100mL量瓶中，分别加水溶解并稀释至刻度，摇匀，即得。

供试品溶液的制备：精密量取供试品复溶液1mL，加1.5%磺基水杨酸4.0mL，混匀，室温放置至少2小时，以每分钟3000转离心10分钟，取上清液，即得。

测定法：精密量取对照品溶液与供试品溶液，分别注入色谱柱，记录色谱图；进样量为20μL。以各对照品溶液浓度（g/L）对其相应的峰面积作直线回归，求得直线回归方程，计算出供试品溶液中糖或糖醇含量（A），再按下列公式计算：

$$\text{供试品糖或糖醇含量(g/L)}=An$$

式中　A——供试品溶液中糖或糖醇含量，g/L；

n——供试品稀释倍数。

4）抗体效价

① 抗-HBs。选择经过验证的、质量可靠的乙型肝炎表面抗体（HBs）ELISA检测试剂盒，确保试剂盒在有效期内，并按照说明书要求保存。试剂盒通常包含包被有乙肝表面抗原（HBsAg）的微孔板、酶标抗体、底物、终止液以及标准品（已知效价的HBs标准血清）等。将冻干人免疫球蛋白样品，按照说明书要求进行复溶，确保复溶后的样本均匀且无沉淀。

加样：将标准品和复溶后的样品加入到包被有HBsAg的微孔板中，通常每个样本和标准品设多个复孔，以减少误差。同时设置空白对照孔（只加缓冲液）和阴性对照孔（不含抗-HBs的样本）。

孵育：加样完成后，将微孔板放入恒温孵育箱中，按照试剂盒说明书规定的温度和时间进行孵育。孵育过程中，样本中的抗-HBs会与包被在微孔板上的 HBsAg 特异性结合。

洗板：孵育结束后，使用洗板机对微孔板进行洗涤，以去除未结合的物质。洗涤次数和洗涤液的用量应参照试剂盒说明书，确保洗涤彻底，减少非特异性吸附。

加酶标抗体：洗完板后，向每个微孔中加入酶标抗体，酶标抗体能够与结合在 HBsAg 上的抗-HBs 特异性结合。然后再次将微孔板放入孵育箱中，按照规定的温度和时间进行孵育。

二次洗板：孵育结束后，重复洗板步骤，去除未结合的酶标抗体。

加底物显色：洗板完成后，向每个微孔中加入底物溶液，在酶的催化作用下，底物发生显色反应。显色的深浅与样本中抗-HBs 的含量成正比。将微孔板在室温下避光放置一段时间，使显色充分进行。

终止反应：当显色达到适当的程度时，向每个微孔中加入终止液，终止显色反应。此时应尽快在酶标仪上读取吸光度。

标准曲线绘制：以标准品的浓度为横坐标，对应的吸光度为纵坐标，在坐标纸上绘制标准曲线。通常采用对数坐标或半对数坐标，使标准曲线呈线性关系。也可使用酶标仪自带的软件或统计分析软件进行曲线拟合，得到标准曲线的方程。

效价计算：根据样品的吸光度，从标准曲线上查得对应的抗- HBs 浓度。如果样品的吸光度超出标准曲线的范围，应将样品进行适当稀释后重新检测，确保吸光度在标准曲线的线性范围内。根据稀释倍数计算出样品中抗- HBs 的实际效价。每 1g 蛋白质应不低于 6.0IU。

② 白喉抗体。每 1g 蛋白质应不低于 3.0HAU（通则 3513）。

通则3513

用 1% 兔血清生理氯化钠溶液将白喉抗体标准品稀释至每 1mL 含 0.2HAU，制备成白喉抗体标准品溶液。用 1% 兔血清生理氯化钠溶液将供试品稀释 4 倍，制备成供试品溶液。在 UV 型血凝板上，用 1% 兔血清生理氯化钠溶液将供试品溶液做 2 倍系列稀释，每孔留 25μL，再向每孔加 25μL 白喉抗体诊断红细胞悬液，置振荡器混匀 30～60s，放湿盒内 37℃结合 1h。用 1% 兔血清生理氯化钠溶液将白喉抗体标准品溶液做 2 倍系列稀释，同法操作。在 UV 型血凝板上，加 1% 兔血清生理氯化钠溶液 25μL，同法操作，为阴性对照。

阴性对照孔呈典型的“－”，否则试验不成立，应重试。以出现“＋＋”为判定终点，按下式计算供试品白喉抗体效价：

$$供试品白喉抗体效价(HAU/g)=\frac{En}{F}$$

式中 E——出现“++”的最高稀释倍数的标准品的白喉抗体效价，HAU/mL；

n——出现“++”的供试品的最高稀释倍数；

F——人免疫球蛋白供试品蛋白质含量，g/mL。

判定标准：

“−”红细胞集中在孔底中央，呈一边缘光滑致密的小红点；

“+”大部分红细胞沉于孔底中央，周围有少量的红细胞；

“++”红细胞部分凝集，孔底中央有一疏松的小红圈；

“+++”大部分红细胞凝集呈均匀分布，孔底中央有很弱的小红圈；

“++++”红细胞凝集呈均匀分布。

5）无菌检查

依法检查（通则 1101），应符合规定。具体操作详见实验 16。

通则1101

6）异常毒性检查

依法检查（通则 1141），应符合规定。

取体重在 18～22g 的健康小鼠 5 只，每只小鼠腹腔注射供试品溶液 0.5mL，观察 7 天。观察期内，小鼠应全部健存，且无异常反应，到期时每只小鼠体重应增加，判定供试品符合规定。如不符合上述要求，应另取体重 19～21g 的小鼠 10 只复试 1 次，判定标准同前。试验中设置同批小鼠空白对照。

通则1141

取体重在 250～350g 的健康豚鼠 2 只，每只豚鼠腹腔注射供试品溶液 5.0mL，观察 7 天。观察期内，豚鼠应全部健存，且无异常反应，到期时每只豚鼠体重应有所增加，判定供试品符合规定。如不符合上述要求，应另取 4 只豚鼠复试 1 次，判定标准同前。试验中设置同批豚鼠空白对照。

7）热原检查

依法检查（通则 1142），注射剂量按家兔体重每 1kg 注射 0.15g 蛋白质，应符合规定。

通则1142

取适用的家兔 3 只，测定其正常体温后 15min 以内，自耳静脉缓缓注入规定剂量并温热至约 38℃的供试品溶液，然后每隔 30min 按前法测量其体温 1 次，共测 6 次，以 6 次体温中最高的一次减去正常体温，即为该兔体温的升高温度（℃）。如 3 只家兔中有 1 只体温升高达 0.6℃或高于 0.6℃，或 3 只家兔体温升高的总和达 1.3℃或高于

1.3℃，应另取 5 只家兔复试，检查方法同上。

在初试的 3 只家兔中，体温升高均低于 0.6℃，并且 3 只家兔体温升高总和低于 1.3℃；或在复试的 5 只家兔中，体温升高达 0.6℃或高于 0.6℃的家兔不超过 1 只，并且初试、复试合并 8 只家兔的体温升高总和为 3.5℃或低于 3.5℃，均判定供试品的热原检查符合规定。

在初试的 3 只家兔中，体温升高达 0.6℃或高于 0.6℃的家兔超过 1 只；或在复试的 5 只家兔中，体温升高达 0.6℃或高于 0.6℃的家兔超过 1 只；或在初试、复试合并 8 只家兔的体温升高总和超过 3.5℃，均判定供试品的热原检查不符合规定。

当家兔升温为负值时，均以 0℃计。

8）激肽释放酶原激活剂

参照通则 3409 检测，应不高于 35IU/mL。

通则3409

取激肽释放酶原激活剂（PKA）标准品适量，用 0.85%氯化钠溶液分别稀释成每 1mL 中含 10.0IU、20.0IU、30.0IU、40.0IU、50.0IU 的溶液。按每次用量，小体积分装，−30℃保存备用。PKA 在使用前融化（仅允许冻融 1 次），并用 0.05mol/L 三羟甲基氨基甲烷-盐酸（Tris-HCl）缓冲液（TNB）稀释 10 倍，制成 PKA 标准品溶液。取供试品适量，用 TNB 稀释 10 倍，制成供试品溶液。取供试品溶液 20μL，加至 96 孔微量滴定板孔内，加前激肽释放酶（PK）20～50μL，同时开动秒表计时，向每孔加 PK 的时间间隔应相同，将微孔滴定板振荡 1min；加盖，于 25～30℃放置 30min 后，按加 PK 的顺序和时间间隔向各反应孔加 2mmol/L S-2302 溶液 20μL，振荡 1min；加盖，于 25～30℃放置 15min 后，再以同样的加液顺序和时间间隔加 50%醋酸溶液 20μL，振荡 1min 后，使用紫外-可见分光光度计，在波长 405nm 处测定吸光度；同时以 TNB 20～50μL 代替 PK 20～50μL，同法操作，作为空白对照。用 PKA 标准品溶液的 20μL 替代供试品溶液，同法操作。以 PKA 标准品溶液的 PKA 活性的对数对其相应的吸光度对数作直线回归，求得直线回归方程，计算出供试品 PKA 活性。

9）抗补体活性

参照通则 3410 检测，应不高于 50%。

通则3410

溶血素滴定：按表 3-10 稀释溶血素。从 1∶75 稀释的溶血素开始，1.0mL 不同稀释度的溶血素分别与 5%羊红细胞悬液 1.0mL 混合，37℃放置 30 分钟后，取 0.2mL，加明胶巴比妥缓冲液 1.10mL，稀释的豚鼠补体溶液（如 150 倍稀释补体）

0.2mL，37℃放置60min后，以每分钟2000转离心5min，吸取上清液，使用紫外-可见分光光度计，在波长541nm处测定各管吸光度。每个稀释度做2管，同时再做3管未溶血对照管（明胶巴比妥缓冲液1.4mL，加5%羊红细胞悬液0.1mL），3管全溶血管（水1.4mL加5%羊红细胞悬液0.1mL），同法操作。按下式计算各管溶血率（Y），以Y值为纵坐标，以不同溶血素稀释度为横坐标作图，从而确定敏化羊红细胞所用的溶血素的稀释度。选择增加溶血素的量也不影响Y值的溶血素的稀释度，为每1mL含1个最小溶血单位（即每1mL含1MHU）。最小溶血率应在50%～70%范围，否则试验不成立。

$$Y=\frac{\text{各管吸光度}-\text{未溶血对照管吸光度}}{\text{全溶血管吸光度}-\text{未溶血管吸光度}}\times 100\%$$

表3-10 溶血素稀释表

溶血素稀释度	制备			溶血素稀释度	制备		
	明胶巴比妥缓冲液/mL	溶血素			明胶巴比妥缓冲液/mL	溶血素	
		稀释度	体积/mL			稀释度	体积/mL
7.5	0.65	未稀释的	0.1	600	1.00	300	1.00
10	0.90	未稀释的	0.1	800	1.00	400	1.00
75	1.80	7.5	0.2	1200	1.00	600	1.00
100	1.80	10	0.2	1600	1.00	800	1.00
150	1.00	75	1.0	2400	1.00	1200	1.00
200	1.00	100	1.0	3200	1.00	1600	1.00
300	1.00	150	1.0	4800	1.00	2400	1.00
400	1.00	200	1.0				

最适敏化羊红细胞（EA）的制备：量取每1mL含2MHU的溶血素（A）适量，缓慢注入等体积的5%羊红细胞（E）悬液中，37℃放置15min后，2～8℃保存，6小时内使用。滴定豚鼠血清中补体活性：用明胶巴比妥缓冲液适当稀释豚鼠血清，然后按表3-11滴定补体。以补体用量的对数对$Y/(1-Y)$的对数作直线回归，求出直线回归方程的截距（a）、斜率（b）和相关系数（r）。补体活性按下式计算：

$$\text{补体活性}(CH_{50}/mL)=\frac{1}{X}\times\frac{\text{补体稀释倍数}}{5}$$

式中 $1/X$——a值反对数的倒数。

表 3-11　补体滴定表

	1	2	3	4	5	6	7
GVB/mL	1.2	1.1	1.0	0.9	0.8	0.7	0.6
适当稀释的补体/mL	0.1	0.2	0.3	0.4	0.5	0.6	0.7
EA/mL	0.2	0.2	0.2	0.2	0.2	0.2	0.2
	8	9	10	11	12	13	14
GVB/mL	0.5	0.4	0.3	0.2	0.1	1.3	1.3（水）
适当稀释的补体/mL	0.8	0.9	1.0	1.1	1.2	—	—
EA/mL	0.2	0.2	0.2	0.2	0.2	0.2	0.2
37℃培养 60min→冰浴中冷却→每分钟 2000 转离心 5min→取上清液测吸光值							

抗补体活性测定：根据测得的豚鼠血清补体活性，用加明胶巴比妥缓冲液稀释成每 1mL 含 100CH_{50} 溶液，按表 3-12 制备培养混合物。表中静注人免疫球蛋白（IVIG）是按每 1mL 含 50mg 浓度计算的。如果 IVIG 的浓度不是每 1mL 含 50mg 时，则按下式计算 IVIG 的加量（V），然后再根据 IVIG 的实际取量计算明胶巴比妥缓冲液的加入量；但要保持供试品加缓冲液的总量为 0.8mL。将此混合物于 37℃放置 60min 后，取 0.2mL 加 9.8mL 明胶巴比妥缓冲液（50 倍稀释），测定剩余补体活性。

$$V(\text{mL})=\frac{10\text{mg}}{\text{供试品每 1mL 中蛋白质含量(mg)}}$$

表 3-12　供试品及补体对照管的制备

	供试品管/mL	补体对照管/mL
供试品（50mg/mL）	0.2	—
明胶巴比妥缓冲液	0.6	0.8
补体（CH_{50}/mL）	0.2	0.2

按下式计算供试品抗补体活性。D 为每 1mL 含 80～120 CH_{50} 时，试验成立。

$$\text{供试品抗补体活性}=\frac{D-G}{D}\times 100\%$$

式中　D——补体对照管剩余补体活性，CH_{50}/mL；

G——供试品管剩余补体活性，CH_{50}/mL。

10）抗 A、抗 B 血凝素

参考通则 3425 检测，应不高于 1∶64。

取供试品适量，用 0.9%氯化钠溶液做 2 倍系列稀释，每个稀释度的供试品使用 2 排管（75mm×12mm 小试管），每管分别加入供试品溶液 0.2mL，向第 1 排各管加 A 型 5%红细胞悬液 0.2mL，第 2 排各管加 B 型 5%红细胞悬液 0.2mL，混匀，置于 37℃水浴 30min，用适量的 0.9%氯化钠溶液洗涤 3 次，每次以每分钟 1000r 离心 1min，每管加入抗人球蛋白血清 0.2mL，混匀，以每分钟 1000r 离心 1min，肉眼观察结果。本试验同时设阴性对照、阳性对照及红细胞对照。阴性对照及红细胞对照结果均呈阴性，阳性对照结果不低于“+++”，试验成立。

通则3425

阴性对照：取 AB 型人血清 0.2mL（双份），分别加入 5%A 型及 B 型红细胞悬液 0.2mL，混匀，自“置于 37℃水浴 30min”起，同法操作。

阳性对照：取抗 RhD 血清（IgG 型）0.2mL，加入 5%RhD 阳性 O 型红细胞 0.2mL，混匀，自“置于 37℃水浴 30min”起，同法操作。

红细胞对照：取 0.9%氯化钠溶液 0.2mL（双份），分别加入 5%A 型及 B 型红细胞悬液 0.2mL，混匀，自“置于 37℃水浴 30min”起，同法操作。

抗 A、抗 B 血凝素滴度以产生“+”凝集的供试品最高稀释倍数计算，不计红细胞悬液及抗人球蛋白血清的体积。

红细胞凝集判定标准如下：

++++　一个结实的凝集块；

+++　几个大的凝集块；

++　中等大的凝集块，背景清晰；

+　小凝集块，背景浑浊；

阴性　无凝集和溶血。

11）IgA 残留量

参考通则 3428，应为批准的要求。

标准品溶液：取 IgA 标准品，加适量水复溶，用试剂盒中稀释液将复溶后标准品在每 1mL 含 $0.625\times10^{-3}\sim10\times10^{-3}$IU 范围内做适当的系列稀释（通常做 5 个稀释度）。

通则3428

供试品溶液：取供试品适量，用试剂盒中稀释液定量稀释制成适当浓度，使其 IgA 含量在标准曲线范围内。

测定法：按试剂盒说明书进行，分别设置 1 孔底物空白对照和稀释液对照，标准品溶液及供试品溶液均做双孔平行测定。试剂盒底物空白对照和稀释液对照的吸光度应在试剂盒要求范围内，试验有效。以标准品溶液的 IgA 含量的对数对其相应的吸光度的对数作直线回归，求得直线回归方程，相关系数应不低于 0.99；将供试品溶液的吸光度代入直线回归方程，求得值的反对数，再乘以稀释倍数，即得供试品中 IgA 含量。

探索与研究

（1）除了酶联免疫法，还有哪些常用的方法可以检测冻干人免疫球蛋白中特定抗体（如抗-HBs）的效价？对比这些方法，酶联免疫法具有哪些优势和局限性？在实际应用场景中，应如何根据具体需求选择合适的检测方法？

（2）冻干人免疫球蛋白在临床应用中，可能会因个体差异出现不同程度的不良反应。从质量分析的角度出发，探讨产品的纯度、杂质含量以及抗体活性等因素与不良反应发生概率之间的潜在联系，并思考如何通过优化生产工艺和质量控制流程来降低不良反应的发生率。

课后自测题

不定项选择题

自测题
参考答案

（1）关于人免疫球蛋白的结构和功能，以下哪些描述是正确的？（　　）。

A. 免疫球蛋白由两条相同的重链和两条相同的轻链通过二硫键连接而成

B. 重链和轻链的恒定区负责识别和结合抗原

C. 根据重链的不同，免疫球蛋白可分为五大类：IgG、IgA、IgM、IgD 和 IgE

D. 免疫球蛋白在生理 pH 条件下带正电荷

（2）利用凯氏定氮法测定出样品含氮量为 3.2%，样品中蛋白质的含量是多少（　　）。

A. 3.2%　　B. 32%　　C. 20%　　D. 6.25%

（3）免疫双扩散法检测人免疫球蛋白的原理是（　　）。

A. 利用抗原和抗体在凝胶中的自由扩散，特异性结合形成沉淀线

B. 先电泳分离蛋白质，再加入特异性抗体形成沉淀弧

C. 检测免疫球蛋白的电荷异质性

D. 检测免疫球蛋白的分子大小分布

（4）以下属于人免疫球蛋白成品物理检查项目的有（　　）。

A. 外观　　B. 复溶时间　　C. 蛋白质含量　　D. 装量差异

（5）关于人免疫球蛋白成品的安全性检查，以下哪些项目是为了防止输血相关不良反应而设置的？（　　）。

A. 激肽释放酶原激活剂检测　　B. 抗 A、抗 B 血凝素检测
C. 无菌检查　　D. 热原检查

知识拓展

免疫球蛋白（immunoglobulin，Ig）是机体防御机制的关键组成部分，包括 5 种主要类别：IgM、IgD、IgG、IgE 和 IgA。IgM 是感染初期产生的首类抗体，同时具有强效的补体激活能力，而 IgA 则是黏膜免疫的主要抗体，IgM 和 IgA 均以多聚体的形式在免疫防御中发挥功能。得益于冷冻电子显微镜技术的进步，近期研究揭示了 IgM 和 IgA 核心区的高分辨率结构，为理解其分子组装机制、受体结合模式以及与病原体蛋白的相互作用提供了新的视角。该论文旨在总结这些最新研究进展，以期加深对 IgM 和 IgA 分子机制的理解。

知识拓展
参考资料

实验27　人凝血酶的成品检定

引言

凝血酶是一种丝氨酸蛋白酶，主要由凝血酶原在凝血因子Ⅹa 等作用下激活转化而成。它是由两条多肽链（A 链和 B 链）通过二硫键连接而成的双链蛋白，A 链较短，包含 36 个氨基酸残基；而 B 链较长，包含 259 个氨基酸残基。凝血酶的活性中心位于 B 链上，包含关键的催化三联体（His57、Asp102 和 Ser195），这是其发挥酶活性的核心区域。凝血酶的三维结构呈现典型的胰蛋白酶样折叠，包含多个 β-折叠片和 α-螺旋。其表面具有多个功能区域，包括底物结合位点、纤维蛋白原识别位点以及肝素结合位点。这些结构特征使凝血酶能够特异性识别并切割纤维蛋白原，同时与其他凝血因子和调节分子相互作用。凝血酶的结构还包含多个糖基化位点，这些糖基化修饰可能影响其稳定性和功能。

凝血酶通常为白色至灰白色冻干块状物或粉末，易溶于水，不溶于乙醇、氯仿和乙醚等有机溶剂；其分子质量约为 36～39kDa，等电点约为 6.5～7.5，在生理 pH 条件下带负电荷。凝血酶水溶液在 pH 7.4 左右时较为稳定，在酸性或碱性条件下稳定性降低。凝血酶的活性易受多种因素影响，高温、强光、重金属离子等可能会使其活性降低甚至失活，一般需在低温、避光的条件下保存，以保持其生物活性。

凝血酶在临床上有广泛的应用，主要用于控制出血和促进伤口愈合。在外

科手术中，凝血酶常作为局部止血剂，特别是在神经外科、心血管外科和整形外科等精细手术中，能够有效减少术中出血并缩短手术时间。在创伤处理中，凝血酶药物可用于急性出血的控制，如战伤、交通事故伤等，尤其是在传统止血方法难以奏效的情况下。在牙科领域，凝血酶可用于拔牙后牙槽窝的止血。凝血酶还被用于治疗某些出血性疾病，如血友病患者的局部出血或手术中的辅助止血。此外，凝血酶药物在胃肠道出血、泌尿系统出血以及妇科手术中的应用也较为常见，但需注意其可能引起的过敏反应或血栓形成等副作用，因此在使用时应严格掌握适应证和剂量。

人凝血酶生物制品系由健康人血浆中提取的凝血酶原复合物，经活化、提纯，并经病毒去除和灭活处理、冻干制成。含适宜稳定剂，不含抑菌剂和抗生素。

实验目的

（1）熟知人凝血酶的结构、理化性质和应用。

（2）明确人凝血酶成品的检定项目及原理。

（3）学习人凝血酶成品的效价测定方法。

实验原理

实验原理(PPT)

人凝血酶成品的鉴别采用免疫双扩散法。该方法其原理基于抗原-抗体特异性反应，将人凝血酶样品和特异性抗体分别加入琼脂糖凝胶中的相邻孔穴，两者在凝胶中扩散并相遇时形成可见的沉淀线。这种沉淀线的出现表明样品中存在与抗体对应的人凝血酶抗原。免疫双扩散法的优点包括操作简便、无需复杂设备、结果直观且可长期保存。该方法能够有效排除其他物种来源的凝血酶或类似蛋白的干扰，确保鉴定结果的准确性。

人凝血酶成品的物理检查包括外观、真空度、复溶时间和装量差异，目的在于确保药品的外观、包装完整性、使用便利性和剂量准确性。外观检查通过目视观察药品的色泽、澄清度和是否存在异物，以判断其物理状态是否正常。利用高频火花真空测定器检测真空度，确保药品包装的密封性和稳定性，防止氧化或污染。复溶时间检查将冻干品与指定溶剂混合并计时至完全溶解，评估药品的溶解性能，这对临床使用的便利性至关重要。装量差异检查采用质量法或体积法，通过称量或测量多个样品，计算其装量的一致性，确保每支药品的剂量准确。

人凝血酶成品的化学检定包括水分、pH 值、钠离子含量、聚乙二醇残留量、糖含量、甘氨酸含量、钙离子含量。水分过高可能影响冻干品的稳定性和保存期限，水分检查采用费休氏法，根据滴定消耗的费休氏试剂量来测定样品中水分含量。适宜的 pH 范围对维持凝血酶活性和稳定性至关重要，pH 值检查使用 pH 计测定溶液的酸碱度。钠离子含量采用原子吸收光谱法检测，以控制药品中的电解质平衡，避免影响患者体内电解质水平。聚乙二醇是生产过程中可能使用的添加剂，需控制其残留量以确保安全，采用比色法检测聚乙二醇残留量。糖类可能作为稳定剂添加，其含量影响药品的稳定性和渗透压，糖含量采用高效液相色谱法检测。甘氨酸常用作冻干保护剂，需控制其含量以保证药品质量，采用高效液相色谱法测定甘氨酸含量。钙离子是凝血酶活性的重要辅因子，其含量影响药品的生物学活性，采用原子吸收光谱法或络合滴定法测定钙离子含量。

人凝血酶成品还需进行效价、比活性测定及无菌、乙型肝炎病毒表面抗原(HBsAg)、灭活剂残留检查，目的在于确保人凝血酶具有预期的生物学活性、高纯度、无微生物和病毒污染。效价测定采用凝血时间法，通过测定凝血酶加速血液凝固的能力来评估其生物学活性，该法基于凝血酶将纤维蛋白原转化为纤维蛋白的催化作用。比活性测定通过将效价与蛋白质含量相关联，计算单位质量蛋白质的活性，采用福林酚法测定蛋白质含量，原理基于蛋白质与特定试剂的显色反应。无菌检查采用膜过滤法或直接接种法，将样品接种于培养基中培养，观察是否有微生物生长，该法基于微生物在适宜条件下的增殖能力。HBsAg 检查采用酶联免疫吸附法，检测样品中是否存在乙型肝炎表面抗原，该法基于抗原与特异性抗体的免疫反应。人凝血酶成品如采用磷酸三丁酯和聚山梨酯 80 灭活病毒，则应检测磷酸三丁酯和聚山梨酯 80 残留量。磷酸三丁酯可能引起溶血或组织刺激，采用气相色谱法测定；聚山梨酯 80 过量残留可能导致过敏反应或影响产品稳定性，采用比色法测定。

实验材料

(1) 试药：人凝血酶、人凝血酶国家标准品溶液、HBsAg 检测试剂盒、钙离子检测试剂盒、市售福林酚试液、费休氏试液、琼脂糖、硝酸钴*、硫氰酸铵*、氯化钡、碘化钾等。

硝酸钴、硫氰酸铵的试剂安全说明

(2) 仪器：高效液相色谱仪、气相色谱仪、紫外-可见光分光光度计、pH 计、酶标仪、高频火花真空测定器、自动血凝仪等。

(3) 其他：量筒、烧杯、容量瓶、具塞锥形瓶等。

实验方法

高效液相色谱仪使用视频

气相色谱仪使用视频

紫外-可见光分光光度计使用视频

通则3403

通则0102

通则0832

（1）溶液的配制

硫氰钴铵溶液：称取硝酸钴 6.0g、硫氰酸铵 40.0g，加水溶解并稀释至 200mL，混匀后制得。

氯化钡溶液：称取氯化钡 5g，加水溶解至 100mL。

0.1mol/L 碘溶液：称取碘化钾 2.0g，加少量水溶解，然后加碘 1.3g，再加水至 50mL，摇匀。

（2）人凝血酶的成品检定

1）鉴别

依法测定（通则 3403），供试品应仅与抗人的血清或血浆产生沉淀线，与抗马、抗牛、抗猪、抗羊的血清或血浆不产生沉淀线。具体操作详见实验 26。

2）物理检查

① 外观。取供试品，置于黑色背景或其他适宜的背景下观察，供试品应为白色、灰白色或淡黄色疏松体，无融化迹象。复溶后应为无色、淡黄色或淡黄绿色澄明溶液，可带轻微乳光，允许有微量细小蛋白颗粒。

② 真空度。取供试品，利用高频火花真空测定器检测，供试品分装瓶内应出现蓝紫色辉光。

③ 复溶时间。将供试品平衡至 20～25℃，按标示量加入 20～25℃注射用水，轻轻摇动，应于 10min 内完全溶解。

④ 装量差异。依法检查（通则 0102），应符合规定。具体操作详见实验 26。

3）化学检定

① 水分检查。参照通则 0832（水分测定法费休氏法）检查，供试品水分含量应不高于 3.0%。选用滴定度为 1mg/mL 的费休氏试液，在规定条件下，精确称取供试品适量（40～200mg）进行测定。具体操作详见实验 20。

② pH 值。参照通则 0631（pH 值测定法）检查。按照标示量，供试品用适量注射用水复溶，于 25℃温度平衡后测定；将校正后的 pH 计电极浸入供试品疫苗悬液中，轻轻搅动溶液，待 pH 计读数稳定后读取。供试品 pH 应为 6.5～7.5。

③ 钠离子含量。参照通则 3110（钠离子测定法）检测，应符合批准的要求。

按照标示量用注射用书复溶供试品，精确量取供试品复溶液0.5mL，置于50mL量瓶中，用水稀释至刻度线，即为供试品溶液，按照火焰光度法，在波长589nm处测定供试品溶液的发光强度。精确称取于110℃干燥至恒重的氯化钠0.293g，置于100mL量瓶中，用水溶解并稀释至刻度线，再精确量取该溶液0.9mL、1.1mL、1.3mL、1.5mL、1.7mL，分别置于50mL量瓶中，并用水定容，混匀后制成0.9mmol/L、1.1mmol/L、1.3mmol/L、1.5mmol/L、1.7mmol/L的系列标准钠离子溶液，并参照上述方法，测定系列标准钠离子溶液在波长589nm处的发光强度。以系列标准钠溶液的浓度对其相应的发光强度作直线回归，利用直线回归方程与供试品溶液发光强度，根据稀释倍数（100），计算得出供试品复溶液中钠离子浓度（mmol/L）。

通则0631

通则3110

④ 聚乙二醇残留量。如采用聚乙二醇分离制备，应检查其残留量。参照通则3202（聚乙二醇残留量测定法）检查，其残留量不应高于0.5g/L。具体操作详见实验25。

⑤ 糖含量。若供试品中添加葡萄糖或蔗糖作稳定剂，其含量应符合批准的要求（通则3120）。供试品溶液中糖与相邻峰的分离度应大于1.5，拖尾因子按糖峰计算应为0.95～1.50。

通则3202

色谱条件与系统适用性试验：选用苯乙烯-二乙烯基苯共聚物为基质的阳离子交换色谱柱（H^+）（粒度9μm或8μm，内径7.8mm，柱长300mm），柱温50℃（测定蔗糖含量时，柱温为20～30℃）；流动相为0.004mol/L硫酸溶液，流速为每分钟0.8mL；示差折光检测器。精确量取20μL混合物溶液（2%麦芽糖和1.5%磺基水杨酸的等体积混合液）注入色谱柱，按照上述条件检查，记录色谱图，麦芽糖与磺基水杨酸两峰间的分离度应大于1.5，拖尾因子按麦芽糖峰计算应为0.95～1.50。

通则3120

葡萄糖对照品溶液：分别精确称取经减压干燥至恒重的葡萄糖对照品0.5g、1.0g、1.5g，置于不同的容量瓶中，加水溶解并定容至100mL，摇匀，即得。

蔗糖对照品溶液：分别精确称取经减压干燥至恒重的蔗糖对照品1.0g、2.0g、3.0g，置于不同的容量瓶中，加水溶解并定容至100mL，摇匀，即得。

供试品溶液：精确量取供试品复溶液1mL，加入1.5%磺基水杨酸4.0mL，混匀后室温放置至少2h，于3000r/min的转速下离心10min，取上清液，即得。

测定法：精确量取对照品溶液与供试品溶液分别注入色谱柱，进样量为 20μL。按照上述色谱条件进行检查，记录色谱图。以各对照品溶液浓度（g/L）对其相应的峰面积作直线回归，以各对照品溶液浓度（g/L）对其相应的峰面积作直线回归，求得直线回归方程，计算出供试品溶液中糖或糖醇含量（A），再按下列公式计算：

$$供试品糖或糖醇含量(g/L)=An$$

式中　A——供试品溶液中糖或糖醇含量，g/L；

n——供试品稀释倍数。

⑥ 甘氨酸含量。如制品中添加甘氨酸作稳定剂，其含量应符合批准的要求（通则 3123）。

通则3123

色谱条件与系统适用性试验：选用十八烷基硅烷键合硅胶为基质的 C_{18} 反相色谱柱（粒度 4μm，内径 3.9mm，柱长 150mm），柱温 37℃，以 140mmol/L 醋酸钠、17mmol/L 三乙胺（pH 5.65）、1μg/mL 乙二胺四乙酸二钠混合溶液为流动相 A 液，以 100% 乙腈为流动相 B 液，以纯水为流动相 C 液，流速为 1.0mL/min，进样量为 10μL，检测波长为 248nm，按表 3-13 进行梯度洗脱 32 分钟。甘氨酸与相邻色谱峰之间分离度应大于 1.5；拖尾因子（T）为 0.95～1.40（甘氨酸和 α-氨基丁酸峰）；RSD 应不大于 2.0%（甘氨酸对照品峰面积测量值）。

表 3-13　梯度洗脱程序

时间/min	流速/(mL/min)	A 液/%	B 液/%	C 液/%	曲线
0.00	1.0	100	0	0	
0.50	1.0	99.0	1.0	0	瞬时
18.00	1.0	95.0	5.0	0	线性
19.00	1.0	91.0	9.0	0	线性
22.00	1.0	83.0	17.0	0	线性
25.00	1.0	0	60.0	40.0	瞬时
28.00	1.0	100	0	0	瞬时
32.00	1.0	100	0	0	线性

内标溶液的制备：精确称取 α-氨基丁酸对照品 0.4g，加超纯水定容至 100mL。

对照品溶液的制备：精确称取甘氨酸对照品 2.5g，加超纯水溶解并定容至 100mL，制成溶液 A。精确量取 1mL 溶液 A，加 1.5%磺基水杨酸 9.0mL，混匀静置2h以上，于3000r/min的转速下离心10min，留取上清液为溶液B。分别精确量取0.4mL、0.8mL、1.0mL、1.2mL与1.6mL的溶液B，置于不同的10mL容量瓶中，用纯水定容制成系列溶液C。分别精确量取系列溶液C各0.1mL，分别加纯水0.4mL与内标溶液0.02mL，混匀制成系列溶液D。分别精确量取系列溶液D各10μL于衍生管中，加硼酸缓冲液（pH 8～10）70μL涡旋混合，并加入20μL AQC衍生剂涡旋混合15s，即为对照品溶液。

供试品溶液的制备：精确量取供试品复溶溶液1.0mL，加1.5%磺基水杨酸9.0mL，混匀静置2h以上，以3000r/min的转速离心10min，取上清液作为溶液A。精确量取1.0mL溶液A，置于10mL量瓶中，用纯水定容，混匀后制成溶液B。精确量取0.1mL溶液B，加0.4mL纯水与内标溶液0.02mL，混匀后，精确量取10μL放入衍生管中，加70μL硼酸缓冲液涡旋混合，并加入20μL AQC衍生剂涡旋混合15秒，即为供试品溶液。

测定法：精确量取对照品溶液与供试品溶液，按照上述色谱条件分别进行检测，记录色谱图32min。

校正因子和供试品中待测成分含计算方法详见实验15。

⑦ 钙离子含量。若供试品中添加了氯化钙，应检查其钙离子含量。按照钙离子检测试剂盒说明书操作进行检测，供试品复溶液中钙离子含量应符合批准的要求。

4）人凝血酶效价测定

根据每1mL人凝血酶效价及标示装量计算每瓶人凝血酶效价，应为标示量的80%～140%。

将人凝血酶国家标准品按标示量用注射用水复溶后，用含1%人血白蛋白的生理氯化钠溶液稀释成不同浓度（如20IU/mL、10IU/mL、5IU/mL、2.5IU/mL）的系列溶液，精确量取不同稀释度的标准品溶液各0.1mL，37℃保温2min，加入2mg/mL纤维蛋白原溶液0.3mL，平行检测二管，用自动血凝仪记录凝集时间。将供试品用含1%人血白蛋白的生理氯化钠溶液稀释成不同的浓度，取适宜稀释度的供试品溶液0.1mL替代标准品溶液，同法操作。以人凝血酶国家标准品溶液效价（IU/mL）的对数对应相应凝固时间（秒）的对数作直线回归，求得直线回归方程。计算供试品溶液人凝血酶的效价，再乘以稀释倍数，即为供试品人凝血酶效价（IU/mL）。

5）比活性

福林酚法测定供试品中蛋白质含量（具体操作可参照实验22）。根据蛋白质含量和每1mL供试品复溶液中人凝血酶效价，计算比活性，应不低于100IU/mg。若供试品中加入人蛋白类稳定剂，可免做该项检查。

6）无菌检查

依法检查（通则 1101），应符合规定。具体操作详见实验 16。

通则1101

7）HBsAg

用 HBsAg 酶联免疫检测试剂盒检测，应为阴性（不含 HBsAg）。具体操作可参照实验 25 中的“鉴别”。

8）灭活剂残留

若在制备供试品过程中采用磷酸三丁酯和聚三梨酯 80 灭活病毒，需进行灭活剂残留量检查。供试品复溶液中磷酸三丁酯残留量应不超过 10μg/mL，聚山梨酯 80 残留量应不高于 100μg/mL。

① 磷酸三丁酯残留量。参照通则 3205，采用气相色谱法。

通则3205

色谱条件与系统适用性试验：用酸改性聚乙二醇（20mol/L）毛细管柱，柱温 140℃，气化室温度 190℃，火焰离子化检测器或氮磷检测器，检测器温度 210℃，载气（氮气）流速为 60mL/min，或根据仪器选择检测条件。理论塔板数按磷酸三丁酯峰计算应不低于 5000，磷酸三丁酯峰与磷酸三丙酯峰之间的分离度应不小于 1.5，磷酸三丁酯对照品溶液连续进样 5 次，所得磷酸三丁酯峰与磷酸三丙酯峰面积之比的相对标准偏差（RSD）应不大于 5%。

内标溶液的制备：取磷酸三丙酯适量，用正己烷溶解并定量稀释制成每 1mL 中约含 400μg 的溶液。

测定法：精密量取供试品复溶液 3mL，置具塞玻璃离心管中，精密加内标溶液 50μL 与 1.5mol/L 高氯酸溶液 0.75mL，振荡 1min；置于 37℃水浴保温 10min 后，再加正己烷 4mL，振荡 2min；以 2000r/min 离心 20min，小心吸取上层正己烷，用空气流将其浓缩至约 0.2mL（不能加热），取 0.1μL 注入气相色谱仪。另取磷酸三丁酯对照品适量，精密称定，加正己烷溶解并定量稀释制成每 1mL 中约含 600μg 的溶液；精密量取该溶液 10μL、20μL、40μL、60μL、80μL，分别置于精密加水 3mL 的具塞玻璃离心管中，再向各对照品管精密加内标溶液 50μL，自本段前述“振荡 1min”起，同法操作。以各磷酸三丁酯对照品峰面积与内标峰面积的比值，对磷酸三丁酯对照品溶液浓度作直线回归，求得直线回归方程，计算出供试品中磷酸三丁酯含量（μg/mL）。

② 聚三梨酯 80 残留量。参照通则 3203，检测选用比色法。

通则3203

精确量取供试品复溶液 1.0mL 于离心管中，加乙醇-氯化钠饱和溶液 5mL，摇匀，3000r/min 离心 10min，取上清液，再用乙醇-氯化钠饱和溶液 1mL 小心冲洗管壁，洗液与上清液合并后于 3000r/min 离心 10min。上清液置于 55℃水浴中，用空气流将其浓缩至 0.1～0.5mL，加水 1mL 溶解。精确加入二氯甲烷 2.0mL、硫氰钴铵溶液 3.0mL，加塞密封后摇匀，室温放置 1.5h（其间每 15min 振荡 1 次），测定前静置半小时，弃上层液，用紫外-可见分光光度计在 620nm 波长处测定下层二氯甲烷液的吸光度，以二氯甲烷作为空白对照。

精确量取聚三梨酯 80 对照品溶液（取聚山梨酯 80 约 100mg，精密称定，加水溶解后置于 100mL 量瓶中，加水稀释至刻度线）0μL、10μL、25μL、50μL、75μL 和 100μL，分别加入预先加入 1mL 水的离心管中混匀，精确加入二氯甲烷 2mL、硫氰钴铵溶液 3.0mL，加塞，混匀，自本法前述“室温放置 1.5h”起，同法操作。

以上述聚山梨酯 80 对照品系列浓度（μg/mL）溶液对其相应的吸光度作直线回归，相关系数应不低于 0.98。将供试品溶液吸光度代入直线回归方程，计算供试品复溶液中聚山梨酯 80 含量。

探索与研究

（1）假设你在实验室中发现一种新型凝血酶抑制剂，请设计一个实验方案，评估该抑制剂对人凝血酶活性的影响。你需要考虑实验的对照组设置、检测指标的选择以及如何量化抑制效果。请详细描述实验步骤，并预测可能的结果及其意义。

（2）凝血酶不仅在医学领域有重要应用，还可能在其他领域（如材料科学或生物工程）发挥作用。请发挥想象力，提出一种基于凝血酶特性的创新应用场景。例如，是否可以设计一种基于凝血酶的新型生物材料用于伤口修复？请描述你的设想，并分析其可行性和潜在挑战。

课后自测题

不定项选择题

（1）关于人凝血酶的活性中心及其功能，以下说法正确的是（　　）。

自测题
参考答案

A. 凝血酶的活性中心包含催化三联体，这是其发挥酶活性的核心区域

B. 凝血酶能够特异性识别并切割纤维蛋白原，将其转化为纤维蛋白

C. 凝血酶的底物结合位点、纤维蛋白原识别位点和肝素结合位点均位于

A 链上

D. 凝血酶的催化三联体是其与纤维蛋白原结合的唯一区域

(2) 以下哪些因素可能影响人凝血酶的活性（　　）。

A. 高温

B. 强光

C. 重金属离子

D. 溶液 pH 值为 10.4

(3) 人凝血酶物理检查中，以下关于各项检查目的的描述，正确的是（　　）。

A. 外观检查是为了判断药品的物理状态是否正常

B. 真空度检查是为了防止药品氧化或污染

C. 复溶时间检查是为了评估药品的稳定性

D. 装量差异检查是为了保证药品的包装完整性

(4) 人凝血酶化学检定中，采用比色法检测的是（　　）。

A. 水

B. 聚乙二醇残留量

C. 糖含量

D. 甘氨酸含量

(5) 人凝血酶效价测定采用的方法是基于凝血酶的哪种作用?（　　）。

A. 将纤维蛋白转化为纤维蛋白原

B. 将纤维蛋白原转化为纤维蛋白

C. 加速血液中血小板的凝聚

D. 促进血液中钙离子的释放

知识拓展

知识拓展
参考资料

人凝血酶属于血液制品，是由健康人血浆，先制备出凝血酶原复合物后，经钙离子活化、离子交换法纯化，并经病毒去除和灭活处理、冻干制成。本品主要成分为人凝血酶，含适量稳定剂，不含防腐剂和抗生素，辅助用于外科止血。《中华人民共和国药典》（2015 年版）并未收载该品种。为加强对其安全性和有效性的控制，该品种纳入了《中国药典》（2020 年版）三部收载，《中国药典》（2025 年版）中也有收载。该文从新增背景、国内外标准比较、关键质量属性制定过程几方面对人凝血酶各论增订情况进行简述，旨在为业界相关人员正确理解和实施新版药典提供参考。

实验28 人干扰素α1b滴眼液的成品检定

引言

人干扰素（human interferon，IFN）是一类具有广泛生物活性的蛋白质，属于细胞因子家族。它们主要由免疫细胞（如白细胞、成纤维细胞和T细胞）在应对病毒感染、肿瘤细胞或其他免疫刺激时产生。人干扰素主要分为三大类：Ⅰ型干扰素、Ⅱ型干扰素和Ⅲ型干扰素。Ⅰ型干扰素包括干扰素-α（IFN-α）和干扰素-β（ⅠFN-β），主要由病毒感染后的细胞产生，具有强大的抗病毒和抗肿瘤活性。Ⅱ型干扰素主要是干扰素-γ（IFN-γ），主要由活化的T细胞和自然杀伤细胞（NK细胞）产生，主要参与免疫调节和抗肿瘤反应。Ⅲ型干扰素包括干扰素-λ（IFN-λ），其功能与Ⅰ型干扰素类似，但作用范围更局限。

人干扰素的理化性质因其类型和结构而异。Ⅰ型干扰素通常是酸性蛋白质，等电点（pI）在5～7之间，对热和pH变化相对稳定，但在极端条件下易失活。Ⅱ型干扰素（IFN-γ）的等电点较高（约8.5～9.5），对热和蛋白酶敏感，稳定性较差。Ⅲ型干扰素的理化性质与Ⅰ型干扰素类似，但其受体结合特性不同。干扰素在水中可溶，但在高浓度或特定条件下可能形成聚集体。此外，干扰素对氧化剂和还原剂敏感，二硫键的破坏可能导致其生物活性丧失。

人干扰素α1b、α2b和α2a是Ⅰ型干扰素α的不同亚型，它们在氨基酸序列、来源、生物活性和免疫原性等方面存在一定差异。干扰素α1b是由165个氨基酸组成的多肽链，其氨基酸序列与干扰素α2b和α2a有所不同，尤其是第23位和第34位的氨基酸差异显著。干扰素α1b是中国自主研发的重组干扰素，其基因来源于中国人白细胞，因此在理论上可能更适合中国人群使用。干扰素α2b和α2a则分别由165和166个氨基酸组成，两者的氨基酸序列高度相似，仅在第23位的氨基酸不同（α2b为精氨酸，α2a为赖氨酸），这一微小差异可能导致其生物活性和免疫原性有所不同。

人干扰素α1b、α2b和α2a都具有抗病毒、抗肿瘤和免疫调节的作用，但在具体的临床应用上也有差异。人干扰素α1b由于其来源更接近天然，副作用相对较小，更常用于儿童病毒性疾病，如病毒性肺炎、毛细支气管炎等。人干扰素α2b在临床上应用较为广泛，可用于治疗多种病毒性疾病，如慢性乙型肝炎、丙型肝炎、尖锐湿疣等，也用于肿瘤的辅助治疗。人干扰素α2a在国外应用较多，在治疗慢性乙型肝炎、丙型肝炎等方面也有良好的效果，同时在一些肿瘤的治疗中也有应用，如毛细胞白血病、慢性髓细胞白血病等。

人干扰素α1b滴眼液系由高效表达人干扰素α1b基因的大肠埃希菌，经发酵、分离和高度纯化后获得的人干扰素 α1b 制成，含适宜稳定剂。该滴眼液主要用于治疗眼部病毒感染、调节机体的免疫功能。

实验目的

（1）熟知人干扰素的分类、理化性质和应用。

（2）明确人干扰素 α1b 滴眼液成品的检定项目及原理。

（3）学习干扰素生物学活性测定法。

实验原理

实验原理(PPT)

人干扰素 α1b 滴眼液成品的鉴别采用免疫印迹法或免疫斑点法。这两种方法均基于抗原-抗体特异性结合的原理，用于检测样品中目标蛋白的存在及其含量。免疫印迹法的原理是将样品中的蛋白质通过电泳分离后转移到固相膜（如硝酸纤维素膜或 PVDF 膜）上，然后利用特异性抗体与目标蛋白结合，再通过酶标记或荧光标记的二抗进行显色或检测，从而确定目标蛋白的存在和分子量。免疫斑点法则是将样品直接点样于固相膜上，无需电泳分离，通过特异性抗体与目标蛋白结合后进行显色或检测，适用于快速定性或半定量分析。

人干扰素 α1b 滴眼液成品的检查包括外观、可见异物、装量、pH 值、渗透压摩尔浓度、无菌。①外观。检查是通过目视观察滴眼液的颜色，以判断其是否符合规定的外观标准。可见异物检查则是利用灯检法，在黑色和白色背景下目视检查滴眼液中是否存在可见的颗粒、纤维或其他异物，以确保药品的澄明度符合要求。②装量。通过称量或容量法测定每瓶滴眼液的实际装量，确保其装量符合标示量范围，通常使用精密天平或容量仪器进行测量。③pH 值。测定 pH 值是为了确保滴眼液的酸碱度接近泪液的生理 pH 范围（通常为 6.5～7.5），以减少对眼部的刺激和不适，通常使用 pH 计测量。④渗透压摩尔浓度。测定渗透压摩尔浓度是为了确保滴眼液的渗透压与泪液相近（约为 300 mOsmol/kg），以避免使用后引起眼部组织的脱水或水肿，通常使用渗透压计直接测定样品的渗透压摩尔浓度。⑤无菌。无菌检查是为了确保滴眼液在生产过程中未受到微生物污染，避免使用后引起感染，常用方法是培养法或膜过滤法。培养法是将样品直接接种于适宜的培养基中，在规定的温度和时间内培养，观察是否有微生物生长。膜过滤法则是将样品通过无菌滤膜过滤，将可能存在的微生物截留在滤膜上，然后将滤膜置于培养基中培养，观察是否有微生物生长。

人干扰素 α1b 滴眼液成品还需进行生物学活性测定和无菌检查。生物学活性测定是为了确认滴眼液中干扰素α1b的生物活性是否符合标准，常用的方法是细胞病变抑制法（CPE法），利用干扰素对病毒感染细胞的保护作用，通过比较样品与标准品对病毒诱导细胞病变的抑制程度，计算样品的生物学活性。

实验材料

（1）试药：人干扰素α1b滴眼液、人干扰素生物活性测定国家标准品、三羟甲基氨基甲烷、甘氨酸、甲醇*、氯化钠、聚山梨酯80、盐酸*、过氧化氢*等。

甲醇、盐酸、过氧化氢的试剂安全说明

（2）仪器：半干转膜仪、恒压或恒流电源、垂直板电泳槽、pH计、渗透压摩尔浓度测定仪、酶标仪等。

（3）其他：制胶模具、硝酸纤维素膜、滤纸、注射器、量筒等。

实验方法

（1）溶液的配制

TG缓冲液：称取三羟甲基氨基甲烷15.12g、甘氨酸72g，加水溶解并稀释至500mL，混匀后制成，于4℃保存。

EBM缓冲液：量取TG缓冲液20mL、甲醇40mL，加水稀释至200mL，混匀后制成，于4℃保存。

TTBS缓冲液：称取三羟甲基氨基甲烷6.05g、氯化钠4.5g，量取聚山梨酯80 0.55mL，加适量水溶解，盐酸调至pH 7.5，加水稀释至500mL。4℃保存。

底物缓冲液：称取3,3′-二氨基联苯胺盐酸盐15mg，加甲醇5mL与30%过氧化氢15μL，加TTBS缓冲液25mL使其溶解，即得。临用现配。

（2）人干扰素α1b滴眼液的成品检定

1）鉴别试验

参照通则3401（免疫印迹法）或通则3402（免疫斑点法）检测，供试品检测结果应为阳性。以下为免疫印迹法的鉴别方法。

通则3401

参照SDS-聚丙烯酰胺凝胶电泳法（通则0541第五法）完成供试品与对照品的蛋白凝胶电泳（上样量应大于100ng/孔），取出凝胶，根据上样数量切取凝胶边缘，浸于EBM缓冲液中30min。剪切6片与凝胶同等大小的厚滤纸6张、硝酸纤维素膜（PVDF膜）1张，一并浸于EBM缓冲液中至少5min。利用半

通则3402

干转膜仪进行转膜电泳：在电极板上依次放上湿滤纸3张、硝酸纤维素膜1张、电泳凝胶、湿滤纸3张，盖上电极板，按0.8mA/cm^2 硝酸纤维素膜恒电流转移45分钟。

通则0541

取出硝酸纤维素膜后浸于封闭液（含10%新生牛血清的TBST缓冲液，或其他适宜的封闭液）中封闭1h。弃去液体，加入TTBS缓冲液10mL，摇动加入适量的供试品抗体（参考抗体使用说明书的稀释度稀释），室温过夜。取出硝酸纤维素膜，用TTBS缓冲液淋洗1次，再用TTBS缓冲液浸洗3次，每次8min。弃去液体，再加入TTBS缓冲液10mL，摇动加入适量的生物素标记的第二抗体，室温放置40min。硝酸纤维素膜用TTBS缓冲液淋洗1次，再用TTBS缓冲液浸洗3次，每次8min。弃去液体，更换TTBS缓冲液10mL，摇动，加入适量的亲和素溶液和生物素标记的辣根过氧化物酶溶液，室温放置60min。硝酸纤维素膜用TTBS缓冲液淋洗1次，再用TTBS缓冲液浸洗4次，每次8min。弃去液体，加入适量底物缓冲液，置于室温避光条件下显色，显色程度适当时水洗终止反应。观察显色情况判定结果（阳性结果应呈现明显色带，阴性结果不显色）。

2）检查

① 外观。取供试品，置于白色背景下观察，供试品应为无色或淡黄色液体。

② 可见异物检查。参照通则0904（可见异物检查法——灯检法）检查，应符合规定。

通则0904

检查装置：带有遮光板的日光灯光源（光照度可在1000～4000lx范围内调节）；不反光的黑色背景；不反光的白色背景和底部（供检查有色异物）；反光的白色背景（指遮光板内侧）。

检查人员条件：远距离和近距离视力测验，均应为4.9及以上（矫正后视力应为5.0及以上），应无色盲。

检查步骤：取供试品20支（瓶），按标示量加入20～25℃灭菌注射用水使药粉完全溶解。将供试品置遮光板边缘处，在明视距离（通常为25cm），手持容器颈部，轻轻旋转和翻转容器（但应避免产生气泡），使药液中可能存在的可见异物悬浮，分别在黑色和白色背景下目视检查，重复观察，总检查时限为20s。供试品装量每支在10mL及10mL以下的，每次检查可手持2支。供试品溶液中有大量气泡产生影响观察时，需静置足够时间至气泡消失后检查。无色透明容器包装的无色供试品溶液，光照度应为1000～1500lx；用透明塑料容器包装、棕色透明容器包装的供试品或有色供试品溶液，光照度应为2000～3000lx。

结果判定：供试品中不得检出金属屑、玻璃屑、长度超过 2mm 的纤维、最大粒径超过 2mm 的块状物以及静置一定时间后轻轻旋转时肉眼可见的烟雾状微粒沉积物、无法计数的微粒群或摇不散的沉淀，以及在规定时间内较难计数的蛋白质絮状物等明显可见异物。

供试品中如检出点状物、2mm 以下的短纤维和块状物等微细可见异物，生化药品或生物制品若检出半透明的小于约 1mm 的细小蛋白质絮状物或蛋白质颗粒等微细可见异物，每支（瓶）中微细可见异物不得超过 3 个。如仅有 1 支（瓶）超出，符合规定；如检出 2 支（瓶）超出，再取 20 瓶复试；如检出 3 支（瓶）及以上超出，不符合规定；初、复试 40 支（瓶），2 支（瓶）以上超出，不符合规定。

③ 装量。参照通则 0105（眼用制剂）检查，应符合规定。

通则0105

单剂量包装的滴眼剂装量检查时，取供试品 10 个，将内容物分别倒入经标化的量入式量筒（或适宜容器）内，检视，每个装量与标示装量相比较，均不得少于其标示量。

多剂量包装的滴眼剂装量检查时，应参照通则 0942（最低装量检查法——容量法）检查。取供试品 5 个（50mL 以上者，取 3 个），开启时注意避免损失，将内容物转移至预经标化的干燥量入式量筒中（量具的大小应使待测体积至少占其额定体积的 40%），黏稠液体倾出后，除另有规定外，将容器倒置 15 分钟，尽量倾净。2mL 及以下者用预经标化的干燥量入式注射器抽尽。读出每个容器内容物的装量，并求其平均装量，均应符合表 3-14 的有关规定。如有 1 个容器装量不符合规定，则另取 5 个（50mL 以上者 3 个）复试，应全部符合规定。

通则0942

表 3-14 液体制剂装量的规定

标示装量	平均装量	每个容器装量
20g（mL）以下	不少于标示装量	不少于标示装量的 93%
20g（mL）至 50g（mL）	不少于标示装量	不少于标示装量的 95%
50g（mL）以上	不少于标示装量	不少于标示装量的 97%

④ pH 检查。参照通则 0631（pH 值测定法）检查。供试品水浴处理使温度稳定在 25℃。将校正后的 pH 计电极浸入待测液中，轻轻搅动溶液，待 pH 计读数稳定后读取。pH 应为 6.5～7.5。

通则0631

⑤ 渗透压摩尔浓度检查。参照通则 0632（渗透压摩尔浓度

测定法）检查，供试品的渗透压摩尔浓度应符合批准的要求（280～320 mOsmol/kg 之间）。具体操作详见实验 24。

⑥ 无菌检查。依法检查（通则 1101），应符合规定。具体操作详见实验 16。

通则0632

3）生物活性

参照通则 3523（干扰素生物学活性测定法）检查，供试品的生物活性应为标示量的 80%～150%。

通则1101

MEM 或 RPMI 1640 培养液：取 MEM 或 RPMI 1640 培养基粉末 1 袋（规格为 1L），加水溶解并稀释至 1000mL，加青霉素 10^5 IU 和链霉素 10^5 IU，再加碳酸氢钠 2.1g，溶解后混匀，过滤除菌后制得，4℃保存。

完全培养液：量取新生牛血清 10mL，加 MEM 或 RPMI 1640 培养液 90mL，混匀后制得，4℃保存。

通则3523

测定培养液：量取新生牛血清 7mL，加 MEM 或 RPMI 1640 培养液 93mL，混匀后制得，4℃保存。

攻毒培养液：量取新生牛血清 3mL，加 MEM 或 RPMI 1640 培养液 97mL，混匀后制得，4℃保存。

消化液：称取乙二胺四乙酸二钠 0.2g、氯化钠 8.0g、氯化钾 0.2g、磷酸氢二钠 1.152g、磷酸二氢钾 0.2g，加水溶解后定容至 1000mL，经 121℃、灭菌 15min。

染色液；称取结晶紫 50mg，加无水乙醇 20mL 溶解后，加水稀释至 100mL，即得。

脱色液：量取无水乙醇 50mL、醋酸 0.1mL，加水稀释至 100mL，即得。

PBS 溶液：称取氯化钠 8.0g、氯化钾 0.20g、磷酸氢二钠 1.44g、磷酸二氢钾 0.24g，加水溶解后定容至 1000mL，经 121℃、灭菌 15min。

标准品溶液：在无菌条件下，取人干扰素生物活性测定的国家标准品，按说明书复溶后，用测定培养液稀释成每 1mL 含 1000IU 的溶液。在 96 孔细胞培养板中，做 4 倍系列稀释，共 8 个稀释度，每个稀释度做 2 孔。

供试品溶液：在无菌条件下，取供试品溶液适量，用测定培养液稀释成每 1mL 约含 1000IU。在 96 孔细胞培养板中，做 4 倍系列稀释，共 8 个稀释度，每个稀释度做 2 孔。

测定法：按（1∶2）～（1∶4）传代，每周 2～3 次，使 WISH 细胞在完全培养液中贴壁生长。取培养的细胞弃去培养液，用 PBS 洗 2 次后消化和收集细胞，用完全培养液配制成每 1mL 含 2.5×10^5～3.5×10^5 个细胞的细胞悬液，接种于 96 孔细胞培养板中，每孔 100μL，于 37℃、5%二氧化碳条件下培养 4～6h；将配制完成的标准品溶液和供试品溶液移入接种 WISH 细胞的培养板中，每孔加入 100μL，于 37℃、5%二氧化碳条件下培养 18～24h；弃去细胞培养板中的上清液，将保存的水疱性口炎病毒（VSV，－70℃保存）用攻毒培养液稀释至约 100 $CCID_{50}$（半数细胞感染剂量），每孔 100μL，于 37℃、5%二氧化碳条件下培养 24h（镜检标准品溶液的 50%病变点在 1IU/mL）；弃去细胞培养板中的上清液，每孔加入染色液 50μL，室温放置 30min 后，用流水小心冲去染色液，并吸干残留水分，每孔加入脱色液 100μL，室温放置 3～5min。混匀后，用酶标仪以 630nm 为参比波长，在波长 570nm 处测定吸光度，记录测定结果。

试验数据采用计算机程序或四参数回归计算法进行处理，并按下式计算结果：

$$\text{供试品生物学活性(IU/mL)}=P_r\times\frac{D_s\times E_s}{D_r\times E_r}$$

式中 P_r——标准品生物学活性，IU/mL；

D_s——供试品预稀释倍数；

D_r——标准品预稀释倍数；

E_s——供试品相当于标准品半效量的稀释倍数；

E_r——标准品半效量的稀释倍数。

根据标示量和测定出的生物学活性，计算供试品的生物学活性与标示量活性的比值。

探索与研究

（1）如果某批次人干扰素 α1b 滴眼液的外观检查发现轻微浑浊，可能是什么原因导致的？这对药品的使用会产生什么影响？如何进一步验证和解决这一问题？

（2）人干扰素 α1b 滴眼液的 pH 值和渗透压摩尔浓度需要严格控制以符合眼部生理环境。假设你正在开发一种新型滴眼液，除了 pH 值和渗透压外，还需要考虑哪些化学和生物学因素以确保其安全性和有效性？请结合材料科学、药理学和眼科学的知识，提出你的设计思路，并说明如何通过实验验证这些设计参数的合理性。

课后自测题

不定项选择题

自测题
参考答案

（1）干扰素-α 属于（　　）型干扰素。

A. Ⅰ型　　B. Ⅱ型干扰素

C. Ⅲ型　　D. 以上都不是

（2）关于人干扰素 α1b、α2b 和 α2a 的氨基酸序列差异，以下描述正确的是（　　）。

A. 干扰素 α1b 与 α2b 和 α2a 的氨基酸序列完全相同

B. 干扰素 α1b 与 α2b 和 α2a 在第 23 位和第 34 位的氨基酸存在显著差异

C. 干扰素 α2b 和 α2a 的氨基酸序列高度相似，仅在第 23 位的氨基酸不同

D. 干扰素 α2a 比 α2b 多一个氨基酸，因此其分子量更大

（3）关于人干扰素理化性质，下列说法正确的是（　　）。

A. Ⅱ型干扰素（IFN-γ）对热和 pH 变化相对稳定

B. Ⅰ型干扰素通常是碱性蛋白质

C. Ⅲ型干扰素的受体结合特性与Ⅰ型干扰素相同

D. 干扰素在水溶液中可溶，但在高浓度或特定条件下可能形成聚集体

（4）关于人干扰素 α1b 滴眼液的物理检查，下列说法正确的是（　　）。

A. 外观检查通过目视观察滴眼液的颜色和澄清度，以判断其是否符合规定标准

B. 可见异物检查通常在自然光下进行，无需使用灯检法

C. 装量检查可以通过称量法或容量法测定，确保每瓶滴眼液的装量符合标示量范围

D. 可见异物检查需要在黑色和白色背景下进行，以检测滴眼液中是否存在颗粒或纤维

（5）人干扰素 α1b 滴眼液的生物学活性测定，常用的方法是（　　）。

A. 高效液相色谱法（HPLC）　　B. 细胞病变抑制法（CPE 法）

C. 免疫印迹法（western blot）　　D. 酶联免疫吸附试验（ELISA）

知识拓展

该文采用液相色谱-高分辨质谱法（liquid chromatography-high resolution mass spectrometry，LC-HRMS）评价人干扰素 α2b 纯化过程中色谱工艺对杂质蛋白［IFN 相关蛋白及宿主细胞蛋白（host cellprotein，HCP）］的去除效果，以期为 hIFNα2b 生产工艺的改进提供实验依据。采用 LC-HRMS 法对

hIFNα2b色谱工艺过程中的IFN相关蛋白（包括脱酰胺IFN、氧化IFN、乙酰化IFN）及HCP进行完整蛋白水平分析，对hIFNα2b翻译后修饰位点及HCP多肽水平进行检测。结果发现，疏水色谱可去除HCP；阴离子交换色谱可去除HCP、脱酰胺IFN和乙酰化IFN；HIC（B柱）可去除氧化IFN。hIFNα2b的主要乙酰化位点（K34、K121、K131和K134）、主要氧化位点（M16、M21、M59和M148）及主要脱酰胺位点（N45、N156、Q5、Q21、Q46、Q124）中的Q5和Q21均位于蛋白表面，易受环境条件的影响，发生乙酰化、氧化等反应。由此可见，在hIFNα2b纯化工艺中，色谱纯化可有效去除IFN相关蛋白和HCP，表明LC-HRMS法可用于IFN纯化工艺的研究。

知识拓展
参考资料

实验29 人胰岛素注射液的成品检定

引言

人胰岛素的制备主要利用重组DNA技术，将人胰岛素基因导入到微生物（如大肠埃希菌或酵母菌）中，微生物经过培养、发酵后表达胰岛素蛋白，再经分离、纯化、精制后得到高纯度的人胰岛素产品。人胰岛素的结构与人体自然产生的胰岛素完全相同，为51个氨基酸残基组成的蛋白质。由A、B两条链构成，A链有21个氨基酸，B链有30个氨基酸，A、B两链之间通过两处以二硫键连接，形成一个稳定的三维结构。这种结构是其生物活性的基础，能够与胰岛素受体结合，发挥调节血糖的作用。

人胰岛素分子式$C_{257}H_{383}N_{65}O_{77}S_{6}$，分子质量5807.69Da，是一种白色或类白色的结晶性粉末，易溶于稀酸或稀碱溶液，但在中性或弱酸性条件下溶解度较低。人胰岛素在常温下相对稳定，但在高温或极端pH条件下容易失活。人胰岛素的等电点约为5.3，这一性质在其制备和储存过程中具有重要意义。

在临床应用中，人胰岛素主要用于治疗糖尿病，特别是1型糖尿病和部分2型糖尿病患者。它通过替代或补充患者体内缺乏的胰岛素，帮助调节血糖水平，预防糖尿病并发症的发生。根据作用时间的不同，人胰岛素可分为短效、中效和长效几种类型。短效胰岛素主要用于控制餐后血糖，中效和长效胰岛素则用于提供基础胰岛素水平。人胰岛素的优点包括较低的免疫原性、更好的血糖控制效果以及更少的副作用，但使用时仍需注意低血糖风险，并定期监测血糖水平以确保治疗效果。

人胰岛素注射液系由人胰岛素原料药与适量的抑菌剂、渗透压调节剂等配制而成。

实验目的

（1）熟知人胰岛素的结构、理化性质和应用。

（2）明确人胰岛素注射液成品的检定项目及原理。

（3）学习高效液相色谱法在人胰岛素注射液成品检定中的应用。

实验原理

实验原理(PPT)

人胰岛素注射液成品的鉴别和含量测定均采用高效液相色谱法，该方法能够有效分离胰岛素及其类似物、降解产物和合成杂质，确保鉴别和含量测定的准确性。胰岛素是蛋白质，结构复杂，传统方法（如紫外分光光度法）特异性较差，而高效液相色谱法能通过保留时间、峰形和峰面积进行精准鉴别和定量。苯酚或间甲酚常作为人胰岛素注射液中的抑菌剂。通过比较供试品与对照品中苯酚峰或间甲酚峰的保留时间，可以确定供试品中是否存在这些抑菌剂，以及其色谱行为是否与标准品一致，从而辅助鉴别胰岛素注射液的真伪和质量。

人胰岛素注射液成品的检查包括 pH、有关物质、高分子蛋白质、锌、苯酚或间甲酚、无菌检查、细菌内毒素、不溶性微粒、装量、可见异物。①pH 值。pH 影响胰岛素的稳定性和生物活性，适宜的 pH 范围（通常为 6.9～7.8）可确保药物安全有效，可使用 pH 计校准后直接测量。②有关物质。有关物质主要有降解产物（如脱氨胰岛素）或合成杂质，采用高效液相色谱法，对比主峰与杂质峰的保留时间和峰面积，实现分离并定量杂质。③高分子蛋白质。高分子聚合物（如二聚体或寡聚体）可能引发免疫反应，采用分子排阻色谱法（SEC-HPLC）按分子大小分离蛋白质，并计算高分子蛋白质占总蛋白的比例。④锌。锌离子影响胰岛素六聚体形成和药效持续时间，需控制含量（应为 10～40μg/100 单位）；采用原子吸收光谱（AAS）测定。⑤苯酚或间甲酚。苯酚或间甲酚为防腐剂，过量会引发毒性，需控制浓度；采用高效液相色谱法检测。⑥无菌检查。无菌检查是为了确保无微生物污染，采用膜过滤法或直接接种法培养检测微生物。⑦细菌内毒素。内毒素可能引发发热反应，采用鲎试剂（LAL）与内毒素反应生成凝胶或显色。⑧不溶性微粒。不溶性微粒可能阻塞毛细血管，采用光阻法或显微镜计数法。⑨装量。装量检查目的在于确保每支注射液容量符合标示量，可直接测量体积或质量。⑩可见异物。检测肉眼可见颗粒（如玻璃屑或纤维），确保安全性，采用灯检法（目视）。

实验材料

（1）试药：人胰岛素注射液、人胰岛素对照品、人胰岛素单体-二聚体对照品、锌单元素标准溶液（每 1mL 中含锌 1000μg）、盐酸*、无水硫酸钠、磷酸*、苯酚*（纯度≥99.5%）、间甲酚*（纯度≥99.5%）等。

盐酸、磷酸、苯酚、间甲酚的试剂安全说明

（2）仪器：高效液相色谱仪、pH 计、原子吸收光谱仪、洁净工作台、光学显微镜等。

（3）其他：微孔滤膜、平头无齿镊子、抽滤瓶等。

高效液相色谱仪使用视频

实验方法

（1）溶液的配制

0.2mol/L 硫酸盐缓冲液：取无水硫酸钠 28.4g，加水溶解后，加磷酸 2.7mL、水 800mL，用乙醇胺调节 pH 值至 2.3，加水至 1000mL。

（2）人胰岛素注射液的成品检定

1）鉴别

在含量测定项下记录的色谱图中，供试品溶液主峰的保留时间应与对照品溶液主峰的保留时间一致。

在苯酚或间甲酚检查项下记录的色谱图中，供试品溶液中苯酚峰或间甲酚峰的保留时间应与对照品溶液中苯酚峰或间甲酚峰的保留时间一致。

2）检查

① pH 值。参照通则 0631 检查，应为 6.9～7.8。供试品于 25℃温度平衡后测定。将校正后的 pH 计电极浸入待测液中，轻轻搅动溶液，待 pH 计读数稳定后读取。

通则0631

② 有关物质。取供试品，每 1mL 中加 9.6mol/L 盐酸溶液 3μL，作为供试品溶液；取供试品溶液适量（约相当于人胰岛素 70μg），照“含量测定”项下的色谱条件与系统适用性试验，除去苯酚峰或间甲酚峰，按峰面积归一化法计算，A_{21} 脱氨人胰岛素不得过 2.0%，其他有关物质总量不得过 6.0%。

③ 高分子蛋白质。取供试品，每 1mL 加 9.6mol/L 盐酸溶液 3μL，作为供试品溶液；取供试品溶液 100μL，照分子排阻色谱法（通则 0514）试验。除去保留时间大于人胰岛素主峰的其他峰面积，按峰面积归一化法计算。规格为“3mL：300 单位”的产品，保留时间小于人胰岛素主峰的所有峰面积之和不

通则0514

得大于 1.7%；规格为“10mL：400 单位”的产品，保留时间小于人胰岛素主峰的所有峰面积之和不得大于 2.0%。

色谱条件：以亲水改性硅胶为填充剂（5～10μm）；以冰醋酸-乙腈-0.1%精氨酸溶液（体积比 15：20：65）为流动相，流速为每分钟 0.5mL，检测波长为 276nm。

测定法：取人胰岛素单体-二聚体对照品，用 0.01mol/L 盐酸溶液溶解并稀释制成每 1mL 中含 4mg 的溶液；取 100μL 注入液相色谱仪，人胰岛素单体峰与二聚体峰的分离度应符合要求。取供试品溶液 100μL，注入液相色谱仪，记录色谱图。除去保留时间大于人胰岛素主峰的其他峰面积，按峰面积归一化法（测量各峰的面积和色谱图上除溶剂峰以外的总色谱峰面积，计算各峰面积占总峰面积的百分率）计算，保留时间小于人胰岛素主峰的所有峰面积之和不得大于 1.0%。

④ 锌。取供试品适量，用 0.01mol/L 盐酸溶液稀释制成每 1mL 含锌 0.4～0.8μg 的溶液作为供试品溶液。另精密量取锌单元素标准溶液适量，用 0.01mol/L 的盐酸溶液分别定量稀释成每 1mL 含锌 0.2μg、0.4μg、0.6μg、0.8μg 及 1.0μg 的锌标准溶液，照原子吸收分光光度法（通则 0406 第一法），在 213.9nm 的波长处分别测定吸光度。每 100 单位中含锌量应为 10～40μg。

通则0406

⑤ 苯酚或间甲酚。取苯酚或间甲酚（纯度≥99.5%），精密称定，用 0.01mol/L 盐酸溶液定量稀释制成每 1mL 中约含苯酚或间甲酚 0.25mg 的溶液，作为苯酚或间甲酚对照品溶液；精密量取本品适量，用 0.01mol/L 盐酸溶液定量稀释成每 1mL 约含苯酚或间甲酚 0.25mg 的溶液，作为供试品溶液。照“含量测定”项下的方法检查，检测波长为 270nm。取人胰岛素对照品适量，用苯酚对照品溶液或间甲酚对照品溶液制成每 1mL 中含人胰岛素 1mg 的溶液，取 20μL 注入液相色谱仪，苯酚峰或间甲酚峰与人胰岛素峰的分离度应符合要求。精密量取苯酚对照品溶液或间甲酚对照品溶液及供试品溶液各 20μL，分别注入液相色谱仪，记录色谱图，按外标法以峰面积计算，计算公式参考“含量测定”项。每 1mL 含苯酚及间甲酚应为标示量的 90.0%～110.0%。

⑥ 无菌检查。依法检查（通则 1101），应符合规定。具体操作参考实验 16。

⑦ 细菌内毒素。取供试品，依法检查（通则 1143），每 100 单位人胰岛素中含细菌内毒素应小于 80EU。具体操作详见实验 16。

通则1101

⑧ 不溶性微粒。取供试品，依法检查（通则 0903 第二法），每个供试品容器中含 10μm 及 10μm 以上的微粒不得过 3000 粒，含 25μm 及 25μm 以上的微粒不得过 300 粒。

通则1143

检查前的准备：在洁净工作台上将滤器用微粒检查用水（或其他适宜溶剂）冲洗至洁净，用平头无齿镊子夹取测定用滤膜，用微粒检查用水（或其他适宜溶剂）冲洗后，置滤器托架上；固定滤器，倒置，反复用微粒检查用水（或其他适宜溶剂）冲洗滤器内壁，控干后安装在抽滤瓶上，备用。

通则0903

检查法：取供试品至少 4 个，用水将容器外壁洗净，在洁净工作台上小心翻转 20 次，使混合均匀，立即小心开启容器，用无菌注射器直接抽取每个容器中的全部溶液，沿滤器内壁缓缓注入经预处理的滤器（滤膜直径 13mm）中。静置 1 分钟，缓缓抽滤至滤膜近干，再用微粒检查用水 25mL，沿滤器内壁缓缓注入，洗涤并抽滤至滤膜近干，然后用平头镊子将滤膜移置平皿上（必要时，可涂抹极薄层的甘油使滤膜平整），微启盖子使滤膜适当干燥后，将平皿闭合，置显微镜载物台上。调好入射光，放大 100 倍进行显微测量，调节显微镜至滤膜格栅清晰，移动坐标轴，分别测定有效滤过面积上最长粒径大于 10μm 和 25μm 的微粒数。计算三个供试品测定结果的平均值。

⑨ 装量。取供试品，依法检查（通则 0102），每支（瓶）的装量均不得少于其标示量。供试品标示装量小于等于 3mL 者，取供试品 5 支（瓶）；大于 3mL 至小于 10mL 者，取供试品 3 支（瓶）；大于等于 10mL 者，取供试品 1 支（瓶）。开启时注意避免损失，将内容物分别用干燥注射器（体积不大于供试品体积的 3 倍）及 21G 注射针头（不短于 2.5cm）抽尽，排尽气泡，然后缓慢连续地注入经标化的量入式量筒内（使待测体积至少占量筒额定体积的 40%，不排出针头中的液体），在室温下检视。

通则0102

⑩ 可见异物。取供试品，依法检查（通则 0904），应符合规定。

检查装置：带有遮光板的日光灯光源（光照度可在 1000～4000lx 范围内调节）；不反光的黑色背景；不反光的白色背景和底部（供检查有色异物）；反光的白色背景（指遮光板内侧）。

通则0904

检查人员条件：远距离和近距离视力测验，均应为 4.9 及以上（矫正后视力应为 5.0 及以上），应无色盲。

检查步骤：取供试品 20 支，除去容器标签，擦净容器外壁，必要时将药液转移至洁净透明的适宜容器内。将供试品置遮光板边缘处，在明视距离（通常为25cm），手持容器颈部，轻轻旋转和翻转容器（但应避免产生气泡），使药液中可能存在的可见异物悬浮，分别在黑色和白色背景下目视检查，重复观察，总检查时限为20秒。供试品装量每支在10mL及10mL以下的，每次检查可手持2支。供试品溶液中有大量气泡产生影响观察时，需静置足够时间至气泡消失后检查。无色透明容器包装的无色供试品溶液，光照度应为1000～1500lx；用透明塑料容器包装、棕色透明容器包装的供试品或有色供试品溶液，光照度应为2000～3000lx。

结果判定：供试品中不得检出金属屑、玻璃屑、长度超过2mm的纤维、最大粒径超过2mm的块状物以及静置一定时间后轻轻旋转时肉眼可见的烟雾状微粒沉积物、无法计数的微粒群或摇不散的沉淀，以及在规定时间内较难计数的蛋白质絮状物等明显可见异物。

供试品中如检出点状物、2mm以下的短纤维和块状物等微细可见异物，生化药品或生物制品若检出半透明的小于约1mm的细小蛋白质絮状物或蛋白质颗粒等微细可见异物，每支（瓶）中微细可见异物不得超过3个。如仅有1支（瓶）超出，符合规定；如检出2支（瓶）超出，再取20瓶复试；如检出3支（瓶）及以上超出，不符合规定；初、复试40支（瓶），2支（瓶）以上超出，不符合规定。

3）含量测定

照高效液相色谱法（通则0512）测定。

通则0512

色谱条件与系统适用性试验：用十八烷基硅烷键合硅胶为填充剂（5～10μm），0.2mol/L硫酸盐缓冲液-乙腈（体积比74∶26，或适宜比例）为流动相；流速为1.0mL/min；柱温40℃；检测波长为214nm。取系统适用性试验用溶液（取人胰岛素对照品，用0.01mol/L盐酸溶液制成每1mL中含1mg的溶液，室温放置至少24小时）20μL，注入液相色谱仪，人胰岛素峰和A_{21}脱氨人胰岛素峰（与人胰岛素峰的相对保留时间约为1.3）的分离度不小于1.8、拖尾因子不大于1.8。

测定法：取供试品适量，精密称定，用0.01mol/L盐酸溶液溶解并定量稀释至每1mL中约含0.35mg（约10单位）的溶液（临用新配）。精密量取20μL注入液相色谱仪，记录色谱图；另取人胰岛素对照品适量，同法测定。按外标法以人胰岛素峰与A_{21}脱氨人胰岛素峰面积之和计算，公式如下：

计算公式详见实验14。

探索与研究

（1）在人胰岛素注射液成品检定的有关物质检查中，高效液相色谱法能精准分离杂质。假设你要分析一种未知杂质在高效液相色谱中的分离情况，已知该杂质极性略小于胰岛素，你将如何调整流动相组成以实现更好分离？请说明调整依据。

（2）在人胰岛素注射液的生产过程中，若某批次产品的高分子蛋白质含量超出药典标准，可能由哪些生产环节导致？请结合胰岛素的结构特性、制剂工艺（如灭菌、储存条件）和检测方法，提出可能的改进措施。

课后自测题

不定项选择题

自测题参考答案

（1）关于人胰岛素的结构与性质，以下描述正确的有（　　）。

A. 由 A、B 两条肽链通过两对二硫键连接，形成稳定三维结构

B. 分子质量为 5807.69 Da，属于小分子多肽

C. 在 pH 7.0 的缓冲液中溶解度最高，适合直接配制注射液

D. 高温或极端 pH 可破坏二硫键，导致生物活性丧失

（2）人胰岛素使用时需要特别注意的风险是（　　）。

A. 高血糖风险　　B. 高血压风险　　C. 低血糖风险　　D. 高血脂风险

（3）人胰岛素注射液成品采用高效液相色谱法进行鉴别和含量测定的优势有哪些？（　　）。

A. 能够有效分离胰岛素、降解产物及合成杂质，提高检测特异性

B. 通过比较供试品与对照品的保留时间、峰形和峰面积可实现精准定量

C. 紫外分光光度法因操作简便、成本低，仍是胰岛素含量测定的首选方法

D. 可同时检测胰岛素和抑菌剂（如苯酚），提高分析效率

（4）在人胰岛素注射液成品检查中，可采用高效液相色谱法的项目有（　　）。

A. 有关物质检查　　B. 锌含量测定

C. 苯酚或间甲酚检测　　D. 无菌检查

（5）以下关于人胰岛素注射液成品检查项目的说法，正确的是（　　）。

A. 用 pH 计测量人胰岛素注射液 pH 值，其适宜范围是 6.9～7.8

B. 有关物质检查只能检测出降解产物

C. 高分子蛋白质可能引发免疫反应，通过分子排阻色谱法计算其占总蛋白质比例

D. 锌离子对胰岛素六聚体形成无影响

知识拓展

知识拓展
参考资料

为建立人胰岛素及其类似物中有机溶剂残留测定方法，用同一方法测定目前在人胰岛素及类似物生产工艺中普遍存在的甲醇、乙醇、异丙醇、乙腈和正丙醇 5 种残留溶剂。采用顶空气相色谱法，使用 DB-624 毛细管柱（30 m×0.53mm，3μm），载气为氮气，流速为 2.5mL/min，检测器为氢火焰离子化检测器，检测器温度为 250℃，进样口温度为 200℃，分流比为 5∶1，顶空平衡温度为 85℃，平衡时间为 20min，柱温程序为：起始温度 40℃，保持 10min，随后以 5℃/min 升至 80℃，随后以 20℃/min 升至 200℃。实验结果发现，甲醇、乙醇、异丙醇、乙腈及正丙醇峰之间分离良好；专属性、耐用性、精密度良好；甲醇、乙醇、异丙醇、乙腈和正丙醇分别在 1.5～60.8μg/mL、1.1～98.9μg/mL、0.8～100.4μg/mL、0.7～10.4μg/mL、0.8～100.1μg/mL 浓度范围内呈良好的线性关系（r^2 均大于 0.99）；甲醇、乙醇、异丙醇、乙腈和正丙醇检出限分别为 0.6μg/mL、0.3μg/mL、0.2μg/mL、0.2μg/mL、0.2μg/mL，定量限分别为 1.5μg/mL、1.1μg/mL、0.8μg/mL、0.7μg/mL、0.8μg/mL；各溶剂在人胰岛素及其类似物中平均加标回收率（$n=9$）均在 90%～110%范围内，准确度良好。该方法可操作性强、准确、灵敏度高，适用于人胰岛素及其类似物中甲醇、乙醇、异丙醇、乙腈和正丙醇 5 种残留溶剂测定。

实验 30　抗 A 抗 B 血型定型试剂（单克隆抗体）的成品检定

引言

抗 A 抗 B 血型定型试剂（单克隆抗体）系用 A 血型单克隆抗体或 B 血型单克隆抗体配制而成，用于鉴定人 ABO 血型。主要成分包括特异性抗体、缓冲液、抑菌剂和稳定剂等。其中抗 A 试剂含有针对 A 抗原的 IgM 类抗体，抗 B 试剂含有针对 B 抗原的 IgM 类抗体，均来源于小鼠杂交瘤技术制备的单克隆抗体。缓冲液（如磷酸盐缓冲液）用于维持反应体系的 pH 稳定，抑菌剂（如叠氮钠）用于防止微生物污染，稳定剂（如牛血清白蛋白或葡萄糖）可增强抗体活性并延长试剂有效期。在 2～8℃的适宜保存条件下，抗 A 抗 B 血型定型试剂可保持稳定，

在有效期内其活性和特异性能够得到保证。但如果保存不当，如温度过高或过低、反复冻融等，可能会导致抗体变性、失活，影响试剂的性能。

人类血型系统主要根据红细胞表面的抗原类型来划分，ABO血型系统中，红细胞表面有A抗原的为A型血，有B抗原的为B型血，同时有A和B抗原的为AB型血，两种抗原都没有的为O型血。抗A抗B血型定型试剂中的抗体与相应抗原结合后，会使红细胞发生凝集反应，通过观察凝集现象来判断血型。抗A抗B血型定型试剂鉴定人血型的具体操作如下：准备洁净的玻片或微孔板，分别标记抗A和抗B两个区域。取受检者抗凝血样本或指尖新鲜血液，用生理盐水洗涤红细胞2～3次后配制成3%～5%的红细胞悬液。在标记区域各滴加1滴抗A或抗B试剂，再分别加入1滴红细胞悬液，立即用洁净玻棒或移液枪头轻柔混匀。室温（20～25℃）静置1～2min，其间轻轻倾斜载体会观察凝集情况。如果抗A试剂中的红细胞发生凝集，而抗B试剂中的红细胞不凝集，则为A型血；反之，为B型血；若两种试剂中的红细胞都凝集，为AB型血；若两种试剂中的红细胞都不凝集，为O型血。

抗A抗B血型定型试剂主要用于临床和实验室的ABO血型鉴定，是输血安全、器官移植和产前检查的关键工具。在输血前必须对供血者和受血者进行血型匹配检测，避免因ABO血型不合引发溶血反应；在器官或造血干细胞移植中，需确保供受体血型相容或符合特定移植方案。妇产科用于孕妇血型筛查，预测新生儿溶血病风险，尤其对O型血孕妇需检测丈夫血型评估胎儿溶血可能性。该试剂也用于法医学亲子鉴定，通过遗传规律分析ABO血型的亲子关系。在突发事件或战伤救治时，可快速进行床旁血型鉴定。此外，血站对献血者血液筛查、生物医学研究中的血型分析以及教学实验中的血型演示均需使用该试剂。

实验目的

（1）熟知抗A抗B血型定型试剂的成分和应用。

（2）明确抗A抗B血型定型试剂（单克隆抗体）成品的检定项目及原理。

（3）学习抗A抗B血型定型试剂（单克隆抗体）成品的效价、特异性测定方法。

实验原理

抗A抗B血型定型试剂（单克隆抗体）成品的需进行外观、效价、特异性、冷凝集素和不规则抗体、亲和力、稳定性测定。①外观检查：试剂应为透明或微乳光液体，无沉淀或异物，确保无物理变性或污染，通过目视法直接观察。②效价测定：采用倍比稀释法，检测试剂与相应红细胞抗原反应的最高有效稀释度，确保抗体浓度达到临床检测要求。原理是抗体与抗原结合后出现凝集反应的最高稀释度即为效价，效价过低可能导致假阴性。③特异性检测：用 A、B、O 型红细胞分别与抗 A、抗 B 试剂反应，抗 A 试剂仅与 A 或 AB 型红细胞凝集，抗 B 试剂仅与 B 或 AB 型红细胞凝集，确保无交叉反应。方法为玻片法或微孔板法，原理是抗体必须严格针对 A 或 B 抗原，避免误判血型。④冷凝集素和不规则抗体检测：在 4℃和室温下分别检测试剂是否与非靶抗原（如自身红细胞或其他血型抗原）发生凝集，O 型红细胞为对照。冷凝集素在低温下可导致假阳性，不规则抗体可能干扰血型鉴定，需排除。⑤亲和力测定：通过观察凝集反应出现的时间（如 15 秒内出现强凝集为高亲和力），评估抗体与抗原结合的强度。方法为玻片法计时，高亲和力抗体可快速形成稳定凝集，避免弱反应导致误判。⑥稳定性测定：37℃放置 7 天或 14 天后，检测外观、效价、特异性、冷凝集素和不规则抗体、亲和力的变化，确保试剂在有效期内性能稳定，避免因储存条件或时间影响检测准确性。

实验原理(PPT)

实验材料

（1）试药：抗 A 抗 B 血型定型试剂（单克隆抗体）、抗 A 抗 B 血型定型试剂效价测定用国家参考品、3 例 A 型红细胞、3 例 B 型红细胞、10 例 O 型红细胞、A_1 血型红细胞、A_2 血型红细胞、A_2B 血型红细胞、B 血型红细胞（检查特异性）、O 血型红细胞（检查特异性）、氯化钠、牛血清白蛋白等。

（2）仪器：离心机、培养箱等。

（3）其他：载玻片、滴管、容量瓶、烧杯等。

实验方法

（1）溶液的配制

20%牛血清白蛋白生理氯化钠溶液：准确称取 20g 高纯度牛血清白蛋白（电泳级或细胞培养级）于烧杯中，加入约 60mL 预热至室温的 0.9%生理盐水（氯化钠溶液），用玻璃棒轻柔搅拌至初步溶解（避免产生泡沫）。将溶液转移至 100mL 容量瓶，加生理盐水定容至 100mL。随后用 0.22μm 无菌滤膜过滤除菌，分装至无菌离心管中，4℃保存备用（长期储存建议−20℃冻存）。

（2）抗 A 抗 B 血型定型试剂（单克隆抗体）的成品检定

1）外观

取抗 A 抗 B 血型定型试剂中的抗 A 血型试剂和抗 B 血型试剂，分别置于玻璃试管中目视观察。抗 A 血型试剂应为透明或微带乳光的蓝色液体，抗 B 血型试剂应为透明或微带乳光的黄色液体。摇动试管均不应有摇不散的沉淀或异物。

2）效价测定

取 100μL 的抗 A 血型试剂、抗 B 血型试剂及国家参考品，分别加入到含有 100μL 稀释液（通常为 0.9%生理盐水或试剂说明书指定的缓冲液）的微孔板中，充分混匀，此时得到 2 倍稀释液。分别吸取 100μL 的 2 倍稀释液，加入到含有 100μL 稀释液的微孔板中，再次充分混匀，得到 4 倍稀释液。按照上述方法，依次取 100μL 前一微孔板的稀释液，加入到下一个含有 100μL 稀释液的微孔板中，进行连续的 2 倍稀释，可得到 2 倍、4 倍、8 倍、16 倍、32 倍 5 个稀释度的溶液。往稀释了 2 倍、4 倍、8 倍、16 倍、32 倍的抗 A 血型试剂、抗 B 血型试剂及国家参考品中，分别加入相应的 2% A_1、A_2、A_2B、B 血型红细胞悬液，同时设红细胞悬液对照，置于 18～25℃ 反应 15min，以 1000r/min 离心 1min 后肉眼观察结果。红细胞悬液对照应不产生凝集，抗 A 血型试剂对 A_1、A_2、A_2B 血型红细胞的凝集效价和抗 B 血型试剂对 B 血型红细胞的凝集效价均不得低于国家参考品的同步测定结果。

3）特异性

取抗 A 血型试剂、抗 B 血型试剂，分别加入 2% A_1、A_2B、B、O 血型红细胞悬液，同时设红细胞悬液对照，置于 18～25℃反应 15min，以 1000r/min 离心 1min 后肉眼观察结果。红细胞悬液对照应不产生凝集；抗 A 血型试剂应与 A_1、A_2B 血型红细胞产生凝集，与 B、O 血型红细胞不产生凝集；抗 B 血型试剂应与 B 血型红细胞产生凝集，与 A_1、O 血型红细胞不产生凝集，且均不应出现溶血和其他不易分辨的现象。

4）冷凝集素和不规则抗体测定

取 3 例 A 型（用于检测抗 B 血型试剂）、3 例 B 型（用于检测抗 A 血型试剂）、10 例 O 型红细胞（对照），每一例红细胞分别用 0.9%氯化钠溶液配制成 2%红细胞悬液、用 20%牛血清白蛋白生理氯化钠溶液配制成 5%红细胞悬液。2%红细胞悬液与相应血型试剂分别于 4℃、18～25℃、37℃进行测试；5%红细胞悬液与相应血型试剂分别于 18～25℃、37℃进行测试。2h 后肉眼观察结果，所有测试结果均不得产生凝集反应或溶血现象。

5）亲和力

将抗 A、抗 B 血型试剂分别与 10% A_1、A_2、A_2B、B 血型红细胞悬液于玻片上混匀，记录出现凝集的时间。抗 A 血型试剂与 A_1、A_2、A_2B 血型红细胞出现凝集的时间应分别不长于 15s、30s、45s；抗 B 血型试剂与 B 血型红细胞出现凝集的时间应不长于 15s，且在 3min 内凝集块应达到 $1mm^2$ 以上。

6）稳定性

出厂前检查，37℃至少放置 7 天（有效期为 1 年）或 14 天（有效期为 2 年）后，应符合 1）～5）项要求。

探索与研究

（1）已知抗 A 抗 B 血型定型试剂采用单克隆抗体技术制备，而传统抗 A 试剂从 B 型血血清中提取。请对比分析单克隆抗体制备的抗 A 抗 B 血型定型试剂与传统工艺制备的试剂，在特异性、灵敏度、产量以及成本等方面的差异，并结合实际，阐述单克隆抗体技术在血型鉴定领域的优势和潜在发展方向。

（2）某次检定中，抗 B 试剂对已知 B 型血样本出现“混合视野”（部分细胞凝集，部分不凝集）。请分析可能的技术原因（如抗体交叉反应、样本问题等）。作为质检员，你会如何逐步排查原因？若最终确定是试剂问题，需追加哪些关键实验以评估其对临床输血安全的影响？

课后自测题

不定项选择题

（1）关于抗 A 抗 B 血型定型试剂的成分与功能，以下说法正确的是（　　）。

A. 抗 A 试剂中的 IgM 抗体通过小鼠杂交瘤技术制备，特异性识别 A 抗原

B. 缓冲液（如磷酸盐缓冲液）的主要作用是提供营养物质以增强抗体活性

自测题
参考答案

C. 叠氮钠作为抑菌剂可防止试剂微生物污染，但对人体无害，无需防护

D. 稳定剂（如牛血清白蛋白）通过维持抗体结构稳定延长试剂有效期

（2）在 ABO 血型鉴定实验中，可能导致错误结果（如假阴性或假阳性）的因素包括（　　）。

A. 使用未洗涤的红细胞，残留血浆中的抗体干扰反应

B. 实验环境温度过低（如＜15℃），影响抗原抗体结合

C. 红细胞悬液放置时间过长，细胞沉降导致浓度不均

D. 观察时间过短（＜1min），弱凝集未被发现

（3）抗 A 抗 B 血型定型试剂的效价测定采用倍比稀释法，其目的是（　　）。

A. 检测试剂中抗体的绝对浓度

B. 确定抗体与抗原反应的最高有效稀释度

C. 评估试剂的颜色变化是否符合标准

D. 测定试剂的 pH 值是否稳定

（4）抗 A 抗 B 血型定型试剂的稳定性测定需评估哪些指标？（　　）。

A. 效价是否下降　　B. 是否出现沉淀或浑浊

C. 亲和力是否降低　　D. 是否产生新的不规则抗体

（5）下列关于抗 A 抗 B 血型定型试剂（单克隆抗体）成品检定实验的说法中，正确的是（　　）。

A. 外观检查通过目视法直接观察，要求试剂为透明或微乳光液体，无沉淀或异物

B. 特异性检测采用玻片法或微孔板法，抗 A 试剂应与 A、B、AB 型红细胞凝集

C. 冷凝集素和不规则抗体检测需要在 4℃和室温下分别进行，O 型红细胞为对照

D. 亲和力测定通过玻片法计时，15s 内出现强凝集为高亲和力，高亲和力抗体可避免弱反应导致的误判

知识拓展

知识拓展参考资料

该文评价了按照生物制品批签发管理的血筛诊断试剂之抗 A 抗 B 血型定型试剂品种的产品质量。按照《中国药典》（2025 年版）要求，检查抗 A 抗 B 血型定型试剂成品的外观、特异性、亲和力、效价、冷凝集素和不规则抗体以及稳定性等性能指标。结果发现，4 家国产 336 批抗 A 抗 B 血型定型试剂成品的质量均满足《中国药典》要求。抗 A 试剂均为透明的蓝色液体，抗 B 试剂均为透明的黄色液体；抗 A 试剂与 A_1、A_2B 红细胞均产生凝集，与 O 及 B 型红细胞均不凝集，抗 B 试剂与 B 红细胞均产生凝集，与 A_1、O 红细胞均不凝集；抗 A 试剂与 A_1、A_2、A_2B 红细胞出现凝集的时间分别 $\leqslant$15s、$\leqslant$30s、$\leqslant$45s，抗 B 试剂与 B 红细胞出现凝集的时间均 $\leqslant$15s，且在 3min 内凝集块均达到 1mm^2 以上；抗 A 试剂与 A_1、A_2、A_2B 型红细胞的凝集效价均不低于国家参考品的同步测定结果，抗 B 试剂与 B 型红细胞的凝集效价均不低于国家参考品的同步测定结果；抗 A 试剂与 10 例非血缘性 O 型红细胞和 3 例 B 型红细胞在 4℃、18～25℃、37℃三个反应条件下均不出现凝集反应，也不发生溶血，抗 B 试剂与 10 例非血缘性 O 型红细胞和 3 例 A 型红细胞在

4℃、18～25℃、37℃三个反应条件下均不出现凝集反应，也不发生溶血。综上所述，对抗 A 抗 B 血型定型试剂进行每一批次全部项目的质量检测，是保障血筛诊断试剂批签发工作的重要技术支撑，有助于梳理此品种的质量风险，为监管提供科学依据。

第4章

生物药物设计性实验

4.1 总体要求

生物药物设计性实验融合了免疫学、微生物学、生物化学、发酵工程、基因工程、生物制药工艺学等相关学科理论和实验技能，通过创新生物药物的研制（主要包括药物的制备和质量检验两个重要研发环节），培养学生综合运用生物制药专业各门课程的相关知识解决实际问题、科技创新和独立工作等能力。通过本实验的教学，使学生初步具有生物药物的研发思路和创新策略，为将来在生物医药相关领域从事新技术和新工艺开发、产品生产、质量检测和产品技术支持等工作打下基础。

本章设计性实验项目有：人用疫苗的研制、人用重组 DNA 蛋白质制品的研制、微生态活菌制品的研制、植物多糖的研制、酶制剂的研制。

4.1.1 实验设计要求

实验实施前，需撰写一份实验设计报告，具体要求如下：

（1）确定具体药物名称

基于全球未来生物医药产业布局和我国生物医药产业发展现状，聚焦国内外重点研发的创新生物药物，结合“引言”中药物简介和自身兴趣，确定各实验项目中设计的具体药物名称。

（2）设计制备方法

查阅文献资料，参考“实验设计提要”中的“制备”，综合分析药物的制备路线，选取方案科学合理、原料价廉易得、操作简便、时间较短的方法，在此基础上可尝试工艺的创新性改进。

（3）设计质量检验方法

查阅文献资料，参考“实验设计提要”中的“质量检验”，采用适宜的技术进行生物技术产品和生物制品的质量特性分析，包括理化结构特征、生物活性、免疫化学性质、纯度和杂质的确证、含量测定等。对目标产品物理化学性质的结构确证一般包括组分测定、物理性质和一级结构测定，有时目的产物的高级结构信息（可通过其生物学活性推测其可靠程度）也可通过适宜的理化方法获得。用于生物活性测定的方法包括：基于动物的生物学活性检测方法，该方法测定生物机体对产品产生的生物反应；基于细胞培养的生物学活性检测方法，该方法在细胞水平上测定产品的生化和生理效应；生化方法，该方法利用酶反应速率或免疫相互作用诱导的生物反应等方法测定生物活性。当产品是抗体时，应对其免疫学性质进行全面鉴定。如果可行，应进行抗体与纯化抗原以及抗原特定区域的结合试验以确定亲和力、亲和性和免疫反应性（包括交叉反应性）。此外，如果可行的话，应采用生化方法确定抗原表位和带有相关抗原表位的靶分子。原液和成品的纯度一般采用几种方法联合检测，同时检查与工艺或产品有关的杂质。杂质的结构可以是已知的，或得到部分鉴定的，或未得到鉴定的。如果可以获取足够量的杂质，应尽可能对这些杂质予以鉴定，如条件许可，还应评估其生物学活性。含量测定（或效价测定）除了选择合适的物理化学方法外，还可采用生物学法、光谱法、色谱法等。

（4）撰写设计报告

实验设计报告中的“实验项目名称”需写明具体某药物，如“重组乙型肝炎疫苗的研制”；“国内外研究现状及本研究意义”需总结国内外已有相关研究内容及成果、概述本研究的创新点及现实意义；“实验内容及预期目标”需分点细述计划做什么、解决哪些科学问题；“技术线路及实验方法”需绘制清晰明了的技术线路图、写明每个实验内容对应的具体实验方法；“实验进度计划”需写明每一实验内容的计划开始日期和期望完成日期；“参考文献”列出在撰写国内外研究现状、实验方法等内容中参考的重要文献，需有作者、标题、期刊名称、出版年份、卷号、期号和页码等信息。设计报告模板参考图 4-1。

4.1.2　实施报告要求

实验完成后需撰写一份实施报告，内容包括实施概况、材料与方法、结果与分析、讨论、参考文献。实施概况需概述本次实验完成的内容，并说明是否完成预期目标、是否按时完成进度计划、收获与不足等。材料与方法需详细说

实验设计报告

<table>
<tr><td>实验项目名称</td><td colspan="5"></td></tr>
<tr><td>学生姓名</td><td></td><td>专业班级</td><td></td><td>学号</td><td></td></tr>
<tr><td colspan="6">1 国内外研究现状及本研究意义
1.1 国内外研究现状
1.2 本研究意义

2 实验内容及预期目标
2.1 实验内容
2.2 预期目标

3 技术路线及实验方法
3.1 技术路线
3.2 实验方法

4 实验进度计划

5 参考文献</td></tr>
</table>

图 4-1 实验设计报告模板

明所用实验材料（包括性质、质量、来源）、试剂耗材（规格、生产商）、仪器设备（包括品牌、型号和制造商）以及药物制备、质量检验的具体实验步骤。结果与分析需客观、详细、完整地报告每个实验步骤实施后得到的结果（即图片和表格），并对每个实验结果进行解释和分析，包括分析结果的原因、因果关系、影响因素等。讨论具有以下主要特征：将结果与其他研究进行比较，提及不确定的结果并解释，描述本实验的局限性，讨论结果的可能意义。“参考文献”列出在撰写讨论等内容中参考的重要文献，需有作者、标题、期刊名称、出版年份、卷号、期号和页码等信息。实施报告模板参考图 4-2。

《生物药物分析实验》设计性实验

实验实施报告

<table>
<tr><td>实验项目名称</td><td colspan="5"></td></tr>
<tr><td>学生姓名</td><td></td><td>专业班级</td><td></td><td>学号</td><td></td></tr>
<tr><td colspan="6">1　实施概况

2　材料与方法
2.1 材料与仪器
2.2 方法
2.2.1 制备
2.2.2 质量检验

3　结果与分析
3.1 技术路线
3.2 实验方法

4　讨论

5　参考文献</td></tr>
</table>

图 4-2　实验实施报告模板

4.2　实验内容

实验31　人用疫苗的研制

引言

疫苗是以病原微生物或其组成成分、代谢产物为起始材料，采用生物技术制备而成，用于预防、治疗人类相应疾病的生物制品。疫苗接种人体后可刺激免疫系统产生特异性体液免疫和（或）细胞免疫应答，使人体获得对相应病原微生物的免疫力。用于传染病预防的人用疫苗，按其组成成分和生产工艺可分为以下类型。

（1）灭活疫苗

是指病原微生物经培养、增殖，用物理化学方法灭活以去除其增殖能力后制成的疫苗，如钩端螺旋体疫苗、甲型肝炎灭活疫苗等。

（2）减毒活疫苗

是指采用病原微生物的自然弱毒株或经培养传代等方法减毒处理后获得致病力减弱、免疫原性良好的病原微生物减毒株制成的疫苗，如皮内注射用卡介苗、麻疹减毒活疫苗等。

（3）亚单位疫苗

是指病原微生物经培养后，提取、纯化其主要保护性抗原成分制成的疫苗，如A群脑膜炎球菌多糖疫苗、流感亚单位疫苗等。

（4）基因工程重组蛋白疫苗

是指采用基因重组技术将编码病原微生物保护性抗原的基因重组到细菌（如大肠埃希菌）、酵母或动物细胞中，经培养、增殖后，提取、纯化所表达的保护性抗原制成的疫苗，如重组乙型肝炎疫苗等。

（5）结合疫苗

是指由病原微生物的保护性抗原成分与蛋白质载体结合制成的疫苗，如A群C群脑膜炎球菌多糖结合疫苗。

（6）联合疫苗

是指由两个或以上活的、灭活的病原微生物或抗原成分联合配制而成的疫苗，用于预防不同病原微生物或同一种病原微生物的不同血清型/株引起的疾病。联合疫苗包括多联疫苗和多价疫苗。多联疫苗用于预防不同病原微生物引起的疾病，如吸附百白破联合疫苗、麻腮风联合减毒活疫苗；多价疫苗用于预防同一种病原微生物的不同血清型/株引起的疾病，如23价肺炎球菌多糖疫苗、流感病毒裂解疫苗。

实验设计提要

（1）制备

1）原液制备

原液制备的工艺步骤和参数的设定应基于工艺效能，纯化工艺的选择应兼顾抗原纯度、活性、残留物限度等因素，以获得最适的收获物和最少的工艺杂质为目标，工艺应经验证。

① 细菌培养物的制备

（A）细菌培养

将工作种子接种于规定的培养基进行培养扩增。自接种开始到菌体收获应有明确的扩增次数规定。

细菌大规模培养可有固体培养法、瓶装静置培养法和大罐发酵培养法等。根据细菌培养方式在培养过程中可进行细菌纯度、细菌总数、pH值及耗氧量等的监测。

（B）菌体的收获

根据不同的培养扩增方法采用适宜的方法收获菌体；对以细菌分泌性抗原为有效成分的疫苗，采用离心取上清液等方法。培养物收获后应进行纯菌检查、细菌总数、活菌含量或抗原含量等检测。

（C）细菌灭活和毒素抗原脱毒

细菌灭活或毒素抗原脱毒应选择适当的时间点、灭活剂（或脱毒剂）和剂量以及最佳灭活条件（温度、时间、细菌浓度、抗原浓度和纯度等），并应对灭活或脱毒效果、毒性逆转等进行验证。

② 病毒培养物的制备

（A）细胞培养

（a）原代细胞培养　将产于同一种群的适宜日龄、体重的一批动物，获取目标组织或器官并在同一容器内消化制成均一悬液分装于多个细胞培养器皿培养获得的细胞为一个细胞消化批。源自同一来源的动物，于同一天制备的多个细胞消化批为一个细胞批，可用于一批病毒原液的制备。

（b）鸡胚细胞培养　生产病毒性疫苗的鸡胚细胞应来自SPF（specific pathogen free，无特定病原体）鸡群。来源于同一批鸡胚、于同一容器内消化制备的鸡胚细胞为一个细胞消化批；源自同一来源的鸡胚、于同一天制备的多个细胞消化批为一个细胞批，可用于一批病毒原液的制备。

（c）传代细胞培养　将工作细胞库细胞按规定传代，同一种疫苗生产用的细胞扩增应按相同的消化程序、分种扩增比率、培养时间进行传代。采用生物反应器微载体培养的应按固定的放大模式扩增，并建立与生物反应器培养相适应的外源因子检查用的正常对照细胞培养物。

（d）鸡胚培养　应使用同一供应商、同一批的鸡蛋或鸡胚用于同一批疫苗原液的生产。

原代细胞、鸡胚细胞、传代细胞以及鸡胚培养的正常对照细胞/鸡胚的外源因子检查应符合本版药典的要求。

(B) 病毒增殖和收获

接种病毒时应明确病毒感染滴度与细胞的最适比例，同一工作种子批按同一MOI（multiplicity of infection，感染复数）的量接种，以保证批间一致性。除另有规定外，接种病毒后维持液不得再添加牛血清、抗生素等成分。

同一细胞批接种同一工作种子批病毒后培养，在不同时间的多个单次病毒收获液经检验后可合并为一批病毒原液。

多次收获的病毒培养液，如出现单瓶细胞污染，则与该瓶有关的任何一次病毒收获液均不得用于生产。

(C) 病毒灭活

应选择适宜的灭活剂和灭活程序，对影响灭活效果的相关因素进行验证，确定灭活工艺技术参数。应建立至少连续5批次样品的病毒灭活动力曲线进行灭活效果的验证，通常以能完全灭活病毒的2倍时间确定灭活工艺的灭活时间。应在灭活程序前去除可能影响灭活效果的病毒聚合物。

灭活程序一经结束应立即取样进行灭活验证试验，取样后不能立即进行病毒灭活验证试验时应将样品置于－70℃及以下暂存并尽快进行灭活验证试验。应选择敏感的病毒检测方法，并对方法学的最低检测能力进行验证。对同一批病毒原液分装于多个容器的，应按容器分别取样进行验证，不得采用合并样品进行验证。

2）抗原纯化

不同类型疫苗的纯化工艺技术及目的要求不尽相同，对于全菌体或全病毒疫苗主要是去除培养物中的培养基成分或细胞成分，对于亚单位疫苗、多糖疫苗、蛋白质疫苗等，除培养基或细胞成分外，还应去除细菌或病毒本身的其他非目标抗原成分，以及在工艺过程中加入的试剂等。

① 细菌性疫苗

(A) 全菌体疫苗

通过适宜的方法去除培养基成分，收集菌体，制成活疫苗原液；菌体经灭活后制成灭活疫苗原液。

(B) 亚单位疫苗

根据所需组分的性质确定纯化方式并进行纯化。对具有毒性的组分还需经适宜的方法脱毒后制成疫苗原液。对脱毒的方法、程序和时间等应进行验证。

② 病毒性疫苗

(A) 减毒活疫苗

需要浓缩纯化的减毒活疫苗，应采用相对简单、温和的方法（如超滤、蔗糖密度梯度离心）进行病毒的浓缩、纯化，但应对在细胞培养过程中添加的牛血清、抗生素的残留量进行检测，并规定限度。对在细胞裂解、病毒提取过程使用有机溶剂的，应对其残留量进行检测，并符合规定。

(B) 灭活疫苗

通常应在病毒灭活后采用适宜的方法纯化或采用适宜的方法纯化后灭活。纯化方法应能有效去除非目标成分。

③ 基因工程疫苗

采用适宜的方法纯化。纯化方法应能有效去除非目标成分。

（2）成品质量检验

1）成品检测

疫苗成品检测项目一般包括鉴别试验、理化测定、纯度、效力测定、异常毒性检查、无菌检查、细菌内毒素检查、佐剂、抑菌剂及工艺杂质残留量检测等。

疫苗的工艺杂质主要包括传代细胞生产的病毒性疫苗中宿主细胞蛋白质和 DNA 残留，以及生产过程中用于培养、灭活、提取和纯化等工艺过程的化学、生物原材料残留物，如牛血清、甲醛和 β-丙内酯等灭活剂、抗生素残留等。对于与疫苗关键质量属性相关的工艺杂质（如细胞基质残留蛋白质和细胞基质残留 DNA，抗生素、核酸酶、残余牛血清等），如因产品特性无法在成品中检测时，应在适当的中间产物（如原液或半成品）取样检测，其检测结果应能准确反映每一成品剂量中的残留水平。

对于一般工艺杂质，如经充分验证证明生产工艺可对其进行有效、稳定的去除或控制，并持续达到可接受的水平或残留水平处于分析方法的检测限以下，相关残留物检测可不列入产品的检定项目中。

应尽可能采用准确的理化分析方法或体外生物学方法取代动物试验进行生物制品质量检定，以减少动物的使用。检定用动物，除另有规定外，均应采用清洁级或清洁级以上的动物；小鼠至少应来自封闭群动物。

2）联合疫苗的相关要求

应对联合疫苗各组分间的相互作用，以及抑菌剂、佐剂等辅料成分对联合疫苗活性成分及检测的影响进行研究；联合疫苗中每一种疫苗的效力应单独检测并符合联合疫苗成品的技术标准，同时检测其他相关项目。以组分中最短的有效期作为联合疫苗的有效期。

生物制品国家标准物质制备和标定

3）标准物质

标准物质可分为国际标准品/参考品、国家标准品/参考品、企业工作标准品/参考品，企业工作标准品/参考品应可溯源；标准物质原则上应与产品同质，标准物质的制备、标定和保存等过程应符合“生物制品国家标准物质制备和标定”相关要求。

疫苗有效成分的活性或含量测定应与相关标准物质关联，标准物质的建立原则上应来自可溯源至临床试验具有确切保护效果的，并经全面质量确证的原料批次，以使疫苗放行检测数据与临床有效性数据充分衔接和传递。更换标准物质时，应进行标准物质原批次与替换批次相关性的研究及替换批次标准物质的活性/含量标定，保证赋值的可溯源性。

设计要求与任务

（1）查找国内外文献资料，设计一种《中国药典》（2025 年版）中未收录的人用疫苗的制备及质量检验方案，撰写设计方案。

（2）教师批准后，在开放实验室中实施方案，撰写实施报告。

（3）制作汇报 PPT，与校内师生、药企研发工程师、药检机构检验师等探讨实验结果。

实验32 人用重组 DNA 蛋白制品的研制

引言

人用重组 DNA 蛋白制品是采用重组 DNA 技术，对编码所需蛋白质的基因进行遗传修饰，利用质粒或病毒载体将目的基因导入适当的宿主细胞，表达并翻译成蛋白质，经过提取和纯化等步骤制备而成的具有生物学活性的蛋白质制品，用于疾病的预防和治疗。

实验设计提要

（1）制备

人用重组 DNA 蛋白制品的制造主要包括工程细胞的制备、发酵或细胞培养，目的蛋白质的提取和纯化、制剂等过程。工程细胞的来源、管理及检定应符合“生物制品生产检定用菌毒种管理及质量控制”和“生物制品生产检定用动物细胞基质制备及质量控制”的相关要求。生产过程中使用的原材料和辅料应符合相关要求。应采用经过验证的生产工艺进行生产，并对生产工艺全过程进行控制。

生物制品生产定用菌毒种管理及质量控制

生物制品生产检定用动物细胞基质制备及质量控制

（2）质量检定

人用重组 DNA 蛋白制品的质量控制与分子大小、结构特征、质量属性复杂程度以及生产工艺相关。质量控制体系主要包括原辅料质量控制，包材、生产工艺和过程控制及制品检定等。应通过终产品检测、过程控制和工艺验证相结合的方法，确保各类杂质已去除或降低至可接受水平。制品质量控制包括采用标准物质和经验证的方法评估已知和（或）潜在制品相关物质和工艺相关物质，以及采用适宜的方法对制品鉴别、生物学活性、纯度和杂质等检测进行分析。

1）特性分析

研发阶段以物理、化学和生物学方法对重组 DNA 蛋白制品的理化特性、生物学活性、免疫学特性、纯度和杂质等进行严格的特性分析鉴定是确保产品安全有效，建立并确定制品质量标准的基础。需采用广泛的分析技术来展示目标分子的理化性质（分子大小、电荷、等电点、氨基酸组成、疏水性等），以及对糖基化等各种翻译后修饰进行充分鉴定，并纳入适当的检测，以确认制品具有预期的构象、聚集和（或）降解状态及其高级结构。必要时，应采用新型分析技术用于特性分析。特性分析至少应包括以下范畴。

① 理化特性

（a）一级结构

一级结构，即包括二硫键连接方式的氨基酸序列（包含二硫键的完整性和正确性、游离巯水基）。应尽可能采用综合的方法测定目标制品的氨基酸序列，并与其基因序列推断的理论氨基酸序列进行比较。

氨基酸序列测定还应考虑可能存在的 N 端甲硫氨酸（如大肠埃希菌来源的制品），信号肽或前导序列和其他可能的 N 端、C 端修饰（如乙酰化、酰胺化或者由于外肽酶导致的部分降解以及 C 端加工、N 端焦谷氨酸等），以及各种其他异质性（如脱酰胺化、氧化、异构化、碎片化、二硫键错配、*N*-连接和 *O*-连接的寡糖、糖基化、聚集等）。

（b）糖基化修饰

应对糖基化修饰进行全面的分析和确定，如糖基化修饰与制品半衰期和生物学活性相关，则应确定糖的含量（如中性糖、氨基糖和唾液酸）。糖型结构可能与不良反应相关（如非人类的糖型结构或其残基），应尽可能对糖链的结构、糖型以及多肽链的糖基化位点进行深入分析。必要时应进一步就电荷异质性进行检测分析。

（c）高级结构

应通过适合的理化方法分析高级结构，并且通过生物学功能来确认。生物学活性是对高级结构的确证，也可采用体外或体内证实其治疗功能的活性分析方法，作为高级结构确证的补充。

聚乙二醇修饰蛋白质的分析不仅限于平均修饰率，还应包括修饰位点等分析。

② 生物学活性

生物学活性测定应基于制品实现确定的生物学效应的特定能力或潜力。可采用体外或体内方法或生物化学（包括免疫化学试验）方法和（或）适宜的物理化学分析方法进行评估，如效价测定（以单位或国际单位表示）和（或）含量（以质量/质量表示）测定。

③ 免疫化学特性

需全面说明制品的相关免疫学特性。应采用纯化的抗原和抗原确定的区域进行结合实验测定免疫学特性。必要时应确定亲和力和免疫反应性（包括与其他类似结构蛋白的交叉反应性）。应对目标分子中与相应表位作用的部分进行分析确证，包括对这些结构的生物化学鉴别（如蛋白质、低聚糖、糖蛋白、糖脂）和相关适合的特征研究（如氨基酸序列和糖型）。

糖基化和聚乙二醇化可能影响制品的药理学性质和免疫原性，应进行适当的特性研究。

④ 纯度、杂质和污染物

生物技术制品杂质主要包括制品相关杂质、工艺相关杂质以及外源污染物。应尽可能地对杂质进行分析鉴定，并采用适宜的方法评价其对生物学活性的影响。

(a) 制品相关物质/杂质

制品相关物质/杂质主要源于生物技术制品异质性和降解产物。末端氨基酸异质性、电荷异质性、分子大小变异体以及包括糖基化在内的各类翻译后修饰等异质性（如 C 端加工、N 端焦谷氨酸化、脱酰胺化、氧化、异构化、片段化、二硫键错配、*N*-连接和 *O*-连接的寡糖、糖基化、聚集）可能导致其组成中存在几种分子或变异体，应对目标制品的各种分子变异体进行分离、鉴别和分析，如变异体的活性与目标制品一致时，可不作为杂质。但应考虑在生产和（或）贮存期间产品降解产物是否显著增加及其与免疫原性的相关性。

(b) 工艺相关杂质

工艺相关杂质包括来源于生产工艺本身，主要涉及细胞基质来源、细胞培养来源和下游工艺三个阶段。应对潜在的工艺相关杂质（如宿主细胞蛋白质、宿主细胞 DNA、细胞培养残留物、下游工艺的残留物等）进行鉴别、评估，并进行定性和（或）定量分析。

(c) 污染物

污染物系指所有引入且并非生产过程所需的物质（如各种微生物、细菌内毒素)。应严格避免引入污染物并对其进行相应控制。此外，还应考虑采用其他适宜检测方法，对可能污染的包括肽聚糖等在内的“非细菌内毒素促炎性污染物”进行控制。

⑤ 含量

应采用适宜的物理化学和（或）免疫化学方法进行含量测定。以适宜的参考品为对照，蛋白质含量（以质量或质量/体积表示）可通过合适的方法进行测定（如 HPLC)。蛋白质含量也能通过一个绝对定量的方法测定，可采用第二种绝对定量的含量测定方法进行溯源和验证，如果偏差太大，应考虑采用其他方法重新测定。

⑥ 标准物质

应选择已证明足够稳定且适合临床试验的一个（多个）批次，或用一个代表批次作为标准物质，用于鉴别、理化和生物学活性等各种分析，根据重组 DNA 蛋白制品特性，应采用现有最先进的方法对标准物质做全面深入的表征/特性分析。标准物质的建立和制备可参照“生物制品国家标准物质制备和标定”的相关要求。

用于理化测定等方面的对照品，如用于肽图或等电点测定的对照品，可用原液直接分装制得，一般－70℃以下保存。根据重组 DNA 蛋白制品特性应对对照品进行必要的分析鉴定，包括蛋白质含量、比活性、等电点、纯度、N 端氨基酸序列、质谱分子量、液质肽图、二硫键分析、糖基分析（真核表达）等。

2）制品检定

应根据制品特性确定制品检定中需要进行的特性分析检测项目。建立或验证制品生产过程的有效性或可接受性的特性分析检测项目可不纳入常规质量控制中，但应对某一特定质量属性是否放入常规放行标准予以说明。

应根据一定数量的连续批次分析数据确定的批内和批间一致性分析数据，综合临床和非临床研究，以及稳定性评价数据建立制品的质量标准，包括各种分析方法及具体数值限度、可接受标准范围，以保证原液、成品或原材料在其生产的各阶段符合其预期的质量要求。可接受标准的范围确定应该考虑到所使用的分析方法的灵敏度。常规放行质量控制至少应包括以下方面。

① 鉴别

鉴别试验应高度特异，并应基于分子结构和（或）其他特有的专属性进行分析（如肽图、抗独特型抗体免疫或其他适宜的方法）。根据制品特性，选择理化、生物和（或）免疫化学中的一种或一种以上的检测方法进行鉴别试验。

② 纯度和杂质

应采用类似正交组合的方法来评估制品纯度/杂质，并为制品相关的变异体建立单独和（或）总体的可接受标准。质量控制中包括的工艺相关杂质的质量控制（如蛋白 A、宿主细胞蛋白质、DNA、其他潜在的培养或纯化残留物等）通常在原液阶段进行。如经充分验证证明生产工艺对工艺相关杂质的去除已达到高水平时，工艺相关杂质的质量控制可在恰当工艺步骤的中间产物进行，可不列入常规放行检定中。

③ 效价

效价测定是以制品生物学特性相关属性为基础的生物学活性定量分析，原则上效价测定方法应尽可能反映或模拟其作用机制。比活性（每毫克制品具有的生物学活性单位）对证明制品的一致性具有重要的价值。

应采用适宜的国家或国际标准品或参考品对每批原液和成品进行效价测定。尚未建立国际标准品/国家标准品或参考品的，应采用经批准的内控参比品。标准品和参考品的建立或制备应符合“生物制品国家标准物质制备和标定”。

④ 含量

采用适宜方法和参考品作为对照，测定原液和成品的含量。

⑤ 安全性试验

应根据相关制品的各论视情况而定。检测应至少包括无菌、细菌内毒素、异常毒性检查等。

⑥ 其他检测项目

应根据相关制品的特性而定。检测应包括外观（例如性状、颜色）、可见异物及不溶性微粒检查，溶解度、pH 值、渗透压摩尔浓度、装量、稳定剂和水分测定等。

设计要求与任务

（1）查找国内外文献资料，设计一种《中国药典》（2025 年版）中未收录的人用重组 DNA 蛋白制品的制备及质量检验方案，撰写设计方案。

（2）教师批准后，在开放实验室中实施方案，撰写实施报告。

（3）制作汇报 PPT，与校内师生、药企研发工程师、药检机构检验师等探讨实验结果。

实验 33 微生态活菌制品的研制

引言

微生态活菌制品系由人体内正常菌群成员或具有促进正常菌群生长和活性作用的无害外籍菌群，经培养、收集菌体、干燥成菌粉后，加入适宜辅料混合制成。用于预防和治疗因菌群失调引起的相关症状和疾病。

微生态活菌制品必须由非致病的活细菌组成，其在生产过程、制品贮存和使用期间均应保持稳定的活菌状态。它可由一株、多株或几种细菌制成单价或多价联合制剂。根据其不同的使用途径和方法可制备成片剂、胶囊剂、颗粒剂或散剂等多种剂型。

实验设计提要

（1）制备

1）生产用菌种

生产用菌种应符合“生物制品生产检定用菌毒种管理及质量控制”的有关规定。

① 名称及来源

选用的生产用菌种应来自人体内正常菌群，或对人体无毒无害、具有促进正常菌群生长和活性作用的外籍菌群。细菌的分离过程和传代背景应清晰，应具备稳定的生物学和遗传学特性，并能保持稳定的活菌状态，经实验室和临床试验证明安全、有效。

② 种子批的建立

生产用菌种应按照“生物制品生产检定用菌毒种管理及质量控制”的有关规定建立种子批系统。三级种子批应分别冻干，置适宜温度保存；种子批传代应限定传代次数，原始种子批和主种子批启开后传代次数不得超过 10 代，工作种子批启开后至发酵培养传代次数不得超过 5 代。

③ 种子批的检定

菌种的属、种型分类鉴定，应依据最新版伯杰氏细菌系统鉴定手册（Bergey's manual of systematic bacteriology）和伯杰氏细菌命名手册（Bergey's manual of determinative bacteriology）的有关规定进行，包括形态、生长代谢特性检查。原始种子或主种子还应做遗传特性和抗生素敏感性等检查。

（A）三级种子批常规检查包括以下 3 项：

(a) 培养特性及染色镜检　将菌种接种于适宜培养基，置于有氧或厌氧环境中培养，观察其生长情况，确定菌种为需氧性细菌或厌氧性细菌；以划线法观察在琼脂平皿上生长的单个菌落的形状、大小、表面、边缘、透明度、色泽等特征；也可观察菌种在不同温度、pH 值或不同浓度的氯化钠溶液等条件下的生长特性等。

取菌种的新鲜培养物涂片做革兰氏染色，在显微镜下观察菌体的染色反应、形态、大小和排列等，有芽孢的细菌应同时观察芽孢的形状、大小和位置（也可增做芽孢染色）。检查结果均应符合原始菌种的特性。

(b) 生化反应　按细菌生化反应培养基（通则 3605）选择相应的培养基或其他适宜的方法进行，结果应符合原始菌种的特性。

通则3605

(c) 毒性试验　毒性试验是通过动物试验检查菌种是否存在不安全因素，以保证人体使用安全。

用体重 18～22g 小鼠 5 只，每只腹腔注射 0.3mL 新鲜菌液（不少于 1.0×10^9CFU/0.3mL），连续观察 3 天，小鼠均应健康存活、体重增加；或每只小鼠经口灌胃 0.5mL 新鲜菌液（不少于 1.0×10^9CFU/0.5mL），每天 1 次，连续 3 天，从第 1 天灌胃起连续观察至第 7 天，小鼠均应健康存活、体重增加。

(B) 除另有规定外，原始种子或主种子批还需进行以下检查。

(a) 细菌代谢产物——脂肪酸测定　照气相色谱法（通则 0521）或其他适宜的方法进行，应符合该菌种的特性。

(b) 遗传特性分析　可采用 16S rRNA 序列测定或其他适宜方法进行，应符合该菌种的遗传特性。

通则0521

(c) 抗生素敏感性试验　采用琼脂扩散纸片法或其他适宜方法进行菌株的抗生素敏感性检查，应符合该菌种的特性。

(d) 稳定性试验　菌种在适宜培养基中，连续传代 30 代次后，用第 30 代培养物做种子批检定，全部检查结果应与原始菌种的特性一致。

④ 种子批的保存

原始种子和主种子应冻干保存于 8℃ 以下，工作种子应置于适宜温度保存。

2) 菌粉制造

应包括种子液制备、大罐培养、收获菌体（或芽孢）和菌体干燥制成菌粉。如生产多价制品时，应每种菌分别培养，制备单价菌粉。

① 生产用种子

启开工作种子批菌种，接种于适宜培养基进行多级种子扩增，应涂片做革兰氏染色，在显微镜下观察 5～10 个视野，细菌的染色反应、形态应一致并符合原始菌种的特征。制备过程应防止污染，菌种传代次数应符合规定。

② 生产用培养基

采用经批准的培养基用于生产。

③ 培养

采用液体培养。将种子液置适宜条件下培养（包括厌氧或需氧、温度、时间等），培养过程中取样涂片做革兰氏染色镜检、pH 值检测等，芽孢菌需进行芽孢形成率的检测，均应符合规定。培养结束后取样做纯菌检查，如发现污染应予废弃。

生产多价制品的单价菌粉时，应分别培养。

④ 收获菌体和制成菌粉

培养结束后离心收获湿菌体，与适宜的分散剂、稳定剂混合。采用真空冷冻干燥法干燥菌体，芽孢菌可采用加热干燥方法，再经粉碎、过筛制成粉末状菌粉。

（2）质量检定

微生态活菌制品质量检定应包括菌粉检定、半成品检定和成品检定。

1）菌粉检定

① 外观

应为白色、灰白色或灰黄色粉末。

② 目的菌检查

取少量菌粉加入适量灭菌 0.85%～0.90%氯化钠溶液或其他适宜稀释液后，涂布在适宜琼脂平皿上，在适宜条件下培养，其培养物的生长特性和染色镜检的特征应符合生产用菌种特性。

③ 杂菌检查

方法和结果判断见“微生态活菌制品杂菌检查法”。如不符合规定应废弃。

微生态活菌制品杂菌检查法

④ 干燥失重

菌粉中残余水分的含量会直接影响活菌的生存，须进行菌粉干燥失重的检查。应按通则 0831 或仪器方法测定。

⑤ 活菌数测定

测定每 1g 菌粉中含有的活菌数量。方法见“微生态活菌制品活菌数测定法”。

通则0831

2）半成品检定

半成品须做杂菌检查，根据用药途径确定杂菌检查的质控指标。方法和结果判断见“微生态活菌制品杂菌检查法”。

3）成品检定

① 鉴别试验

检查成品中所含的目的菌是否符合生产用菌种的特性。按“种子批的检定”项方法进行生长特性、染色镜检和生化反应检查，应符合规定。对于多价制品，则须逐一检查单价菌特性。

微生态活菌制品活菌数测定法

② 理化检查

(a) 外观　根据剂型，观察制品的外观、色泽。

片剂外观应完整、光洁，呈白色或类白色，间有菌粉色斑；颗粒剂、散剂和胶囊剂内粉末的粒子大小、色泽应均匀，间有菌粉色斑。

(b) 干燥失重　按通则 0831 或仪器方法测定，除另有规定外，减失重量应不得超过 5.0%，芽孢菌制品应不得超过 7.0%。

(c) 粒度　散剂和颗粒剂应进行粒度检查。

按通则 0982 第二法，采用单筛分法或双筛分法检查，应符合规定。

(d) 装量（质量）差异　各剂型按通则“制剂通则”的相应规定进行，应符合规定。

通则0982

(e) 崩解时限　胶囊剂、片剂按通则 0921 进行，应符合规定。

③ 活菌数测定

按“微生态活菌制品活菌数测定法”测定每 1g 制品中的活菌数，应符合规定。多价制品应分别测定各单价活菌数。

通则0921

④ 杂菌检查

目的是检查成品中外源微生物的污染情况，以保证人体使用安全。

方法和结果判断与半成品的“杂菌检查”项相同。

设计要求与任务

(1) 查找国内外文献资料，设计一种已批准上市微生态活菌制品（双歧杆菌活菌胶囊、地衣芽孢杆菌活菌胶囊、蜡样芽孢杆菌活菌胶囊、酪酸梭菌活菌胶囊、枯草杆菌活菌胶囊等）的制备及质量检验方案，撰写设计方案。

(2) 教师批准后，在开放实验室中实施方案，撰写实施报告。

(3) 制作汇报 PPT，与校内师生、药企研发工程师、药检机构检验师等探讨实验结果。

实验 34 植物多糖的研制

引言

糖类是构成生命的四大基本物质之一，也是生物体中最常见、具有信息承载能力的生物大分子，其广泛存在于植物、动物、微生物之中。多糖是由 10 个以上的单糖以 α-糖苷键或 β-糖苷键连接而成的高分子聚合物，其分子量分布广泛，通常在几千到数百万。

常见的植物多糖在藻类、食用植物、药用植物或者药食同源植物之间广泛分布，如褐藻、茶叶、苦荞麦等都是提取多糖的良好原料。药用植物中一些传统的中药材料或者菌类，如铁皮石斛、黄芪、当归、古尼虫草、川牛膝、党参、细辛等提取的植物多糖由于具有抗肿瘤、抗病毒、免疫增强等潜在的药物治疗功效而在近年来被广泛报道。但因多糖成分复杂、分子量大，纯化难度大，结构复杂，从而作为药物获得国家批准上市的种类不多。目前已上市的多糖药物有肝素、硫酸软骨素、黄芪多糖、香菇多糖、灵芝多糖、茯苓多糖、人参多糖等。

多糖提取原料：黄精、铁皮石斛、枸杞、金樱子、昆布、百合、海藻、玉竹、云芝。

实验设计提要

（1）制备

由于多糖是极性物质，因此极性溶剂多用于提取多糖，如室温水提取、热水提取、碱提取。相对于室温水提取而言，热水提取由于温度的升高，分子热运动加快，且水溶液的黏度和传质阻力均减少，有助于促进多糖溶解。但是较高的温度会导致蛋白质变性，而碱提取则能够避免蛋白质损失。在一定范围内，随着碱性的增加，蛋白质和多糖相互作用加强，产物的粒径增加，进而可能参与促进网格结构的形成，最终导致多糖产物的黏度增加。酸提取方法能够提高多糖得率，但是容易破坏糖苷键从而影响产物活性。这些提取方法原材料简单易得，但是存在提取效率低、提取时间长和提取温度高的缺点，导致多糖的得率也相对较低。为了克服这些不足，科学工作者进一步开发了多种辅助提取法，如：酶辅助提取法、微波辅助提取法、超声辅助提取法、高压脉冲电场法等，以及以上方法灵活组合的微波辅助酶提取法、超声波辅助酶提取法等方法。

植物多糖的不同提取方法会引起目的多糖产量、含量、分子量、物理形态

（包括黏度、旋光度）和链构象的变化，从而影响其生物活性功能。不同分子量药用植物资源多糖类成分的获取可分为直接提取分离法和间接提取分离法2类。其中直接提取分离法是指从药用植物中提取得到总多糖后，通过分级沉淀、膜分离或柱色谱分离的方法将其中的总多糖直接分离成不同分子量段的分级多糖。间接提取分离法是指从药用植物中提取得到总多糖后，通过生物酶解、化学降解或物理降解的方法将总多糖间接制备成不同分子量段的分级多糖。

一般来说，提取后所得的植物多糖属于粗多糖，用水溶解、乙醇洗涤等方法除去低分子化合物和无机盐，再通过Sevage法、酶或冻融过程等去除蛋白质，接着进行脱色，最后运用柱色谱，如凝胶过滤色谱、离子交换色谱和亲和色谱进一步纯化，最终可以得到纯化后的多糖。植物多糖提取方法各有千秋，后续的分离纯化方法也有各自的优点和不足，需根据所提取植物多糖的目的以及对其活性功能的要求进行灵活选择。

通则0831

（2）质量检验

1）鉴别

常用的有碱性酒石酸铜滴定法和比色法（蒽酮比色法、苯酚-硫酸法）。

通则0821

2）检查

检查项目有单糖、干燥失重、重金属、炽灼残渣、蛋白质检查等。单糖检查方法可采用碘量法、薄层色谱法、高效液相色谱法等。干燥失重检查参考通则0831，重金属检查参考通则0821，炽灼残渣检查参考通则0841，蛋白质检查参考通则0731 。

通则0841

3）含量测定

不同植物来源的多糖可采用苯酚-硫酸法、3,5-二硝基水杨酸法（简称DNS法）、蒽酮-硫酸法、高效液相色谱法、离子交换色谱法等。

通则0731

设计要求与任务

（1）查找国内外文献资料，设计一种药用植物或菌类多糖的制备及质量检验方案，撰写设计方案。

（2）教师批准后，在开放实验室中实施方案，撰写实施报告。

（3）制作汇报PPT，与校内师生、药企研发工程师、药检机构检验师等探讨实验结果。

实验35 酶制剂的研制

引言

目前，酶作为药物的应用越来越广泛。供治疗用的酶通常指一组用于治疗疾病和改善医疗状况的生物催化剂。酶作为药物有两个突出的特点：①酶与底物具有高度亲和性和特异性；②酶可以把底物转化成所需的产物，且副作用较小。这两个特点使得酶区别于其他所有类型的药物，也使酶成为有价值的治疗工具，为治疗多种严重疾病提供了一个广阔的现代生物药物应用平台。治疗用酶现在已经成为许多重大疾病的有效治疗药物，如先天性酶缺乏症的治疗、血栓与冠心病的治疗以及抗肿瘤治疗等。据不完全统计，已在临床使用的酶类药物已经超过近百种，而酶类药物的制剂品种已经超过 700 种。

设计指导

（1）制备

酶的制备一般包括三个基本步骤，即提取、纯化和结晶（或制剂）。首先将所需要的酶从原料中引入溶液，此时不可避免地要夹带着一些杂质，而后再将酶从溶液中选择性地分离出来，或者从酶溶液中选择性地除去杂质，最后制成纯净的酶制剂。

1）酶的提取

在提取某一种酶时，首先应当根据需要，选择含此酶最丰富的材料，如胰脏是提取胰蛋白酶、胰凝乳蛋白酶、淀粉酶和脂酶的好材料。由于从动物内脏或植物果实中提取酶制剂受到原料的限制，如不能综合利用，成本很大。目前工业上大多采用培养微生物的方法来获得大量的酶制剂。常用的细胞破碎法如下：

① 机械法：如绞碎、刨碎、匀浆、研磨、挤压或超声波等。研磨时还可加入细砂、石英粉、氧化铝等以利于细胞破碎。

② 化学法：用盐、碱、表面活性剂、EDTA、丙酮和正丁醇等可使细胞破碎、颗粒体结构解体，从而把酶释放出来。例如常将胰脏用数倍体积的丙酮处理 2～3 次，制成丙酮粉供多种酶的提取用；用胆酸盐处理膜结构上的脂蛋白和“膜结合酶”，使两者形成复合物，并带上静电荷，由于电荷之间的排斥作用，使膜破裂，达到溶解。

③ 酶解法：用组织自溶法或用溶菌酶、脱氧核糖核酸酶、磷脂酶等降解

细胞膜结构，然后再进行提取。但应知道组织自溶法对某些酶的提取是不利的，如胰蛋白是以酶原形式纯化后再激活成胰蛋白酶的，若用自溶法提取，酶原已转成酶，纯化就很困难。而用纯的工具酶降解法虽无此缺点，但成本较高。

④ 冻融法：采用反复冷冻与融化时由于细胞中形成了冰晶及剩余液体中盐浓度的增高可以使细胞破裂。

酶的提取溶剂可以用水、一定浓度的乙醇、乙二醇、丁醇和稀盐溶液、缓冲溶液等；也可以用稀碱或稀酸溶液，如用稀硫酸提取胰蛋白酶，用稀盐酸提取胃蛋白酶。溶剂用量一般为原料质量的1～5倍。搅拌可加速提取，但转速不宜太快，否则会产生泡沫而难以过滤或使酶变性。多数酶的提取要在5℃以下操作，但有的酶在较高温度下提取更好，如胃蛋白酶在45℃提取，得率较高。提取液的pH应在酶的稳定pH范围内，并应远离其等电点的pH为宜，如蛋白酶选用pH 2.5～3.0，胰蛋白酶和α-糜蛋白酶则用0.125mol/L硫酸提取。若在中性或碱性提取时，最常用的是0.15mol/L氯化钠、0.02～0.05mol/L磷酸缓冲液、0.02～0.05 mol/L焦磷酸缓冲液。正丁醇的亲脂性强，能透入酶的脂质结合物中，又兼有亲水性，有类似表面活性剂的作用，适用于提取“膜结合酶”。

2）酶液的浓缩

提取的酶液为减少纯化操作容积，通常先进行浓缩。工业上可用真空减压浓缩、薄膜浓缩、冷冻浓缩和利用逆向渗透作用进行浓缩。对于少量酶液下述方法浓缩更合适：

① 用葡聚糖凝胶（分子筛）浓缩：取相当于酶液量1/5体积的干葡聚糖凝胶G15或G25，分次加入酶液中，搅拌30min，使凝胶吸水膨胀，进行吸滤。经重复数次操作即可在短时间内把酶液浓缩至所需的体积。也可将酶液装于透析袋内，埋入干凝胶中，袋内酶液也可得到浓缩。

② 用聚乙二醇浓缩：将稀酶液装入透析袋内，袋外覆以聚乙二醇，袋内水分被袋外的聚乙二醇所吸收，在短时间内可以达到浓缩的目的，得到所需的浓酶液。

③ 用超滤法浓缩：超滤技术在其可筛分范围内分离酶分子时不发生“相态”变化，可以避免酶蛋白变性，且分离度快，所以愈来愈被广泛采用。各种不同孔径的超滤膜，适用于实验室规模及一定工业规模的酶液浓缩。

3）杂质的去除

酶提取液中常含有杂蛋白、多糖、脂类及核酸等杂质，可用下述方法去除。

调 pH 和加热法：利用蛋白质对酸、碱和热变性方面性质的差异，可去除非活性杂蛋白。如制备脂肪酶时，在 pH 3～4 时以 40℃温度加热 150min，淀粉酶活力可丧失 90%而被除去，而脂肪酶活力仍保持在 80%以上。

① 蛋白质表面变性法：蛋白质表面变性后其性质有所不同，借以去除杂蛋白。如制备过氧化氢酶时，加入氯仿和乙醇进行振荡可以将杂蛋白变性而去除。

② 蛋白质沉淀剂法：利用醋酸铝、利凡诺、单宁酸、离子型表面活性剂等蛋白质沉淀剂可以去除杂蛋白质及黏多糖类杂质。使用时要注意这类试剂常可引起酶变性失活，因此应迅速除去。

③ 选择性变性法：各种蛋白质对变性剂的稳定性不同，可以用选择性变性剂去除杂蛋白。如细胞色素丙对三氯醋酸较稳定，所以在制备时可用 2.5%三氯醋酸使其他杂蛋白变性而沉淀除去。

④ 加保护剂热变性法：酶与底物或竞争性抑制剂结合后，其稳定性常显著增加。所以常用它们为保护剂，再用一些剧烈手段破坏杂蛋白，如用 D-甲基苯甲酸为 D-氨基酸氧化酶的保护剂，经加热除去杂蛋白，使该酶得到很好的提纯。

⑤ 核酸沉淀剂法：酶液中的核酸类杂质，可以用氯化锰、鱼精蛋白硫酸盐等沉淀剂使其沉淀而除去。必要时，也可用核糖核酸酶将核酸降解后除去。

4）酶的纯化

酶是蛋白质，因此凡用于蛋白质的纯化手段均适用于酶的纯化，如盐析法、聚乙二醇沉淀法、有机溶剂分级沉淀法、等电点法、选择性沉淀法、柱色谱法（吸附色谱、离子交换色谱、凝胶过滤色谱）、各种电泳法及亲和色谱等。不同之处是酶的纯化过程尚需选用迅速简便的活力测定方法，以追踪酶的去向。在选用酶的活力测定方法时，分析方法的迅速要比其精确度更为重要。

通则0902

（2）质量检验

1）鉴别

可采用化学显色法、化学沉淀法、高效液相色谱法等。

通则0831

2）检查

检查项目有溶液澄清度、干燥失重、微生物限度、特殊杂质等。溶液澄清度检查参考通则 0902，干燥失重检查参考通则 0831，微生物限度检查参考通则 1107。

通则1107

3）效价测定

一般采用紫外-可见分光光度法等（参考通则 0401）。

通则0401

设计要求与任务

（1）查找国内外文献资料，设计一种酶制剂的制备及质量检验方案，撰写设计方案。

（2）教师批准后，在开放实验室中实施方案，撰写实施报告。

（3）制作汇报 PPT，与校内师生、药企研发工程师、药检机构检验师等探讨实验结果。

附录

附录1 实验报告样例

学生姓名：　　　　班级：　　　　学号：
实验名称：　　　　实验日期：　　　　成 绩：

第一部分：实验预习

（1）实验目的

（简明扼要地说明实验的学习目标和意义）

（2）实验原理

（简述实验原理，可结合图表说明，例如：仪器使用原理、药物的化学结构及理化特性等）

（3）实验仪器与试剂

1）实验仪器

（表格列出实验所用主要仪器设备名称、厂家及其型号，以实验室现有仪器为准，预习仪器的工作原理和操作流程后，以“非常熟练、熟练、一般、不熟练”描述对仪器的熟练程度）

序号	仪器设备名称	厂家	型号	熟练程度

2）实验试剂

（表格列出实验所用试剂、规格、安全说明，尤其详细写出易制毒易制爆试剂的安全使用说明）

序号	试剂	规格	安全说明

（4）实验步骤及分工

（概括描述实验操作步骤，可结合流程图说明，例如：对照品溶液的配制、供试品溶液的制备、色谱条件的选择、样品的测定等，标注每个步骤的实验分工）

第二部分：实验记录

（5）实验结果

（重要的实验步骤可附上照片，例如试剂的配制；所有实验的原始数据和图均需详细记录，例如：色谱图、峰面积、保留时间等）

（对实验数据进行处理和分析，例如：绘制标准曲线、计算样品含量、分析图表等）

（6）分析讨论

（分析实验结果，例如：实验方法的优缺点、影响实验结果的因素、实验误差分析等）

（结合理论知识，对实验结果进行解释和讨论）

（7）参考文献

（列出实验报告中引用的参考文献，注意格式规范）

第三部分：探索与研究

（完成实验教材中本实验对应的“探索与研究”课题）

备注：

· 以上模板仅供参考，可根据具体实验内容进行调整。

· 实验报告应字迹工整、图表清晰、数据准确、分析合理。

· 实验报告应在规定时间内提交。

附录2 国内外药典网站说明

（1）中国药典（ChP）

说明：中国药典委员会官方网站，提供最新版药典的查询、下载及相关信息。

（2）美国药典（USP）

说明：美国药典委员会官方网站，提供药典标准、参考物质和相关资源。

（3）欧洲药典（Ph. Eur.）

说明：欧洲药品质量管理局（EDQM）官方网站，提供欧洲药典的在线访问和购买。

（4）日本药局方（JP）

说明：日本厚生劳动省提供的日本药局方相关信息。

（5）英国药典（BP）

说明：英国药典委员会官方网站，提供药典在线访问和订阅服务。

（6）国际药典（Ph. Int.）

说明：世界卫生组织（WHO）发布的国际药典，适用于全球范围内的药品质量控制。

（7）印度药典（IP）

说明：印度药典委员会官方网站，提供印度药典的相关信息。

（8）韩国药典（KP）

说明：韩国食品药品安全部（MFDS）官方网站，提供韩国药典的相关信息。

（9）澳大利亚药典（APF）

说明：澳大利亚治疗商品管理局（TGA）提供的药典资源。

附录 3 国内外药品说明书查询数据库

（1）摩熵医药（中国）

数据库简介：药品说明书数据库目前收载了 148000 多条数据（截至 2024 年 10 月 17 日），数据库支持精确查询和条件筛选，用户可以通过输入药品名称、说明书来源、商品名、成分、适应症、药理毒理、药代动力学等进行查询。方便用户查询药品情况说明。

（2）丁香用药助手（中国）

数据库简介：支持免费查询超 70000 份国内外上市药品说明书，并根据药监局药品信息实时更新。同时，包含 2000 多种药物成分（ATC 分类）的合理用药指导，包括用法用量（含国内外用法用量对比）、安全用药（含特殊人群用药调整、妊娠哺乳用药安全、药物警戒等）、药理毒理、患者教育等用药知识。

（3）美国药品说明书 DailyMed

数据库简介：DailyMed 由美国国家医学图书馆（NLM）管理运营，是 FDA 批准药品标签信息（包装说明书）的官方制定提供者。DailyMed 包含用于人类和动物用途，以及用于医用气体、设备、化妆品等其他产品、膳食补充剂和医疗食品。

（4）美国药品说明书 NDC

数据库简介：美国国家药品代码（NDC）数据库是由美国食品药品监督管理局（FDA）维护的标准化药品标识系统，为美国境内所有处方药、部分非处方药和医疗产品提供唯一的 10 位或 11 位数字编码（格式为厂商代码-产品代码-包装代码，如 12345-678-90），涵盖药品名称、活性成分、剂型规格、生产商信息及包装详情等关键数据。该数据库每日更新，与 FDA 审批动态同步，主要服务于医疗机构（处方核对、库存管理）、医保公司（理赔审核）、制药企业（产品注册）及研究人员（药品流行病学分析），可通过 FDA 官网免费查询基础信息或通过商业数据库（如 First Databank）获取实时完整数据。

（5）欧盟药品说明书 HMA

数据库简介：欧盟 HMA 药品数据库，主要包括在欧盟经过互认程序（在申请批准时，药品已获得所有欧盟成员国的上市许可，也称为非集中审评程序以及国家程序）批准的欧盟上市药品详细信息，包括药品名称、活性成分、ATC 编码、上市许可持有人、许可日期、市场状态、药品说明书、公共评估报告等。数据库基于欧盟 HMA-MRI，提供全面的检索方式和简洁高效的数据展现，并且将药品数据与药物在线网站的药学数据库整合，帮助您快速了解欧盟上市药品的详细信息。

（6）英国药品说明书 EMC

数据库简介：英国 EMC 包含有关在英国获准使用的药品最新信息。EMC 目前拥有 14000 多份文档，所有这些文档都经过英国药品和保健品监管局（MHRA）和欧洲药品管理局（EMA）政府机构的检查和批准。

（7）英国药品说明书 MHRA

数据库简介：英国药品监管机构 MHRA 药品说明书查询官方网站，提供英国上市药品信息查询，包括英国药品和健康产品管理局批准上市的药品，可查询英国上市药品的商品名、通用名、有效成分、批准许可、上市许可持有人（持证商）、批准日期、公共评估报告（public assessment report）、产品特性概要（summary of product charactertstics）、药品说明书（package leaflet）等信息。MHRA 是英国药品监管机构的简称，全称为 Medicines and Healthcare products Regulatory Agency，中文为药品和健康产品管理局。MHRA 属于英国的主管药品和医疗器械的政府部门，在英国脱欧后，医疗器械的上市前和上市后的监管都将由 MHRA 主管，其性质类似于美国 FDA 或者国内的 NMPA。

（8）法国药品批准信息查询 ansm

数据库简介：法国药品安全局 ansm 是法国药品批准信息查询的官方网站，汇集了在法国获授权上市或曾经上市药品的专业信息。法国药品数据库公布的药品信息，包括产品特性概要、药品说明书等，可以直接从本数据库查询下载。

（9）德国药品说明书 Compendium

数据库简介：德国药品说明书 Compendium 网站由 HCI Solutions AG 公司运营，可快速、免费和在线获取有关药物信息，提供超过 300000 种医药产品信息。但需注册登录使用。

（10）西班牙说明书 AEMPS

数据库简介：西班牙药品和医疗器械管理局（AEMPS）在线药品信息中心 CIMA 是西班牙药品说明书查询的官方网站。AEMPS-CIMA 在线药品信息中心网站提供 15459 种药物信息、2624 种活性成分、33008 种介绍及 398 种生物仿制药、265 种罕见病药查询。

（11）日本药品说明书 PMDA

数据库简介：日本药品医疗器械管理局 PMDA 药品数据库可查询日本上市的处方药，包括新药和仿制药的官方信息。有以下用途：查询处方药在日本的上市情况；寻找一个创新药的仿制药品；查看药品的说明书信息；查看药品的 IF 文件（综述资料）。

（12）韩国药品说明书

数据库简介：韩国药品说明书数据库是韩国工业财产权利信息中心（Korea Industrial Property Rights Information Center）提供的从因特网上检索韩国药品说明书而建立的 Web 站点。目前韩国药品说明书数据库提供 105544 种药品说明书信息。

（13）加拿大药品说明书 HC

数据库简介：加拿大药品说明书数据库是加拿大卫生部建立的药品信息电子数据库，包括人用药品、生物药品、兽药、放射性药品和消毒剂产品。目前，数据库包含大约 47000 条被批准、上市或撤销的产品数据。

（14）新西兰药品说明书 Medsafe

数据库简介：Medsafe 是新西兰药品和医疗器械安全局，是新西兰卫生部的一个业务部门，是负责监管新西兰治疗产品的机构。新西兰药品和医疗器械安全管理局（Medsafe）官网，可查询在新西兰批准上市的全部药品说明书信息。

· 参考文献 ·

[1] 国家药典委员会. 中华人民共和国药典(2025 版)[S]. 北京: 中国医药科技出版社, 2025.

[2] International Council for Harmonisation of Technical Requirements for Pharmaceuticals for Human Use (ICH). Specifications: test procedures and acceptance criteria for new drug substances and new drug products: chemical substances (Q6A)[S]. 1999.

[3] International Council for Harmonisation of Technical Requirements for Pharmaceuticals for Human Use (ICH). Specifications: test procedures and acceptance criteria for biotechnological/biological products (Q6B) [S]. 1999.

[4] 鞠康, 何明月, 郭宣宣, 等. 小茴香及其混淆品微性状鉴别[J]. 辽宁中医药大学学报, 2024, 26(09): 64-68.

[5] 李丽雯, 黄俊何. 苯巴比妥所致不良反应及管理[J]. 中国药物滥用防治杂志, 2020, 26(03): 176-179.

[6] 卢林德, 罗章强, 陈波, 等. 染料合成中芳香胺重氮化的研究[J]. 染料与染色, 2023, 60(06): 35-38.

[7] Garcia-Juan A, Leon N, Armenta S, et al. Development and validation of an analytical method for the simultaneous determination of 12 ergot, 2 tropane, and 28 pyrrolizidine alkaloids in cereal-based food by LC-MS/MS [J]. Food Research International, 2023, 174: 113614.

[8] 崔晓林, 陆峰. 表面增强拉曼光谱对结构类似物黄嘌呤、茶碱、可可碱的鉴别[J]. 药学实践杂志, 2020, 38(03): 227-231+ 258.

[9] 刘佳明, 陈立波, 吕维维, 等. 近红外光谱快速鉴别清咽类制剂中 3 种非法添加化学药物的方法[J]. 食品与药品, 2023, 25(01): 51-57.

[10] 张梅, 陈航, 石蓓佳. 核磁共振和液相色谱-质谱对氯唑沙宗未知杂质的结构分析及其检查方法研究[J]. 药物分析杂志, 2021, 41(12): 2132-2142.

[11] 刘岩庭, 陈在敏, 王勇. 正红花油中血竭掺伪龙血竭检查方法的研究[J]. 药物分析杂志, 2024, 44(04): 620-627.

[12] 张波, 辛杰, 刘言娟, 等. 生物检定法在中药质量评价中的应用研究进展[J]. 中国中药杂志, 2022, 47 (23): 6264-6270.

[13] 肖斯婷, 胡宇驰, 杨文良, 等. 斜率比法测定水蛭抗凝血活性的方法学验证研究[J]. 药物分析杂志, 2023, 43(03): 405-413.

[14] 苗会娟, 徐艳梅, 王茉莉, 等. 高效液相色谱法测定复方鱼肝油氧化锌软膏中维生素 A 含量[J]. 中国药业, 2024, 33(05): 80-82.

[15] 陶贤琦, 苏宇, 黄灿, 等. 荧光衍生法测定 4 种中药饮片 SO_2 残留量研究[J]. 辽宁中医药大学学报, 2021, 23(11): 15-19.

[16] Reinmuth-Selzle K, Tchipilov T, Backes A T, et al. Determination of the protein content of complex samples by aromatic amino acid analysis, liquid chromatography-UV absorbance, and colorimetry [J]. Analytical and Bioanalytical Chemistry, 2022, 414: 4457-4470.

[17] 吴珏, 郭伟斌, 邱晓峰, 等. 高分辨采样二维液相色谱法测定维生素 D 滴剂中维生素 D3 含量研究[J]. 药物分析杂志, 2024, 44(07): 1169-1175.

[18] 殷丹, 席强, 唐华民. QuEChERS 结合气相色谱-质谱法快速检测血清中 20 种农药含量[J]. 实验与检验医学, 2022, 40(06): 761-764.

[19] Besman M, Zambrowicz A, Matwiejczyk M. Review of thymic peptides and hormones: from their properties to clinical application [J]. International Journal of Peptide Research and Therapeutics, 2025;31(1): 1-7.

[20] 张德伟, 袁林, 李洁玉, 等. 气相色谱法测定胃蛋白酶中丙酮和异丙叉丙酮残留量[J]. 中国药业, 2023, 32(01): 66-69.

[21] Liao M, He X, Zhou Y, et al. Coenzyme Q10 in atherosclerosis[J]. European Journal of Pharmacology, 2024, 970: 176481.

[22] 赵琳, 姜雨, 兰韬, 等. 硫酸软骨素钠质量安全标准及关键控制点研究进展[J]. 食品工业科技, 2022, 43 (19): 7-13.

[23] Becerril V G A, Rodriguez J R, Douda J, et al. Co-encapsulation of vincristine and vitamin e in soy lecithin/hydrogenated soy lecithin liposomes [J]. BioNanoScience, 2025, 15(1): 164.

[24] Lv J Y, Ingle R G, Wu H, et al. Histidine as a versatile excipient in the protein-based biopharmaceutical formulations [J]. International Journal of Pharmaceutics, 2024, 662: 124472.

[25] Chakraborty S, Santasabuj D. Typhoid & paratyphoid vaccine development in the laboratory: a review & in-country experience[J]. The Indian Journal of Medical Research, 2024, 160: 379-390.

[26] 石磊泰, 俞永新. 中国人用狂犬病疫苗生产工艺和质量控制的发展[J]. 微生物学免疫学进展, 2025, 53 (01): 1-12.

[27] 张梦瑶, 毛晓燕. 预防性及治疗性乙型肝炎疫苗的研究进展[J]. 微生物学免疫学进展, 2024, 52(02):

106-112.

[28] 王禹心, 李雅鑫, 肖俊宇. 免疫球蛋白 IgM 和 IgA 的分子机制研究进展[J/OL].中国科学: 生命科学, 2025: 1-16.

[29] 蒋玉辉, 梁蔚阳, 黄瑶, 等. 人凝血酶国家标准增订概况[J]. 中国药品标准, 2023, 24(02): 117-121.

[30] 郭莹, 龙珍, 黄敏, 等. 液相色谱-高分辨质谱法评价人干扰素 α2b 层析工艺对杂质蛋白的去除效果[J]. 中国生物制品学杂志, 2025, 38(02): 179-184.

[31] 孙悦, 胡馨月, 丁晓丽, 等. 人胰岛素及其类似物中残留溶剂测定方法研究[J]. 中国医药生物技术, 2023, 18(03): 212-218.

[32] 胡泽斌, 于婷, 孙彬裕, 等. 抗 A 抗 B 血型定型试剂的质量分析[J]. 分子诊断与治疗杂志, 2022, 14(11): 1845-1849.